学前教育专业大学教材丛书

主　编　虞永平

副主编　顾荣芳

XUEQIANERTONGWEISHENGXUE

江苏凤凰教育出版社
Phoenix Education Publishing, Ltd

学前儿童卫生学

第四版

顾荣芳　著

图书在版编目（CIP）数据

学前儿童卫生学/顾荣芳著. —南京:江苏凤凰教育出版社,2009.11

学前教育专业大学教材

ISBN 978-7-5343-9245-0

Ⅰ.学… Ⅱ.顾… Ⅲ.学前儿童—儿童少年卫生学—高等学校—教材 Ⅳ.R179

中国版本图书馆 CIP 数据核字(2009)第 197344 号

学前教育专业大学教材

书　　名　**学前儿童卫生学**
作　　者　顾荣芳
责任编辑　李一民　董妮妮
装帧设计　书衣坊
出版发行　江苏凤凰教育出版社(南京市湖南路1号A座　邮编210009)
苏教网址　http://www.1088.com.cn
照　　排　南京前锦排版服务有限公司
印　　刷　江苏凤凰通达印刷有限公司(电话:025-57572508)
厂　　址　南京市六合区冶山镇(邮编:211523)
开　　本　787mm×1092mm　1/16
印　　张　19.5
版　　次　2018年8月第4版
　　　　　2018年8月第1次印刷
书　　号　ISBN　978-7-5343-9245-0
定　　价　39.00元
网店地址　http://jsfhjyycbs.tmall.com
公　众　号　苏教服务(微信号:jsfhjyfw)
邮购电话　025-85406265,025-85400774,短信02585420909
盗版举报　025-83658579

苏教版图书若有印装错误可向承印厂调换
提供盗版线索者给予重奖

目　录

第一章　学前儿童生理卫生 / 1

　　第一节　学前儿童的生理发育特点及保健要求 / 1

　　第二节　学前儿童身体生长发育的规律及其影响因素 / 52

第二章　学前儿童心理卫生 / 59

　　第一节　学前儿童心理的发展 / 59

　　第二节　学前儿童心理卫生概述 / 63

　　第三节　学前儿童常见心理卫生问题 / 66

第三章　学前儿童身心健康评价 / 73

　　第一节　学前儿童身体健康的评价 / 73

　　第二节　学前儿童心理发展的评估 / 89

第四章　学前儿童营养卫生 / 103

　　第一节　营养基础知识 / 103

　　第二节　婴儿喂养 / 133

　　第三节　学前儿童的膳食 / 142

　　第四节　托幼机构的膳食管理 / 145

第五章　学前儿童生活与教育过程卫生 / 150

　　第一节　学前儿童教育过程的卫生原理 / 150

第二节 托幼机构生活制度的卫生 / 155

第三节 学前儿童体育锻炼的卫生 / 159

第四节 特殊儿童教育卫生 / 166

第六章 幼儿园建筑与设备卫生 / 170

第一节 幼儿园的建筑卫生 / 170

第二节 幼儿园的设备卫生 / 182

第七章 学前儿童疾病及其预防 / 191

第一节 学前儿童常见病及其预防 / 191

第二节 学前儿童常见传染病及其预防 / 215

第八章 学前儿童的护理与急救 / 247

第一节 常用护理技术 / 247

第二节 常用急救技术 / 253

附录一:世界卫生组织 0～6 岁儿童身高、体重评价标准 / 277

附录二:常用食品及水果营养成分表 / 302

主要参考书目 / 306

第一章

学前儿童生理卫生

第一节
学前儿童的生理发育特点及保健要求

学前儿童的身体正处于生长发育阶段，与成年人相比，无论是身体的外形特征还是器官的生理机能都有其特殊之处。学前儿童机体各系统的生理特点不仅是学前儿童身体生长发育的基础内容，而且是学前卫生工作的重要依据，同时也是实施全部学前教育的理论依据。

我们知道，人体的组成单元是细胞，细胞是各种各样的。一类细胞的聚合形成人体特定的组织，不同组织的巧妙搭配形成人体的器官，而一些器官配套完成某一生理功能则形成某一系统。就学前儿童的生理发育特点而言，我们可以从以下十大系统加以分析。

一、运动系统

运动系统由骨、骨连接和骨骼肌三部分组成,在神经系统的调节和各系统的配合下,起着支撑身体、执行动作、保护内脏器官的重要作用。

(一)骨

1. 骨的组成。

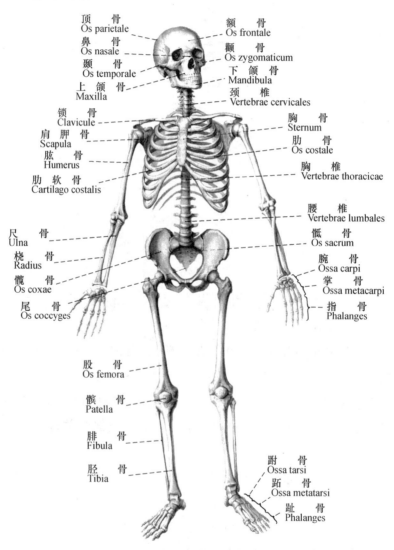

图1-1 全身骨骼(前面观)

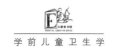
人体骨骼系统由 206 块骨头连接而成(见图 1-1),按部位可分为颅骨、躯干骨和四肢骨,它们的组成和机能又各有不同:

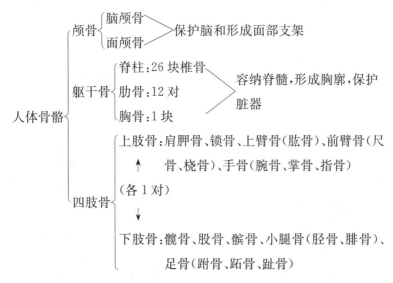

2. 骨的生长发育方式。

骨的生长发育有两种方式,即膜内成骨和软骨内成骨。膜内成骨是指新生骨质表面骨膜内钙盐沉积,骨逐渐加厚,如面颅骨,其成骨方式较为简单。软骨内成骨是指软骨生长到一定体积,中间部分钙盐沉积,形成骨化点,向两端增长,其后两端又出现新的中心骨化点,经过钙化,成骨细胞不断造骨,骨因而加长,这也是在软骨逐渐被破坏的基础上缓慢形成的骨组织,如椎骨。而在长骨的成骨过程中,既有膜内成骨,又有软骨内成骨。(见图 1-2)

3. 骨的主要特点。

骨组织的成分　对于不同年龄阶段的人,骨组织的化学成分是有区别的。成年人骨组织中有机物与无机物含量的比例约为3∶7;与成人相比,儿童的骨组织中含有较多的有机物和较少的无机物,两者的比例约为1∶1。由于有机物(主要是蛋白质)赋予骨骼弹性,而无机物(主要是钙盐)赋予骨骼硬度,所以儿童的骨骼弹性大、硬度小,容易因不正确的姿势或其他原因导致骨骼变形,常常出现"青枝骨折";同时,幼儿骨组织的再生

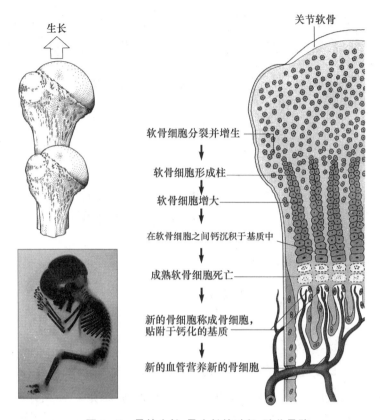

图 1 - 2　骨的生长、骨生长的过程、胎儿骨骼

能力较强，骨折的愈合速度较快。

骨髓　骨髓是主要造血器官，存在于骨髓腔和骨松质的空隙里。4～5 岁以前，骨髓腔内全部是红骨髓；5～7 岁时，红骨髓内脂肪逐渐产生；成年期，除了长骨两端、短骨和扁骨的骨松质内的红骨髓终身保持造血机能外，其他部分的红骨髓均被脂肪组织所替代，失去了造血机能。（见图1-3）

颅骨　乳儿的颅骨骨化尚未完成，有些骨的边缘彼此尚未连接起来，有些地方仅以结缔组织膜相连，这些膜即囟门。囟门的闭合反映颅骨的骨化过程，一般来说前囟（即额骨和顶骨形成的菱形间隙，出生时大约为1.5～2 cm）在出生后数月随着头围增大而稍变大，6 个月以后逐渐骨化而变小，大多在 12～18 个月闭合；后囟（两块顶骨和枕骨形成的三角形间

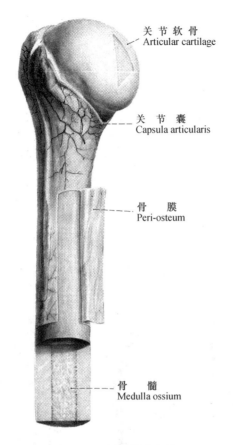

关 节 软 骨
Articular cartilage

关 节 囊
Capsula articularis

骨 膜
Peri-osteum

骨 髓
Medulla ossium

图 1-3 新鲜骨的构造

隙)有的在出生时已经闭合或很小,一般在 6～8 周闭合,最晚在 2～4 个月闭合。囟门闭合过早可能是脑容量小、头小畸形,闭合过迟则多见于佝偻病、脑积水或克汀病。(见图 1-4)

脊柱 脊柱是人体的主要支柱,是由脊椎骨叠加而成的,脊柱的变化反映椎骨的发育。成人脊柱有 4 个生理性弯曲,这些弯曲的形成对保持身体平衡、缓冲对人脑的震荡有利。新生儿的脊柱仅骶骨有弯曲;到生后 3 个月的婴儿会抬头时,脊柱出现颈部的脊柱前凸,即颈曲;6 个月以后的婴儿能坐时,出现胸部的脊柱后凸,即胸曲;1 岁左右的小儿开始学习行走时,出现腰部的脊柱前凸,即腰曲。学前儿童的生理弯曲并不固定,在幼儿仰卧位时,弯曲可以消失。而当幼儿体位不正时则容易引起脊柱弯

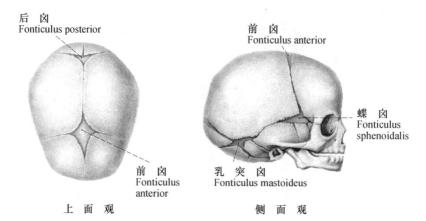

上 面 观   侧 面 观

图 1-4 新生儿颅

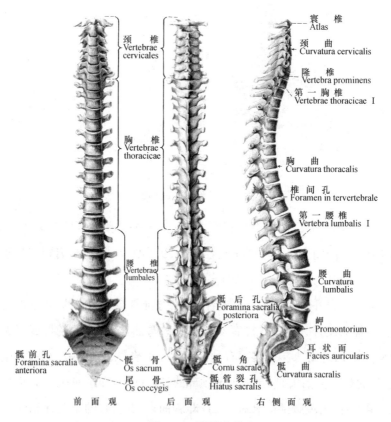

前 面 观   后 面 观   右 侧 面 观

图 1-5 脊柱全貌

曲变形,如脊柱侧弯。(见图 1-5)

胸骨 学前儿童的胸骨骨骺尚未愈合,胸骨柄、胸骨体、胸骨剑突连接不牢固,要至20~25岁时才完全愈合。维生素D缺乏、常患呼吸道疾病以及坐姿不正等原因,往往会影响学前儿童的胸骨发育,甚至影响心肺的发育。

腕骨 新生儿没有腕骨,仅为软骨,以后腕部逐渐发育,8块腕骨骨化中心依次出现。由于骨骼系统是一个统一的整体,身体某一部分骨化中心的出现和愈合常常可以用来说明全身的骨骼发育情况,因此在学前期腕骨是常选的检测部位,即根据腕骨的多少来判断骨骼发育的年龄(也就是通常所说的骨龄)。(见表1-1)

表1-1 重要的骨化中心出现时期

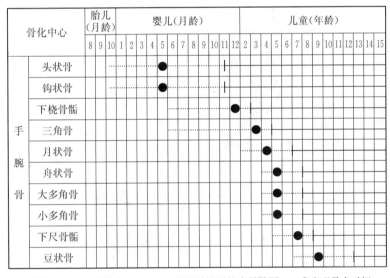

骨化中心:——经常存在 ……出现的生理性变异范围 ●出现最多时间

髋骨 髋骨与骶骨、尾骨及韧带组成骨盆,学前儿童骨盆没有定型。髋骨也还不是一块整体,而是由髂骨、坐骨和耻骨借软骨连接而成,很不牢固,容易在外力作用下产生位移,一般在19~24岁时才愈合为一块髋骨。男女骨盆在形态上,到10岁左右开始出现差别,女性宽而短,男性狭而长。

足骨 足骨是由7块跗骨、5块跖骨及14块趾骨组成。跗骨和跖骨借韧带连接,形成凸面向上的足弓。足弓的作用在于缓冲行走时身体所产生的震荡，因其韧带肌腱富于弹性；另外，足弓还可以保护足底的血管和神经免受压迫。维持足弓的条件在于足骨发育正常，韧带及足底肌肉有一定的强度和力量。婴儿肌肉软而无力，足部脂肪丰满，从外表看不出足弓。如果婴儿站立时间过长、过早下地行走，或学前期经常长时间走路、身体过于肥胖、运动时负重过大，都容易发生扁平足。对于轻度扁平足，患者感觉并不明显；严重者会妨碍跑跳或行走，往往出现足底麻木或疼痛。（见图1-6、1-7）

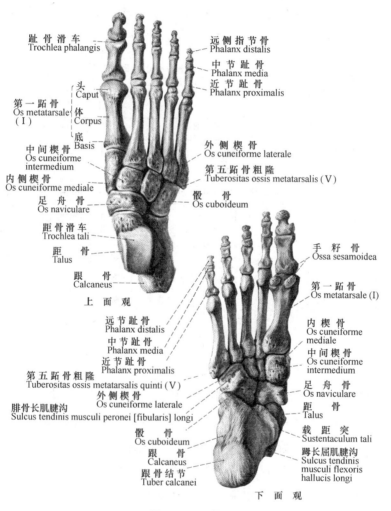

上面观

下面观

图1-6 足骨(1)

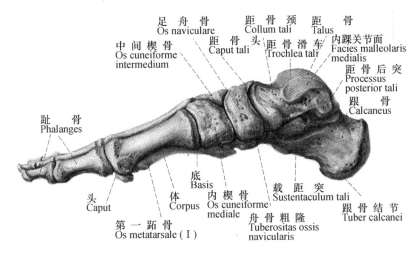

足舟骨 Os naviculare
距骨颈 Collum tali
距骨 Talus
中间楔骨 Os cuneiforme intermedium
距骨头 Caput tali
距骨滑车 Trochlea tali
内踝关节面 Facies malleolaris medialis
距骨后突 Processus posterior tali
跟骨 Calcaneus
趾骨 Phalanges
底 Basis
头 Caput
体 Corpus
内楔骨 Os cuneiforme mediale
载距突 Sustentaculum tali
第一跖骨 Os metatarsale（Ⅰ）
舟骨粗隆 Tuberositas ossis navicularis
跟骨结节 Tuber calcanei

图 1－7　足骨（2）

（二）骨连接

1. 骨的连接方式。

骨连接是指骨与骨之间的连接。骨连接的方式有直接连接和间接连接。直接连接是骨与骨之间以结缔组织膜或软骨直接相连,活动范围较小,如颅骨之间的连接是不能活动的,而椎骨前方椎体之间的连接能稍微活动。间接连接即关节,活动范围一般比直接连接大,如肩关节、肘关节、髋关节、膝关节等,关节是骨连接的主要方式。

关节由关节面、关节囊和关节腔构成。关节面是指两骨相接触的面,包括关节头和关节窝,关节面上覆盖着一层光滑的软骨,起到减少两骨摩擦的作用。关节囊是指关节周围由结缔组织构成的封闭的囊,其腔隙为关节腔,关节腔的内层是分泌滑液的滑膜层,可减少关节运动时的摩擦。关节囊外面的韧带使骨与骨之间的连接更为牢固,亦使关节具备了既灵活又牢固的特点。

2. 学前儿童关节的特点。

学前儿童关节的伸展性及柔韧性超过成人,故关节的活动范围大于成人;而关节的牢固性较差,如外力作用不当,容易发生脱臼,肘关节、髋关节尤为如此,脱臼时常伴有关节囊撕裂及韧带损伤,甚至失去运动功

能。（见图1-8）

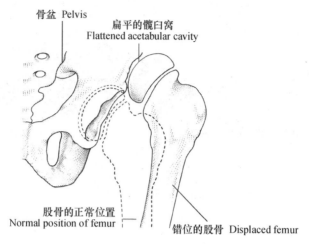

图 1-8 髋关节脱臼的表现

　　髋关节脱臼的表现:扁平的髋臼窝和向上移位的髋关节(图的左侧)构成未经处理的先天性髋关节脱臼。如果严重的话,两个髋关节不在一直线上,可引起明显的跛行。
　　先天性髋关节脱臼:这种情况是由于扁平的或错位的髋臼窝不能包裹股骨头造成的。尽管通常在出生后不久即可发现并用夹板治疗,但有时髋关节脱臼易被忽略,直至患儿开始行走时才被发现。

（三）骨骼肌

1. 肌肉组织的发育呈现一定的规律。

　　长身高时期,肌肉以增加长度为主;长体重时期,以肌纤维增粗为主。各肌肉群的生长发育不平衡,大肌肉首先发育,小肌肉发育较迟。

2. 学前儿童肌肉组织及其发育特点。

　　新生儿肌肉的重量仅占体重的1/5,随着年龄的增长,肌肉占体重的百分比亦逐渐上升,至5岁时其比例达1/3左右,而青春发育期其比例近1/2。学前儿童的肌肉较成人柔软,肌纤维较细,间质组织相对较多;肌肉所含水分也相对较多,蛋白质、脂肪、糖及无机盐较成人少,能量储备较差。故学前儿童肌肉收缩力差,易疲劳,但因新陈代谢旺盛,又易恢复;年龄越小的孩子,这些特点越是明显。由于肌肉群发育的不平衡,学前儿童上、下肢的大肌肉群发育较早,3～4岁时上、下肢的活动已比较协调;但手部的细小肌肉发育较迟,5～6岁时才能初步做些精细的动作,而且时间不能过长,因为容易导致疲劳,8～9岁以后肌肉发育速度加快,力量增大。肌肉发育与神经系统的发育密切相关,人们常常根据学前儿童的动作发展情况来测量其智能发育水平。

（四）运动系统保健要点

1. 注意培养学前儿童各种正确的姿势,包括坐、立、行等。

2. 适当进行体育锻炼,促进骨骼和肌肉的发育。

3. 预防骨折、脱臼、肌肉损伤等伤害性事故的发生。

4. 经常晒太阳,促进身体对维生素D以及钙、磷等的吸收。

5. 学前儿童的服饰应有别于成人,要便于骨骼的发育和动作的发展,不能一味追求美观。

二、呼吸系统

呼吸系统包括鼻、咽、喉、气管、支气管及肺泡。(见图1-9)人们或许能够5周不吃饭、5天不喝水,但不能5分钟不呼吸。呼吸系统正是执行着机体与外界的气体交换,吸入氧气、排出二氧化碳之功能。

（一）上呼吸道的解剖生理特点

1. 上呼吸道的解剖特点。

鼻 鼻是呼吸道的起始部分,它能够对外界空气进行加温、湿润和过滤,也是嗅觉器官。学前期儿童头面部发育不完全,鼻和鼻腔相对短小。新生儿几乎无下鼻道,以后随着面部颅骨、上颌骨的发育,鼻道逐渐加长、增宽,直至4岁左右才开始形成。婴儿时期缺少鼻毛,鼻黏膜柔嫩,血管组织丰富,感染时鼻黏膜充血、肿胀,常使鼻腔更加狭窄,甚至闭塞,引起呼吸困难。另外,婴儿时期鼻黏膜下层缺乏海绵组织,以后随年龄增长逐渐发育,到性成熟期最为发达,故幼儿很少发生鼻衄,六七岁以后鼻出血才较为多见。

学前儿童鼻窦尚未发育完全,随着年龄的增长,面骨和上颌骨逐渐发育,鼻窦才逐渐发育完善。因此,学前儿童虽然容易发生上呼吸道感染,但极少出现鼻窦炎。学前儿童的鼻泪管较短,开口于眼内眦,瓣膜发育不

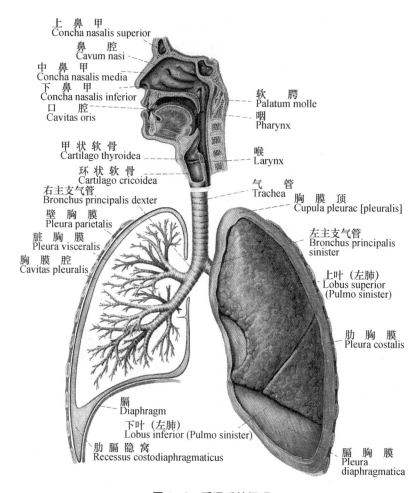

上 鼻 甲
Concha nasalis superior
鼻 腔
Cavum nasi
中 鼻 甲
Concha nasalis media
下 鼻 甲
Concha nasalis inferior
口 腔
Cavitas oris
甲 状 软 骨
Cartilago thyroidea
环 状 软 骨
Cartilago cricoidea
右主支气管
Bronchus principalis dexter
壁 胸 膜
Pleura parietalis
脏 胸 膜
Pleura visceralis
胸 膜 腔
Cavitas pleuralis
膈
Diaphragm
下叶（左肺）
Lobus inferior (Pulmo sinister)
肋 膈 隐 窝
Recessus costodiaphragmaticus

软 腭
Palatum molle
咽
Pharynx
喉
Larynx
气 管
Trachea
胸 膜 顶
Cupula pleurac [pleuralis]
左主支气管
Bronchus principalis sinister
上叶（左肺）
Lobus superior
(Pulmo sinister)
肋 胸 膜
Pleura costalis
膈 胸 膜
Pleura diaphragmatica

图 1-9　呼吸系统概观

全,因此,如果上呼吸道感染,病菌可以通过鼻泪管侵及眼结膜,引起眼结膜炎症。

咽　鼻咽部及咽部由软腭分隔,在婴儿期相对狭小,方向垂直。鼻咽部富于集结的淋巴组织,包括鼻咽部扁桃体、舌及腭扁桃体,呈环形排列,围绕咽部,如有肿胀可引起气道阻塞。腭扁桃体最大,藏于二腭弓之间,早期其腺窝及血管均不发达,直至 1 岁末,随着全身淋巴组织的发育而逐渐肿大;4～10 岁时发育至最高峰,14～15 岁时又逐渐退化,这也正是扁桃体炎常见于幼儿及学龄儿童的原因。扁桃体具有一定的防御功能,但当细菌藏匿于腺窝深处时，又可成为慢性感染的病灶。

学前儿童的咽鼓管宽、直、短，呈水平位，故婴儿上呼吸道感染容易侵及中耳，并发中耳炎，损伤听力。

喉 学前儿童喉部相对比成人长，为漏斗形，位置较成人高，以环状软骨下缘为标志。3个月的婴儿，其高度约相当于第Ⅳ颈椎下缘水平；6岁时降至第Ⅴ颈椎；至青春期达第Ⅵ颈椎水平。

学前儿童喉软骨柔软，喉部黏膜下组织较疏松，血管及淋巴组织丰富，又由于喉腔、声门较狭小，容易引起喉部肿胀、喉头狭窄，甚至呼吸困难。学前期声带短而薄，不够坚韧，所以学前儿童声调比成人高，但由于学前儿童的声门肌肉也容易疲劳，故学前儿童的发音时间不宜过长，并且要注意发音方法。

3岁以内的男女儿童其喉头外形相似，3岁以后男性儿童甲状软骨联角开始变锐，10岁以后喉结才逐渐明显，形成男性喉形。

2. 上呼吸道的生理特点。

上呼吸道具有调节温度和清除异物的作用，保护下呼吸道免受或少受微生物及有害物质的侵袭，维持正常生理功能。鼻、咽、喉腔黏膜具有丰富的毛细血管网，能给吸入的冷空气加温，使之与体温相近，并使之湿润后再进入气管、支气管。动物实验证明，借黏膜纤毛的摆动，可将吸入的空气中较大颗粒挡住，继而清除体外。

（二）下呼吸道的解剖生理特点

1. 下呼吸道的解剖特点。

气管、支气管 自喉部环状软骨下缘起至与肺泡连接的导管止，呈树枝状分布。新生儿气管上端相当于第Ⅳ颈椎水平，下端分支处相当于第Ⅲ胸椎水平，随年龄增长而逐渐下降，至12岁时气管分支处降至第Ⅴ、Ⅵ胸椎水平。右侧支气管较直，就像是气管的直接延伸，左侧支气管自气管的侧方分出，因此支气管异物多见于右侧。

学前儿童的气管、支气管管腔较成人狭窄，软骨柔软，肌肉发育不完善，缺乏弹力组织，黏膜血管丰富，黏液腺分泌不足而较干燥，黏膜纤毛运动差,不能很好排除微生物及黏液,因而容易引起感染,导致呼吸道狭窄而发生阻塞现象。

肺　在胎生时期肺脏已发育,出生后随年龄的增长而进一步发育,主要是肺泡的分化。肺泡数量在出生时约 200 万,8 岁时增至 1 400 万,成人为 3 亿;肺泡面积的增长比体表面积明显,肺泡面积在出生后 1 岁半达体表面积的 2 倍,3 岁时为 3 倍,成年时为 10 倍。新生儿肺容积约为 65～67 ml,8 岁时增加 7 倍,12 岁时增加 9 倍;从出生至成年,气体交换面积增加了 20 倍,约达 70 平方米;自出生到生长发育停止,肺的重量大约增加 20 倍。

学前儿童肺弹力组织发育较差,血管丰富。整个肺脏含血多,含气少,肺间质发育旺盛,肺泡数量较少,因而感染时容易导致黏液阻塞,并易引起肺不张、肺气肿及肺淤血等。

婴幼儿的胸廓短小呈圆桶状,肋骨处于水平位,与脊柱几乎成直角,胸廓的前后径与横径基本相等,因此胸腔狭小,但肺脏相对较大,几乎完全充满胸廓,加上呼吸肌不发达,肌张力差,呼吸时胸廓的活动范围小,特别是肺的下部(脊柱两侧)受到限制,故吸气时肺扩张有限,换气不够充分,在婴幼儿患有呼吸系统疾病时受到的影响更大。随着婴幼儿开始站立、行走,膈肌逐渐下降,肋骨变得倾斜,胸廓横径渐渐大于前后径,胸廓形状逐渐接近成人,呈扁圆形;另由于横膈下降,增加了吸入气体的容积。

2. 下呼吸道的生理特点。

(1) 婴儿肺泡间、肺泡导管间、肺泡呼吸支气管间的侧支发育不完善,肺内动脉与小动脉壁的平滑肌发育不健全,这些均影响肺的呼吸功能。

(2) 在学前期,肺回缩力与胸廓回缩力之比较成人小,即肺处于膨胀状态。当需氧量增加时,由于肺缓冲气量较小,故易出现换气不足。

(3) 肺泡表面活性物质在肺泡扩张时其厚度变薄,降低肺表面张力的作用减弱,防止肺泡因过度膨胀而破裂;在肺泡缩小时其厚度增加,降

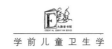

低肺表面张力的作用增强,防止肺泡萎缩。

（三）呼吸生理特点

学前儿童的生长发育旺盛,在新陈代谢的过程中,需要不断地摄取氧气,并排出二氧化碳,而体内外两种气体的交换是通过呼吸运动在肺内进行的,婴幼儿时期呼吸器官有着明显的生理特点,而5岁后与成人的差异逐渐变小。

1. 肺功能特点。

肺容量　肺容量是指肺脏所容纳的气体量,测肺容量有助于了解通气情况。

潮气量　平静呼吸时,每次吸入或呼出的气体量基本相等,其进出肺脏的形式酷似潮汐的进退,故称潮气量。潮气量数值随年龄增长而增加。（见表1－2）

表1－2　不同年龄儿童的潮气量数值

年　　　龄	潮气量约值(ml)	年　　　龄	潮气量约值(ml)
新生儿	15～20	8岁	170
1岁	30～70	10～12岁	230～260
2岁	86	14～16岁	300～400
4岁	120	成人	400～500
6岁	150		

肺活量　深吸气后作深呼气,呼出的气量称为肺活量。它受呼吸肌强弱、肺组织与气道通畅程度及胸廓弹性的影响,也和身材、性别、年龄等因素有关,因此肺活量的个体差异较大,正常新生儿的第一次呼吸的肺活量约为10～17 ml,出生后30分钟啼哭时肺活量约为56～110 ml,以后随年龄的增长而增加。（见表1－3）肺活量只表示肺最大扩张和最大收缩的呼吸幅度,在安静状态下,儿童仅用肺活量的12.5%进行呼吸,而婴幼儿则需用30%左右,任何原因（如肺炎）使呼吸幅度受到限制时,肺活量就降低。

表1-3 不同年龄阶段肺活量数值

年　　龄	肺活量约值(ml)	年　　龄	肺活量约值(ml)
新生儿	140	14岁	2 600～4 500
6岁	1 000～1 800	18岁(男)	3 400～6 300
10岁	1 700～2 900	18岁(女)	2 700～4 800

肺通气量 通气是指外界新鲜空气进入肺泡,又从肺泡排出二氧化碳的过程。在单位时间(1分钟)内吸入或呼出的气量称为肺通气量,它等于潮气量与呼吸频率的乘积。

肺泡通气量 每次呼吸时吸入的气体并不全部进入肺泡,这是由于充满上下呼吸道等处的气体不能进行交换,这部分空间成为无效腔,故肺泡通气量等于潮气量与无效腔气量之差与呼吸频率的乘积。由于无效腔的存在,浅而快的呼吸不如深而慢的呼吸有效。学前儿童的呼吸与成人相比浅而快,因此效率低。

2. 呼吸频率。

学前儿童的肺容量与潮气量相对较小,但代谢水平及氧气的需要量却接近成人,为适应代谢的需要,只能以呼吸频率增快得到补偿,因此,年龄越小,呼吸频率越快。(见表1-4)由于上述特点,学前儿童应付额外负担的储备能力较差,例如在患肺炎时,其缺氧代偿呼吸量的增加,最多也仅增加2.5倍左右,所以容易发生呼吸衰竭。

表1-4 不同年龄儿童呼吸次数平均值

年　　龄	每分钟呼吸平均次数	年　　龄	每分钟呼吸平均次数
新生儿	40～50	4～7岁	20～25
1岁以内	30～40	8～14岁	18～20
1～3岁	25～30		

3. 呼吸节律。

由于婴幼儿支配呼吸运动的中枢神经发育不完善,迷走神经兴奋性占优势,因而容易出现深、浅呼吸交替,或呼吸节律不齐、间歇、暂停等现象,这在新生儿期尤为明显。

4. 儿童呼吸型。

婴儿期呼吸肌发育不完全,胸廓活动范围小,呼吸时表现为膈肌上下移动明显,呈腹式呼吸;2岁时站立行走后,腹腔器官下降,肋骨由水平位逐渐成斜位,呼吸肌也逐渐发达,幼儿开始出现腹胸式呼吸;7岁后这种混合式呼吸占大多数,胸式呼吸仅在少数9岁以上的女孩中见到。

(四)呼吸系统保健要点

1. 用鼻呼吸,使空气通过鼻腔,防止灰尘和细菌进入肺部,并调节空气的温度和湿度,减少感冒。

2. 掌握擤鼻涕的方法,防止由于鼻腔内压过大,而使细菌进入耳咽管,引发中耳炎。

3. 注意保护嗓音,不要长时间唱歌、呼喊,防止声带因过度紧张而肿胀、变厚,感冒、咳嗽时要多饮水。

4. 注意培养正确的姿势,适当加强体育锻炼,促进胸廓及肺的正常发育。

5. 尽可能进行户外活动,室内要通风换气,寒冷地区或冬季尤其要注意吸取新鲜空气。

6. 进餐时要小心,不高声谈笑,防止食物误入气管。

三、循环系统

在人体的生理活动中,各组织要不断地得到氧气和养料,同时又要把体内产生的二氧化碳及其他废物不断地排出体外,这个过程主要由循环系统来完成。

(一)循环系统的组成

循环系统包括心血管系统和淋巴系统两部分。心血管系统是一个封闭的管道系统,由心脏和血管组成,心脏和血管在结构和功能上是密不可分的,心脏连着血管,血管连着心脏。(见图1-10)

心脏是动力器官,它的收缩推动血液在血管中奔流不息;血管是运输血液的管道,使血液在体内不断地循环,把携带的氧气和营养物质输送给

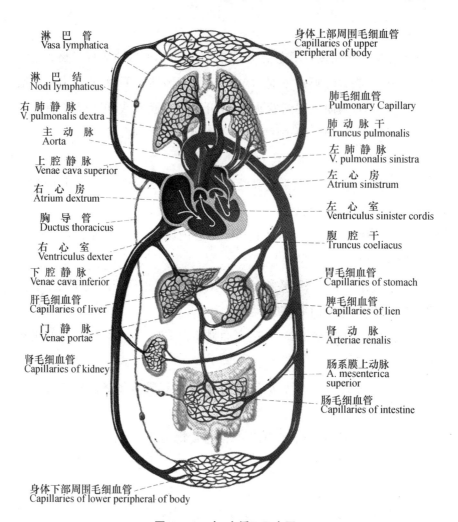

淋 巴 管
Vasa lymphatica

身体上部周围毛细血管
Capillaries of upper
peripheral of body

淋 巴 结
Nodi lymphaticus

肺毛细血管
Pulmonary Capillary

右 肺 静 脉
V. pulmonalis dextra

肺 动 脉 干
Truncus pulmonalis

主 动 脉
Aorta

左 肺 静 脉
V. pulmonalis sinistra

上 腔 静 脉
Venae cava superior

左 心 房
Atrium sinistrum

右 心 房
Atrium dextrum

左 心 室
Ventriculus sinister cordis

胸 导 管
Ductus thoracicus

腹 腔 干
Truncus coeliacus

右 心 室
Ventriculus dexter

下 腔 静 脉
Venae cava inferior

胃毛细血管
Capillaries of stomach

肝毛细血管
Capillaries of liver

脾毛细血管
Capillaries of lien

门 静 脉
Venae portae

肾 动 脉
Arteriae renalis

肾毛细血管
Capillaries of kidney

肠系膜上动脉
A. mesenterica
superior

肠毛细血管
Capillaries of intestine

身体下部周围毛细血管
Capillaries of lower peripheral of body

图 1－10 大、小循环示意图

组织和细胞,以保证机体内环境的相对恒定和新陈代谢的正常进行。淋巴系统的主要功能是运输全身淋巴液进入静脉,是静脉回流的辅助装置。

（二）心血管的解剖生理特点

1. 心脏。

学前儿童心脏重量占体重的百分比大于成人。新生儿的心脏约 24 g,大约占体重的 0.8%；成人心脏约 300 g,约占体重的 0.5%。1 岁时的心脏为出生时的 2 倍,5 岁时为 4 倍,9 岁时为 6 倍,青春期后增长到

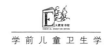

12～14 倍,已基本达成人水平。

心脏发育过程中有两次增快阶段,即 2 岁以前和青春期后期。心脏容积的增大也基本如此,新生儿心脏容积约 20～22 ml,2 岁半时增加 2 倍,7 岁时增加 5 倍,约 100～120 ml,其后增长速度减慢,14 岁时才达到 140 ml,而至青春期增长速度又加快,18 岁时已达 240～250 ml。

新生儿心房较宽大,左心房较右心房小;出生后第一年,心房较心室增长速度快,出生后第二年,两者速度相等;10 岁后心房较心室增长速度落后。由于出生后肺循环阻力下降,体循环范围增大,左心室负荷明显增加,右心室负荷相对减少,故左心室重量及室壁厚度的增长速度都比右心室快,并逐渐形成心尖部分。5～6 岁时,左心室壁厚度已明显超过右心室壁,达10 mm,而右心室仅 6 mm。以后,左心室壁的厚度可超过右心室壁的一倍。学前儿童心肌纤维束相互交织较松,弹性纤维少,6～7 岁后弹性纤维开始分布到心肌壁内,增强了心脏的收缩功能及心脏的弹性,进而增强心脏调节力。

2. 血管。

学前儿童血管内径相对比成人宽,毛细血管非常丰富,尤其是肺、肾、皮肤等处,故血流量大,身体得到的营养物质和氧气十分充足。10 岁以前的儿童,肺动脉比主动脉宽,到青春期主动脉的直径开始超过肺动脉。儿童年龄越小,血管壁越薄,血管弹性也越小;随着年龄的增长,血管壁加厚,弹性纤维加多,弹性加强,到 12 岁时已具有成人动脉的构造。儿童血管的发育程度在 6～7 岁以前超过心脏的发育,青春期后血管的发育落后于心脏的发育。

3. 心率、脉搏。

正常情况下心率和脉搏是一致的。学前儿童新陈代谢旺盛,心脏发育不完全,心肌收缩力较弱,主动脉口径相对比肺动脉小,故每搏输出量比成人少,因而只有增加搏动频率才能适应机体组织的需要,这样,年龄越小,每分钟心率、脉搏次数越多。(见表 1－5)心率、脉搏次数的个体差异较大,容易受儿童运动、哭闹、体温升高等多种因素的影响。脉搏增加常见于兴奋、活动后、急性感染、心动过速等情况,脉搏缓慢常见于睡眠时、伤寒、严重营养紊乱、迷走神经功能亢进等情况。一般来说,支配心脏活动的神经纤维 10 岁左右才发育完全,因此,学前期儿童心搏不稳定,脉搏节律不规则,要到 10 岁以后才基本稳定下来。

表 1-5　各年龄儿童的正常心率(次/分)

年　龄	正常低限	平　均	正常高限
新生儿	70	125	190
1~11 月	80	120	160
2 岁	80	110	130
4 岁	80	100	120
6 岁	75	100	115
8 岁	70	90	110
10 岁	70	90	110
女 12 岁	70	90	110
男 12 岁	65	85	105
女 14 岁	65	85	105
男 14 岁	60	80	100

4. 血压。

儿童血压比成人低得多,年龄越小,血压越低,这是由于年龄越小,血管的发育程度越是超过心脏的发育,加之心脏发育较差,排出的血量少,血液内的水分和浆液较多,血管的内径又大,受到的阻力小,因而血压较低。随着年龄的增长,血压也逐渐升高。目前,学前儿童血压正常值尚无统一标准,一般认为 4 岁前婴幼儿血压与 4 岁时大致相等。4 岁以后的收缩压约为:(年龄×2)+80(mmHg);舒张压为收缩压的 2/3;脉压(即收缩压与舒张压之差)为 30~40 mmHg。高血压在学前儿童中不多见,如果儿童收缩压大于 120 mmHg,舒张压大于 80 mmHg,应进行病因检查。

(三)造血及血液特点

1. 造血特点。

造血器官在胚胎期和出生后是不同的。

胚胎期造血　血细胞的生成始于卵黄囊的血岛,然后出现肝、脾等髓外造血器官,最后转移至骨髓造血。(见图1-11)

出生后造血　主要是骨髓造血,产生各种血细胞。淋巴组织是产生各种淋巴细胞的场所。在特殊情况下可出现髓外造血。

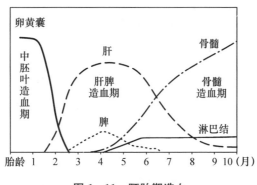

图1-11　胚胎期造血

骨髓是出生后生成红细胞、粒细胞和巨核细胞的惟一器官,同时也生成淋巴细胞和单核细胞。在出生后的最初几年中,所有的骨髓均为红骨髓,随着年龄的增长,部分红骨髓逐渐被脂肪髓(黄骨髓)所代替,5～7岁时,在长骨中出现黄骨髓。但当造血需要时,黄骨髓可以转变为红骨髓,重新发挥造血功能。

在正常情况下,出生两个月以后骨髓外造血停止,但当学前儿童遇到各种感染、溶血、贫血、骨髓受异常细胞浸润等情况时,由于骨髓造血储备力小,肝、脾、淋巴结可以随时根据需要,回复到胎儿时期的造血状态,这时肝、脾、淋巴结肿大。当病因消除后,又可恢复正常的骨髓造血。

2. 血液组成特点。

学前儿童的血量及成分和成人不同。年龄越小,血液量与体重的比例越大,如新生儿为15%,1岁时为11%,14岁时为9%,成人则为7%～8%。学前儿童血液中含水分及浆液较多,含凝血物质及盐类较少,因此学前儿童出血时血液凝固得较慢,如新生儿出血大约需要8～

10分钟才能凝固,幼儿约需 4~6 分钟,成人只需 3~4 分钟。

红细胞和血红蛋白　血液内红细胞和血红蛋白的含量在不同的生长发育阶段是不一样的。胎儿期组织氧含量低,红细胞生成素合成增加,故红细胞增生旺盛,使初生时的红细胞高达 5 000 000~7 000 000/mm³,血红蛋白 15~23 g/dl。生后 1 周内血红蛋白逐渐下降,并在出生后 2~3 个月时达到最低值(10~11 g/dl),这种下降主要是由于红细胞生成素合成明显减少及其他生理原因造成的,故称为生理性贫血。以后,由于贫血对造血器官的刺激,红细胞生成素增加,红细胞和血红蛋白数又逐渐增加,在婴儿期,红细胞大约维持在 4 000 000/mm³,血红蛋白在 11 g/dl 左右。7~12 岁时,红细胞与血红蛋白数达成人水平。

白细胞　主要分两种类型,即粒细胞(包括嗜中性、嗜酸性、嗜碱性)和淋巴细胞(及单核细胞)。初生时周围血液白细胞数可高达 20 000/mm³以上,出生后两周左右白细胞数达 12 000/mm³,整个婴儿期一直维持这一数值,学龄期降至 8 000/mm³,以后达成人水平(7 000/mm³)。婴儿时期直至 3 岁,周围血液白细胞计数容易因哭闹、进食、肌肉紧张、疼痛、缺氧等情况而发生波动。

在发育过程中,粒细胞与淋巴细胞的计数之比变化较大。初生时,中性粒细胞较高,约占 60%~65%,淋巴细胞约占 30%~35%;出生后 6 天,两者几乎相等;整个婴儿期,均为淋巴细胞占优势,约占 60%,中性粒细胞约占 30%;学前期,中性粒细胞逐渐增多,到 6 岁时两者又相等;6 岁以后,中性粒细胞继续增多,淋巴细胞减少,逐渐达到成人水平(中性粒细胞占 65% 左右)。嗜酸、嗜碱性粒细胞和单核细胞在学前期所占的比例均较低,各年龄期差别不大,嗜酸性粒细胞约占 2%~3%,嗜碱性粒细胞约占 0.5%,单核细胞占 5% 左右。

血小板　新生儿期血小板计数波动较大,生后 48 小时内数量较低,约 150 000/mm³,两周后可达 300 000/mm³。出生后 6 个月血小板计数即与成人相同,约 150 000~250 000/mm³,以后一般不受年龄影响,比较稳定。

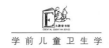
血容量 学前儿童血容量相对较成人多（以每千克体重计），新生儿约 85 ml/kg，学前期约为 75～80 ml/kg。

（四）淋巴系统的特点

淋巴系统由淋巴管、淋巴结、脾、扁桃体组成。它的主要功能是运输全身淋巴液进入静脉，淋巴结、扁桃体和脾还具有生成淋巴细胞、清除体内微生物等有害物质、产生抗体等作用。淋巴系统在出生时尚未发育完善，但在学前期淋巴组织发育最快。在12～13岁时，淋巴结已经发育完善，其防御和保护机能比较显著，表现在学前期常有淋巴结肿大的现象。但学前期淋巴结的屏障功能较差，感染易于扩散。新生儿的淋巴结不易摸到，正常学前儿童的颈部、颌下、腋下和腹股沟可触及黄豆大小的单个淋巴结，无压痛。2岁以后，扁桃体增大较快，在4～10岁时发育达高峰，14～15岁时逐渐退化，故学前期常见的扁桃体肥大往往是生理现象。

（五）循环系统的保健要点

1. 进行适当的运动和锻炼，以期改善学前儿童心肌纤维的收缩性和弹性。运动前，要做好准备活动；剧烈运动后不要喝大量的水，防止增加心脏负荷；注意不同体质的儿童在运动中的表现。

2. 合理营养，防治贫血，注意摄入含铁和蛋白质丰富的食物。

3. 避免过度的或突然的神经刺激，否则将会影响心脏和血管的正常机能。

4. 儿童衣服和鞋袜不宜过小、过紧，以免影响心脏活动和血液循环。

5. 应有正常的睡眠和适当的休息，以利于保护心脏。

四、消化系统

不断地为机体供应各种营养素是维持正常生理活动和促进生长发育的前提，而多种营养成分，尤其是产能营养素的结构比较复杂，摄入的食物不能直接为人体所用，必须通过消化系统将食物转变成结构简单的营养物质才能供机体吸收、利用。

（一）消化系统的组成

消化是指在消化道内将食物分解为可以被吸收的成分的过程。吸收则是指经过消化的食物成分通过消化道壁进入血液循环的过程。

消化系统由消化管和消化腺两部分组成。消化管包括口腔、咽、食管、胃、小肠、大肠和肛门。消化腺主要有唾液腺、胃腺、肠腺、肝脏和胰腺等。消化腺有导管与消化管相通，使消化液流入消化管。（见图1-12）

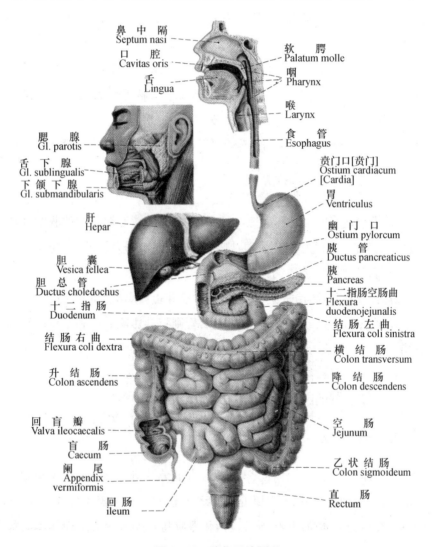

图1-12　消化系统概观

（二）消化管

1. 口腔。

口腔是消化道的开始部分。学前期,尤其是婴儿期,口腔黏膜细嫩、干燥,供血丰富,易受损伤,微生物容易繁殖。

牙齿是咀嚼器官的重要组成部分,在机体的发育过程中,先发育牙体小、数目少、咀嚼功能低下的乳牙,(见图 1-13)而后再替换为牙体大、数目多、咀嚼功能强大的恒牙,(见图 1-14)整个发育过程需要 20 年的时间,每个牙齿的发育时间不同,但体现出有一定的时间范围、一定的顺序及左右牙齿对称发育的总体规律。

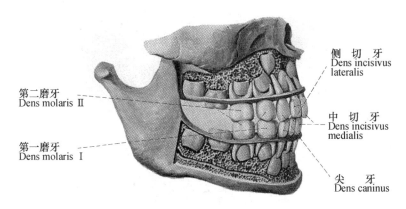

图 1-13　乳牙

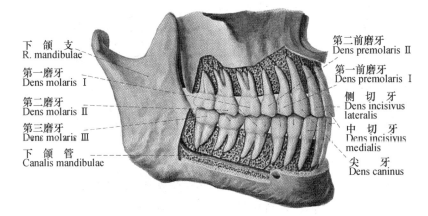

图 1-14　恒牙

（1）牙齿发育的时间及顺序。

各个牙齿的发育时间虽然不尽相同,但都经过生长期、钙化期和萌出期三个阶段。婴儿出生时无牙,乳牙的牙孢隐在颌骨内,被牙龈覆盖,胎儿时期已经钙化。恒牙中,除了第一恒磨牙(六龄齿)在新生儿期已开始钙化外,其余大多在学前期钙化。乳牙由上、下各 4 个切牙、2 个尖牙、4 个磨牙组成,共 20 个。乳牙开始萌出的时间是:早的在出生后 4 个月,迟的可到 10~12 个月,出牙时间的个体差异较大。2 岁以内小儿乳牙总数大约等于月龄减 4~6,例如 18 个月的小儿出牙数为 12~14 个。全副乳牙在 2 岁半时出齐。出牙顺序为:下中切牙、上中切牙、上侧切牙、下侧切牙、第一磨牙、尖牙、第二磨牙。(见表 1-6)

表 1-6　乳牙出牙顺序

(9) 上第二磨牙	(6) 上第一磨牙	(8) 上尖牙	(3) 上侧切牙	(2) 上中切牙	(2) 上中切牙	(3) 上侧切牙	(8) 上尖牙	(6) 上第一磨牙	(9) 上第二磨牙
下第二磨牙 (10)	下第一磨牙 (5)	下尖牙 (7)	下侧切牙 (4)	下中切牙 (1)	下中切牙 (1)	下侧切牙 (4)	下尖牙 (7)	下第一磨牙 (5)	下第二磨牙 (10)

注:表中括号内数字代表乳牙萌出顺序。

自 6 岁左右开始出现第一颗恒牙(即第一恒磨牙,又称六龄齿),长在全排乳牙之后,并不与乳牙交换。7~12 岁恒牙萌出顺序从前至后(尖牙例外)逐个替换同位乳牙。12 岁左右出第二恒磨牙,17~18 岁以后出现第三恒磨牙(又称智齿,有人终生不出)。(见表 1-7)

（2）牙齿萌出的特点。

在一定的时间内,按一定的顺序,左右成对地萌出,下颌牙的萌出略早于上颌同名牙。但在时间和顺序上存在着较大的个体差异。(见表 1-8、1-9)这些差异的形成,有遗传因素的影响,如种族、性别等;更有环境

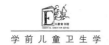
表 1-7　出牙时间及顺序

牙齿名称		萌出时间	萌出牙数	牙齿总数
乳牙	下中切牙	4～10 月	2	2
	上中切牙,上侧切牙	6～14 月	4	6
	下侧切牙	同　上	2	8
	第一磨牙	10～17 月	4	12
	尖牙	16～24 月	4	16
	第二磨牙	20～30 月	4	20
恒牙	第一磨牙	6～7 岁	4	24
	中切牙	6～9 岁	4	24
	侧切牙	同　上	4	24
	第一双尖牙	9～13 岁	4	24
	第二双尖牙	同　上	4	24
	尖牙	9～14 岁	4	24
	第二磨牙	12～15 岁	4	28
	第三磨牙	17 岁～	4	32

因素的影响,如气温、营养、疾病等。正常情况下,女孩牙齿钙化、萌出的时间比男孩早,营养良好的儿童的牙齿比营养较差的儿童萌出早,寒冷地区的儿童的牙齿比温热地区的儿童萌出迟。牙齿萌出是正常的生理现象,一般无不适之感,但在乳牙萌出时,小儿喜欢咬东西,如哺乳时咬奶头,或将手指放入口中,这时可为小儿提供能刺激牙龈的食物,以利于小儿牙齿穿透龈黏膜顺利萌出。

表 1-8　乳牙萌出时间(月)的差异

牙齿名称	早		平均			迟	
	5%	10%	30%	50%	70%	90%	96%
下中切牙	4	5	6	7.8	9	11	17
上中切牙	5	6	8	9.6	11	12	15
上侧切牙	6	7	10	11.5	13	15	21
下侧切牙	6	7	11	12.4	14	18	27
下第一磨牙	8	10	13	15.1	16	20	28

续　表

牙齿名称	早		平均			迟	
	5%	10%	30%	50%	70%	90%	96%
上第一磨牙	8	10	14	15.7	17	20	27
下尖牙	8	11	16	18.2	19	24	29
上尖牙	8	11	17	18.3	20	24	29
下第二磨牙	8	13	24	26.0	28	31	34
上第二磨牙	8	13	24	26.2	28	31	34

表 1-9　恒牙萌出时间(年)的差异

牙齿名称	早		平均			迟	
	5%	10%	30%	50%	70%	90%	96%
下第一磨牙	4	4.5	5.5	6	6.5	7	8
上第一磨牙	4	4.5	5.5	6	7	8	9
下中切牙	4	5.5	6	6.5	7	8	9
上中切牙	5	6	7	7.5	8	9	10
下侧切牙	5	6	7	7.5	8	9	10
上侧切牙	6	7	8	9	10	11	12
下尖牙	7	8.5	9.5	10.5	11.5	12.5	14
下第一双尖牙	8	9	10	11	12	13	14
上第一双尖牙	8	9	10	11	12	13	14
上尖牙	8.5	9.5	10.5	11	12	14	15
下第二双尖牙	9	10	11	12	13	14	15
上第二双尖牙	9	10	11	12	13	14	15
下第二磨牙	9	10	11	12	13	14	15
上第二磨牙	10.5	11	12	13	14	15	16

(3) 乳牙列阶段。

儿童时期共有三个牙列阶段,即:从乳牙开始萌出到恒牙萌出之前(出生 6 个月至 6 岁)的乳牙列阶段;从恒牙开始萌出,乳牙依次替换,到乳牙替换完毕(6～12 岁)的混合牙列阶段;全部乳牙替换完毕,除第三磨牙外,全部恒牙均已萌出(12～15 岁)的恒牙列阶段。

乳牙是学前儿童的咀嚼器官,咀嚼功能的刺激,可以促进颌骨和牙弓的发育。保持颌骨和牙弓的正常发育,是使恒牙正常排列的条件之一。

充分地咀嚼,不仅可以将固体食物嚼碎,而且能反射性地刺激唾液分泌的增加,有助于食物的消化和吸收。因此,维护乳牙的健康完好是非常重要的。认为乳牙是暂时牙,将来要替换而不重视对其保护是错误的。由于乳牙(以及新萌出的恒牙)的结构和钙化程度都不成熟,牙釉质和牙本质的致密度不高,牙齿咬合面的窝沟又较多,容易受致龋因素的影响,乳牙列阶段是龋病开始发生和逐年增多的时期,故要早发现、早治疗,防止乳牙早失造成恒牙错位畸形。恒牙中最早萌出的第一恒磨牙的位置对于建立正常的咬合关系非常重要。

2. 食管。

新生儿的食管长约 $10\sim11$ cm,1 岁时约 12 cm,婴儿的食管由于弹力纤维发育不全,故容易溢乳。5 岁时食管约为 16 cm,幼儿期食管比成人短而窄,黏膜柔嫩,管壁较薄且弹力组织发育较差,易受损伤。

3. 胃。

胃在左上腹部,上端开口贲门与食管连接,下端开口幽门与十二指肠相通。新生儿的胃容积为 $30\sim50$ ml,3 个月时为 100 ml,1 岁时为 250 ml,3 岁时为 700 ml,6 岁时为 900 ml。

婴儿的胃呈水平位,贲门括约肌不够发达,吮吸时常吸入空气,这些因素均使婴儿容易发生溢乳现象。随着小儿学会行走,胃的位置逐渐变垂直。

学前儿童胃黏膜血管丰富,胃肌层发育较差,胃壁较薄,分泌的盐酸及各种酶均比成人少,消化能力较弱,富含蛋白质和脂肪的食物在胃内滞留的时间较长。

4. 肠。

婴儿的肠管较长,超过身长的 6 倍(成人肠管仅为身长的 4 倍),肠黏膜细嫩,发育较好,富有血管及淋巴液,全部小肠均有发育良好的绒毛,故小肠肠壁通透性好,吸收率高,是营养物质的主要吸收场所。但同时肠壁的屏障功能较差,肠腔内的毒素及消化不全的产物较易通过肠壁进入血液,从而引起中毒症状。

肠的运动有钟摆式和蠕动式,前者促进肠内容物的消化与吸收,后者推动食物向下运转。进入肠道内的食糜对肠黏膜有机械性刺激,也能增强肠蠕动;另外,婴幼儿哭闹或过热也会促进肠蠕动。但婴幼儿肠道肌肉组织和弹力纤维尚未发育完善,肠的蠕动能力比成人弱,加上植物神经调节能力差,容易发生肠道功能紊乱。

由于结肠壁薄,升结肠和直肠与腹后壁的固定较差,因此婴幼儿(尤其婴儿)容易发生肠套叠和脱肛。

(三)消化腺

1. 唾液腺。

唾液腺主要有 3 对,即腮腺、颌下腺和舌下腺,其中最大的一对是腮腺。唾液中含有唾液淀粉酶、溶菌酶和大量黏液素。唾液腺在出生时形成,但发育不足,分泌唾液较少。出生 3~4 个月时,唾液腺分泌量明显增加,但由于婴儿口腔较浅,又不会调节口内过多的唾液,因而出现流涎现象,即所谓的"生理性流涎"(不同于智力障碍者的"假性流涎")。年龄越大,唾液的分泌量和淀粉酶的含量也就越多。患口腔炎时唾液分泌量增加。瘦弱婴儿或患传染病时唾液分泌量减少,同时吮吸力减弱,消化功能下降。

2. 肝脏。

学前儿童的肝脏相对比成人大,新生儿肝脏重量为体重的 4%,5 岁时为 3.3%,而成人仅为 2%。肝细胞到 8 岁时才发育完善。

肝脏具有许多重要的功能:制造胆汁,使其进入十二指肠参加消化过程;促进各种营养素的代谢;维持血糖浓度的恒定,把肠道吸收进入血浆的葡萄糖转化为肝糖原储存在体内;还具有屏障及抗毒作用,能使有害物质经肝细胞转化为无害物质。

学前儿童肝功能不健全,肝脏分泌胆汁较少,对脂肪的消化能力较差。肝糖原储存较少,饥饿时易发生低血糖。肝脏解毒能力较差,若食入过量的蛋白质,会加重肝脏负担。但学前儿童新陈代谢旺盛,肝细胞再生能力强,患肝炎时经适当治疗,肝脏功能容易恢复。

3. 胰腺。

胰腺既分泌胰岛素又分泌胰腺液,对机体的新陈代谢起到重要的作用。学前儿童的胰腺富有血管和结缔组织,实质细胞较少,分化不全,但已具有成人所有的各种消化酶,能够完成消化作用。

（四）消化系统保健要点

1. 保持口腔卫生。婴儿可通过喝水来清洁口腔,2 岁左右可学习漱口,3 岁以后要坚持早晚刷牙。

2. 保护好乳牙。定期检查,发现龋齿及时治疗。避免用牙齿咬坚硬的东西及其他伤害性事故的发生。

3. 养成良好的饮食习惯。就餐时要细嚼慢咽,尽量吃饱;两餐间隔时间不宜过短,食物不宜过烫或过冷。

4. 保持进餐时的愉快情绪,促进消化液的分泌和消化管的蠕动,提高消化能力。

5. 定时排便,防止便秘。

五、泌尿系统

人体在新陈代谢的过程中,不断地产生二氧化碳、尿素、尿酸、水、无机盐等代谢产物,这些物质大多由泌尿系统及时排出体外,以维持机体内环境的稳定。

（一）泌尿系统的组成及解剖生理特点

泌尿系统包括肾脏、输尿管、膀胱和尿道。

1. 肾脏。

新生儿肾脏相对较大,出生时二肾约重 25 g,约占体重的 1/120,以后逐渐增长至成人水平达 300 g,约占体重的 1/200。（见图1-15）出生后肾脏位置较低,以后随着躯体长高,肾脏位置逐渐升高,最后到达腰部。肾脏发育在 1 岁和12～15 岁时最快。足月儿出生时肾脏已能发挥一定的生理功能,但是小儿肾脏的储备能力差,调节机制不够成熟,在喂养不当、疾病或应急状态时易出现肾功能紊乱。年龄越小,肾小管越短,其吸

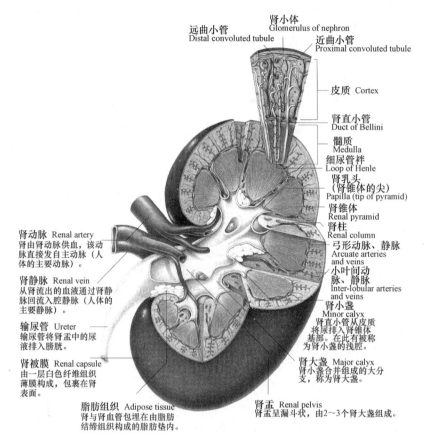

远曲小管
Distal convoluted tubule

肾小体
Glomerulus of nephron

近曲小管
Proximal convoluted tubule

皮质 Cortex

肾直小管
Duct of Bellini

髓质
Medulla

细尿管袢
Loop of Henle

肾乳头
(肾锥体的尖)
Papilla (tip of pyramid)

肾锥体
Renal pyramid

肾柱
Renal column

弓形动脉、静脉
Arcuate arteries and veins

小叶间动脉、静脉
Inter-lobular arteries and veins

肾小盏
Minor calyx
肾直小管从皮质将尿排入肾锥体基部。在此有被称为肾小盏的浅腔。

肾大盏 Major calyx
肾小盏合并组成的大分支，称为肾大盏。

肾动脉 Renal artery
肾由肾动脉供血，该动脉直接发自主动脉（人体的主要动脉）。

肾静脉 Renal vein
从肾流出的血液通过肾静脉回流入腔静脉（人体的主要静脉）。

输尿管 Ureter
输尿管将肾盂中的尿液排入膀胱。

肾被膜 Renal capsule
由一层白色纤维组织薄膜构成，包裹在肾表面。

脂肪组织 Adipose tissue
肾与肾血管包埋在由脂肪结缔组织构成的脂肪垫内。

肾盂 Renal pelvis
肾盂呈漏斗状，由2～3个肾大盏组成。

图 1-15　肾的解剖

收和排泄功能越差,肾小球滤过率越低,尿浓缩能力越差,大量水负荷时易出现水肿,经常处于负荷过重状态,一旦遇到疾病或应急情况则又容易出现脱水现象。婴幼儿肾功能除与肾脏本身的发育有关外,还受多种肾外因素的影响。

2. 输尿管。

学前儿童输尿管长而弯曲,管壁肌肉及弹力纤维发育不良,容易扩张、受压及扭曲,从而导致梗阻,造成尿潴留而诱发感染。

3. 膀胱。

婴儿膀胱位置较高,尿充盈时易升入腹腔,随着年龄的增长逐渐下降至盆腔内。婴幼儿膀胱容量较小,黏膜柔嫩,肌肉层及弹力纤维发育不良,贮尿功能差,故年龄越小每日排尿次数越多,以后每次尿量逐渐增多,次数逐渐减少。尿量的个体差异很大,受气温、疾病、运动及饮水量等因素的影响。

膀胱受脊髓和大脑的控制,一般1岁半左右可养成控制排尿的习惯。但由于婴幼儿的中枢神经发育不完善,在摄入大量食物或饮料、过度疲劳、环境变化、精神刺激等因素的影响下,往往会出现遗尿现象。

膀胱内充盈的尿液应及时排出,否则会使膀胱括约肌机能减退,从而发生排尿困难。另外,尿液中含有尿酸、尿素等成分,在体内储留过久会对人体产生危害,故应及时排尿。

4. 尿道。

学前儿童尿道较短,新生男婴尿道长5～6 cm,女婴尿道仅1 cm,并且生长速度缓慢。尿道黏膜柔嫩,易受损伤,容易脱落,弹性组织发育较差。女孩因尿道外口暴露且接近肛门,易受细菌污染。男孩尿道虽然较长,但包皮积垢时也可引起细菌上行性感染。

(二)泌尿系统的保健要点

1. 每天为学前儿童供应足够的饮用水,尿液的形成有利于冲刷输尿管、膀胱、尿道。

2. 培养婴幼儿及时排尿的习惯,防止尿频和憋尿。

3. 保持外阴清洁,无论男女儿童,尽早穿满裆裤,大便后、睡觉前应清洗,并要注意清洗方式。

4. 要注意观察尿液的颜色、气味,发现异常,及时就医。

六、皮肤

皮肤覆盖全身,保护机体免受外界环境的直接刺激,并具有感觉、吸收、体温调节、分泌排泄等生理功能。

(一)皮肤的构造

皮肤由表皮、真皮和皮下组织构成,还包括毛发、汗腺、皮脂腺、指(趾)甲等附属物。(见图1-16)

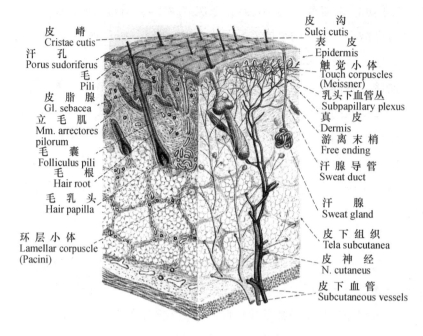

皮　嵴
Cristae cutis
汗　孔
Porus sudoriferus
毛
Pili
皮　脂　腺
Gl. sebacea
立　毛　肌
Mm. arrectores pilorum
毛　囊
Folliculus pili
毛　根
Hair root
毛　乳　头
Hair papilla
环　层　小　体
Lamellar corpuscle (Pacini)

皮　沟
Sulci cutis
表　皮
Epidermis
触觉小体
Touch corpuscles (Meissner)
乳头下血管丛
Subpapillary plexus
真　皮
Dermis
游　离　末　梢
Free ending
汗　腺　导　管
Sweat duct
汗　腺
Sweat gland
皮　下　组　织
Tela subcutanea
皮　神　经
N. cutaneus
皮　下　血　管
Subcutaneous vessels

图 1 - 16　皮肤

1. 表皮。

表皮是皮肤的最表层。表皮的最外层是角质层,表皮细胞不断地衰亡、角化和脱落成为皮屑。表皮的最内层是生发层,生发层的细胞具有很强的增殖能力,形成表皮的各层细胞,生发层内还有能产生黑色素的细胞,决定皮肤颜色的深浅,日光照射会使黑色素增加。

2. 真皮。

表皮之下为真皮,真皮比表皮厚,由致密结缔组织构成,含有丰富的血管、淋巴管和神经。

3. 皮下组织。

真皮下为皮下组织,其主要成分为脂肪。皮下脂肪的厚度随年龄、性别及身体部位的不同而有很大差异。

4. 皮肤附属物。

毛发　人除了手掌和脚底外,其他部位一般都有毛发。毛发包括皮肤外面的毛干和皮肤内的毛根。毛囊包裹毛根,其底部的细胞分裂繁殖,使毛发得以不断增长。

指(趾)甲 人的指(趾)甲是表皮角质层的变形物,其根部的生发层不断增生,使其不断生长。(见图1-17)

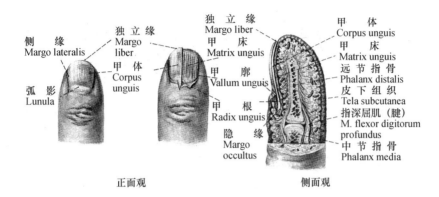

侧 缘 Margo lateralis

独立缘 Margo liber

甲 体 Corpus unguis

弧 影 Lunula

独立缘 Margo liber

甲 床 Matrix unguis

甲 廓 Vallum unguis

甲 根 Radix unguis

隐 缘 Margo occultus

甲 体 Corpus unguis

甲 床 Matrix unguis

远节指骨 Phalanx distalis

皮下组织 Tela subcutanea

指深屈肌(腱) M. flexor digitorum profundus

中节指骨 Phalanx media

正面观　　　　　　侧面观

图1-17　指甲

汗腺 位于真皮深部,开口于表皮的汗孔,以手掌、足底为多。

皮脂腺 开口于毛囊,皮脂经毛囊排出,全身各处都有皮脂腺,尤以面部、背部及头皮处居多。

(二)皮肤的生理功能

1. 保护功能。

学前儿童皮肤细嫩,表皮角质层较薄。表皮与真皮之间的基底膜发育不全,故表皮与真皮的联系松弛,表皮较易脱落。真皮的结缔组织和弹性纤维发育差。随着年龄的增长,表皮和真皮的发育才逐渐完善。因此,学前儿童皮肤的保护功能较差,对外界冲击、紫外线辐射、细菌侵蚀等的抵抗力远不及成人,易受损伤和感染。

2. 体温调节功能。

体温的相对恒定是维持生命活动的重要条件,皮肤在体温调节方面起着重要的作用。皮肤受到冷刺激,血管收缩,减少散热;皮肤受到热刺激,血管舒张,汗腺分泌增多,增加散热。散热的方式有辐射、传导、对流和蒸发。但学前儿童皮肤的体温调节功能比成人差,这是由于一方面其皮肤中毛细血管丰富,血管管腔相对较大,故血流量相对较多,散热快;另一方面其皮肤的表面积相对比成人大,散热多;加之汗腺的发育不够完善,神经系统对血管运动的调节作用不够稳定,所以,学前儿童往往不能较好地适应外界环境温度的突然变化,容易受凉或过热,易生冻疮或痱子。

3. 吸收功能。

学前儿童皮肤薄嫩,通透性较强,有些物质可以完全通过皮肤吸收,如化妆品、外用药等,若使用不当,易使皮肤受到伤害。

4. 分泌与排泄功能。

皮脂腺分泌皮脂,能滋润皮肤和毛发,婴幼儿头部皮脂腺分泌旺盛。汗腺分泌汗液,其中98%是水分,还有少量的无机盐、尿素等废物,易使婴幼儿皮肤积垢。

5. 感觉功能。

真皮中有丰富的感觉神经末梢,能感受冷、痛、热、痒等各种刺激。婴幼儿由于表皮、真皮的发育均不够完善,对刺激的反应不够灵敏,容易造成皮肤损伤。

6. 代谢功能。

皮肤中的7-脱氢胆固醇在紫外线的作用下,可以转化成维生素D。维生素D能够促进机体对钙的吸收,有利于学前儿童牙齿和骨骼的发育。

(三)皮肤的保健要点

1. 为防止尖锐或坚硬的东西损伤皮肤,学前儿童不宜佩戴任何首饰。

2. 要根据气温变化、运动量大小等实际情况及时提醒孩子增减衣服。

3. 在学前儿童可触及之处,不可放置炉子、开水、菜汤等物。

4. 婴幼儿,尤其是婴儿,晒太阳时应尽量将皮肤暴露在温和的阳光下,不要在烈日下暴晒。

5. 勤洗澡、洗头,勤剪指(趾)甲,保持皮肤清洁。

6. 最好选择宽松、棉质、吸汗、柔软的内衣,小男孩裤子不用拉链。

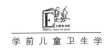
7. 使用儿童专用的外用药,要注意用量。

七、内分泌系统

人体各种机能之所以能根据不同的内、外环境而产生特定的变化,维持内、外环境的动态平衡,与内分泌系统有着不可分割的联系。

(一)内分泌系统的组成及生理功能

内分泌系统是人体的调节系统,它由许多内分泌腺、内分泌组织和内分泌细胞组成,释放的化学物质被称为激素,它直接进入血管、淋巴管内,然后通过血液运送到全身。激素对人体的新陈代谢、生长发育、性的成熟以及免疫力的增强都起着很大的作用。

人体内主要的内分泌腺有:脑下垂体、肾上腺、甲状腺、甲状旁腺、胸腺、松果体、胰岛和性腺等。(见图 1-18)

1. 脑下垂体。

脑下垂体是人体最重要的内分泌器官,出生时已发育很好,其重量有很大的个体差异。一般在 4 岁以前及青春期生长最为迅速,机能也较活跃。脑下垂体受下丘脑控制,能分泌多种激素,支配着甲状腺、肾上腺、性腺的活动,同时维持这些腺体的正常发育。脑下垂体前叶分泌的生长激素,是从出生到青春期影响生长最重要的内分泌激素,能起到控制人体生长、促进蛋白质合成、降低糖的利用等作用。儿童时期若生长激素分泌不足,则生长迟缓,身材矮小(但身体各部分比例匀称),甚至患侏儒症,而智力发育一般正常;反之,儿童时期若由于脑下垂体机能亢进,生长激素分泌过多,则生长速度过快,甚至患巨人症。虽然目前对于生长激素在人的一生中各个发展时期的分泌量尚不清楚,但一般认为青春期的分泌量较儿童和成人为高,另外,一天中的分泌量也不均匀,孩子入睡后分泌量最多。成年以后若生长激素分泌过多,身高虽不能再增长,但短骨会进一步生长,使肢体尖端部分肥大,故称为"肢端肥大症"。

2. 肾上腺。

肾上腺由皮质及髓质两部分组成。肾上腺皮质分泌糖皮质类固醇、

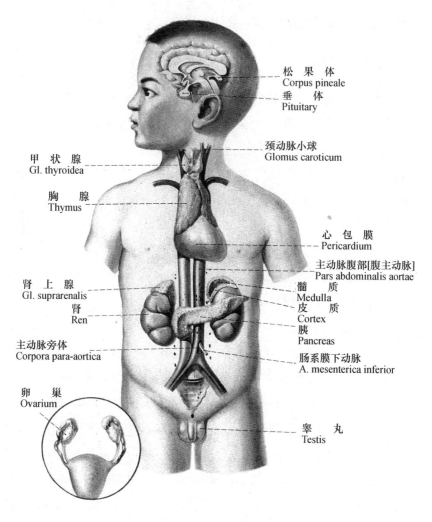

图 1-18 内分泌腺概观

盐皮质类固醇以及雄激素。这些激素主要调节水与电解物质的代谢与平衡,调节糖与蛋白的代谢,调节性器官的发育与第二性征的发育。肾上腺髓质分泌的激素与血压的升高、淋巴系统及心血管系统的兴奋、维持体温都有密切的关系。

3. 甲状腺。

出生时甲状腺已经形成,以后逐渐生长,到 14～15 岁时腺体发育最快,重量可达 20 g 左右,其机能也达到最高峰。(见图 1-19)甲状腺分泌甲状腺素,而碘是合成甲状腺素的原料。甲状腺素的主要生理作用是调节新陈代谢,兴奋神经系统,促进骨骼的生长发育,并对软骨骨化、牙齿生长、面部外形、身体比例等方面产生广泛的影响。学前期,若甲状腺机能不足,可发生呆小症(又称克汀病),主要表现为身材矮小,且下部量明显短于上部量,并有不同程度的听力和言语障碍,基础代谢过低;若甲状腺分泌激素过多(甲亢),会使中枢神经系统的兴奋性及感受性增高,影响植物神经系统时,即出现心跳和呼吸加快、出汗较多、情绪易于激动等,基础

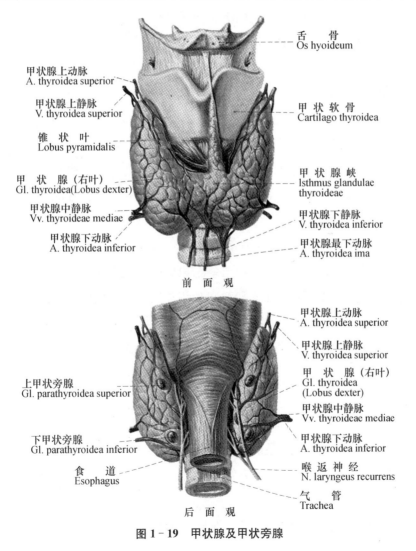

图 1-19 甲状腺及甲状旁腺

代谢过于旺盛。

4. 甲状旁腺。

分泌甲状旁腺激素,主要生理作用是调节体内钙与磷的代谢。甲状旁腺素分泌过少时,血钙下降,血磷增高,神经系统过于敏感,会发生手足抽搐;甲状旁腺素分泌过多时,血钙升高,血磷降低。

5. 松果体。

位于丘脑下部,据推测松果体能加速整个机体的神经机能的均衡发育,它和胸腺能共同引起身长的增加;也有人认为它对生殖系统有抑制作用。青春期以后逐渐钙化,活动开始减退。

6. 性腺。

女孩是卵巢,男孩是睾丸,它们既是生殖器官,又是内分泌器官。性腺的活动决定两性的特征,促进肌肉发育,对脑垂体活动有抑制作用,因而可抑制骨骼的生长。性腺自胚胎期4~5周开始形成,男孩的睾丸在出生时已下降至阴囊内,10岁以前发育缓慢,性成熟时才迅速发育。女孩卵巢发育亦缓慢,月经初潮时,卵巢的重量只相当于成人的30%,18岁时可达到成人重量。

(二)内分泌系统保健要点

1. 要保证学前儿童有充足的睡眠,以促进其生长发育。

2. 缺碘地区应防治碘缺乏病,可使用加碘盐。其他地区可常食海产品等含碘食物。

3. 不乱服营养品,防止性早熟。

八、免疫系统

免疫是人体与进入体内的抗原物质相互作用,从而保持自身完整性和稳定性的反应,其本质是识别自身、排斥异己。免疫反应是身体的一种防疫功能,免疫功能是由免疫系统实现的。

(一)免疫系统的组成

免疫系统是由免疫器官、免疫细胞和免疫分子组成的。

1. 免疫器官。

人体的免疫器官主要有脾脏、淋巴结、扁桃体、胸腺、骨髓等。（见图1-20）免疫器官能产生免疫细胞。

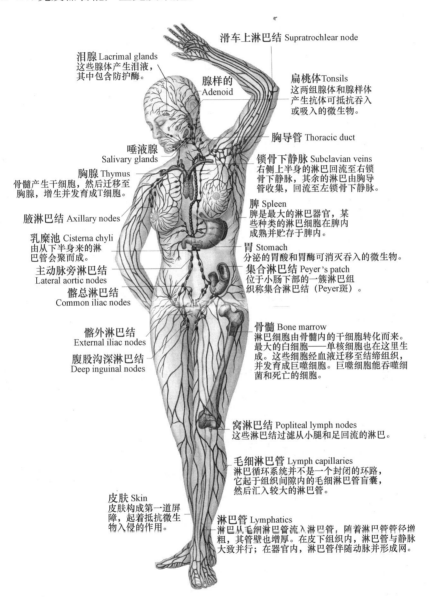

图 1-20 免疫器官概观

滑车上淋巴结 Supratrochlear node

泪腺 Lacrimal glands
这些腺体产生泪液，其中包含防护酶。

腺样的
Adenoid

扁桃体 Tonsils
这两组腺体和腺样体产生抗体可抵抗吞入或吸入的微生物。

胸导管 Thoracic duct

唾液腺
Salivary glands

锁骨下静脉 Subclavian veins
右侧上半身的淋巴回流至右锁骨下静脉，其余的淋巴由胸导管会收集，回流至左锁骨下静脉。

胸腺 Thymus
骨髓产生干细胞，然后迁移至胸腺，增生并发育成T细胞。

脾 Spleen
脾是最大的淋巴器官，某些种类的淋巴细胞在脾内成熟并贮存于脾内。

腋淋巴结 Axillary nodes

乳糜池 Cisterna chyli
由从下半身来的淋巴管会聚而成。

胃 Stomach
分泌的胃酸和胃酶可消灭吞入的微生物。

主动脉旁淋巴结
Lateral aortic nodes

集合淋巴结 Peyer's patch
位于小肠下部的一簇淋巴组织称集合淋巴结（Peyer斑）。

髂总淋巴结
Common iliac nodes

骨髓 Bone marrow
淋巴细胞由骨髓内的干细胞转化而来。最大的白细胞——单核细胞也在这里生成。这些细胞经血液迁移至结缔组织，并发育成巨噬细胞。巨噬细胞能吞噬细菌和死亡的细胞。

髂外淋巴结
External iliac nodes

腹股沟深淋巴结
Deep inguinal nodes

窝淋巴结 Popliteal lymph nodes
这些淋巴结过滤从小腿和足回流的淋巴。

毛细淋巴管 Lymph capillaries
淋巴循环系统并不是一个封闭的环路，它起于组织间隙内的毛细淋巴管盲囊，然后汇入较大的淋巴管。

皮肤 Skin
皮肤构成第一道屏障，起着抵抗微生物入侵的作用。

淋巴管 Lymphatics
淋巴从毛细淋巴管流入淋巴管，随着淋巴管管径增粗，其管壁也增厚。在皮下组织内，淋巴管与静脉大致并行；在器官内，淋巴管伴随动脉并形成网。

2. 免疫细胞。

免疫细胞是人体内具有免疫功能的细胞,主要有淋巴细胞和巨噬细胞两种。淋巴细胞主要由 T 淋巴细胞和 B 淋巴细胞组成。T 淋巴细胞可以直接消灭侵入人体的致病微生物,并监视和清除体内出现的异常细胞,出生时 T 淋巴 H 细胞已近完善,随着日后与多种抗原物质接触,T 淋巴细胞功能更趋完善。B 淋巴细胞可以产生抗体,参加体液免疫。

3. 免疫分子。

免疫分子是具有免疫效应的物质,一般分为两类:一类是抗体,又称免疫球蛋白,人体的免疫球蛋白分子目前分离出 5 种,即 IgG、IgA、IgM、IgD 和 IgE,它们对病原体有很强的针对性;另一类是补体,即一个多种血清蛋白酶系统,其免疫作用没有针对性。

(二)免疫系统的功能

1. 防御感染。

这是机体及时抵抗和消灭进入人体的细菌、病毒、异物等,防止疾病发生的能力。

2. 自我稳定。

这是机体及时清除人体新陈代谢过程中产生的衰老、死亡和损伤的自身细胞的能力,以维持自身的正常生理功能。

3. 免疫监视。

这是随时识别和清除体内突变产生的异常细胞的功能。机体内有些细胞可以自发突变,也可以受理化因素作用或受病毒感染而产生突变,成为不正常的细胞,免疫监视功能可使其被识别、清除,以防发展成为肿瘤。

(三)免疫作用的种类

1. 非特异性免疫。

这是生来就具有的免疫功能,是人类在种系进化过程中,长期同病原微生物斗争而逐渐建立起来的,因其对多种病原微生物都有防御作用,故称为非特异性免疫。学前儿童非特异性免疫功能不够完善,皮肤和黏膜的屏障作用差,体液中的白细胞、淋巴细胞等战斗力不强,故一般抵抗力不及成人。

2. 特异性免疫。

这是个体在生活过程中,病原微生物侵入人体以后,激发人体产生的免疫功能,这种免疫作用有很强的针对性。学前期特异性免疫功能较为欠缺,对儿童进行有计划的预防接种,正是期望通过人工的方法,使儿童机体获得特异性免疫的能力,从而达到预防传染病的目的。

(四)免疫系统的保健要点

1. 保持生活环境的卫生,减少污染源。

2. 通过户外活动、体育锻炼、合理营养等积极有效的方式,增强儿童体质,提高机体抵抗力。

九、神经系统

神经系统是生命活动的重要调节系统,人体之所以能够成为一个统一的整体,保持各种生理活动的正常进行,正是因为神经系统具有支配与协调作用。

(一)神经系统的组成

神经系统包括中枢神经系统和周围神经系统,(见图1-21)其基本活动方式是反射。

中枢神经系统由脑和脊髓组成。其中,脑位于颅腔内,包括大脑、小脑和延髓。大脑有左、右两个半球,是中枢神经最高级的部分,是思维与意识的器官;小脑位于大脑的后下方,与维持身体平衡、协调肌肉运动有关;延髓是调节生命活动(如呼吸、心血管运动等)的重要中枢。脊髓位于脊柱的椎管内,它将接受来的信息刺激传达到脑,再把脑的指令下达到各个器官。

周围神经系统由脑神经、脊神经和植物神经组成,它们把中枢神经和

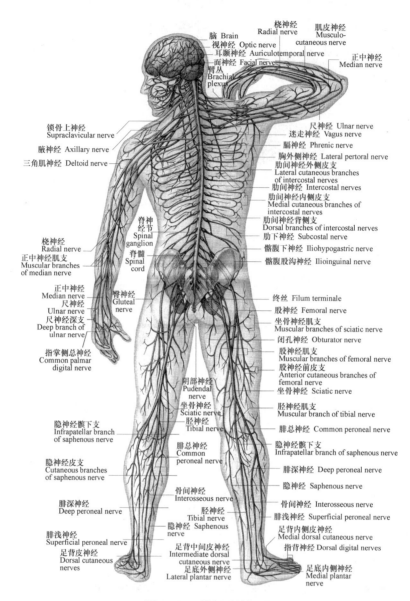

图 1-21　神经系统概观

全身各器官联系起来。脑神经支配头部各器官的运动,并接受外界的信息,使人产生感觉和表情;脊神经支配躯干和四肢的运动,并感受刺激;植物神经分交感神经和副交感神经,分布于内脏,体内各个脏器均受这两种神经的双重支配,其作用刚好相反。(见表 1-10)

表 1-10 交感神经和副交感神经的作用区别

器官	交感神经	副交感神经
循环	心跳加快、加强,冠状血管舒张,血流量增多,皮肤及腹腔内脏外周血管收缩。	心跳减慢、减弱,冠状血管收缩,血流量减少,部分器官(生殖器)外周血管舒张。
呼吸	支气管平滑肌舒张。	支气管平滑肌收缩。
消化	抑制胃肠运动,降低紧张性,促进唾液腺分泌黏稠而少量的唾液,抑制胆囊收缩。	促进胃肠运动,提高紧张性,促进唾液腺分泌稀薄而量多的唾液,促进胆囊收缩。
泌尿	肾脏血管收缩,膀胱逼尿肌松弛。	膀胱逼尿肌收缩。

(二)神经系统解剖生理特点

1. 脑的发育。

大脑 胎儿神经系统的发育在各系统中处于领先地位,脑重量增长迅速,出生时平均脑重 370 g,是出生体重的 10%～12%。成人平均脑重约 1 500 g,仅占体重的 2%～3%。出生后第一年脑的发育特别迅速,6 个月时脑重已达 700 g 左右,约为成人脑重的 50%;1 岁时脑重约 900 g,为成人脑重的 60%;4～6 岁时脑重增加到 1 250 g 左右,接近成人脑重的 85%～90%。(见图 1-22)

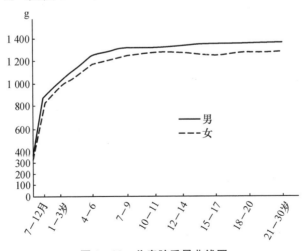

图 1-22 儿童脑重量曲线图

大脑皮层的形成从胎儿8周开始,主要是由神经元细胞构成的一层灰质。脑神经细胞于胎儿18周分裂增生,出生前半年至出生后一年是脑细胞数目增长的重要阶段,以后细胞的数量基本不再增加,而是细胞体积的增大和功能的复杂化。

婴幼儿大脑皮层功能的发育较形态发育缓慢,出生时存在某些维持生命的生理功能的反射活动,以后随大脑及各感觉器官的发育,在先天性非条件反射的基础上产生后天的条件反射。年龄越小,大脑发育越不成熟,形成的条件反射少、速度慢、较不稳定。3～4个月后,婴儿大脑皮层有了鉴别功能,开始形成抑制性条件反射,2岁后的幼儿可逐渐利用第二信号系统形成条件反射。

新生儿期大脑皮层兴奋性低,外界的刺激易使其疲劳,兴奋性更低下,从而进入睡眠状态,故新生儿几乎所有的时间都在睡眠(每昼夜睡眠约为18～20小时)。以后随着年龄的增长和大脑皮层的逐渐发育,睡眠时间渐渐缩短。但婴幼儿大脑皮层尚未发育成熟,兴奋与抑制过程很容易扩散。

脑干 出生时中脑、桥脑、延髓已具备生理功能,保证胎儿出生时有较好的呼吸、血液循环等维持生命。

小脑 这是出生时神经系统发育较差的部分。小脑的功能主要与运动有关,维持身体的平衡与协调。婴儿出生6个月时达到生长的高峰,以后逐渐减慢;2～3岁时小脑尚未发育完善,随意运动仍不准确;6岁时小脑发育达成人水平。

2. 脊髓的发育。

胚胎期脊髓发育较早,出生时形态结构已较完善,2岁时与成人近似。婴幼儿脊髓与身长比相对较成人长,胎儿期达骶管,新生儿期达第三四腰椎,4岁时达第一腰椎。

出生时脊髓与皮层下中枢的作用占优势,足月儿出生时食物性非条件反射最强,吸吮时其他一切活动都受到抑制。出生时脊髓的固有反射尚未得到大脑高级中枢的控制而出现一些特有的非条件反射,如觅食反射、拥抱反射、握持反射、踏步反射等等。随着大脑皮层高级中枢的发育，这些非条件反射逐渐消失。

3. 神经纤维的髓鞘化。

神经纤维外层髓鞘的形成，表明神经传导通路和神经纤维形态发育的成熟程度。神经系统各部分神经纤维髓鞘化的时间是不同的，脊髓神经的髓鞘化从胎儿 4 个月时开始；出生后 2～3 个月，感觉神经及运动神经先后开始髓鞘化；锥体系神经纤维的髓鞘化是在出生后 5 个月到 4 岁时形成的。在发育过程中，随着支配上肢肌、躯干肌和下肢肌的脊神经的进一步髓鞘化，婴幼儿从抬头开始，到能翻身、爬、坐、行走和获得手的各种动作。但总的说来，在婴幼儿时期，由于神经髓鞘的不成熟，当外界刺激作用于神经而传到大脑时，因无髓鞘的隔离，兴奋易于扩散，刺激在无髓鞘神经纤维中传导的速度也较慢，表现为容易兴奋激动、注意力不集中，对外来刺激的反应较慢且易于泛化。

4. 高级神经活动的特点。

学前儿童高级神经活动的抑制过程不够完善，兴奋过程强于抑制过程，兴奋占优势，且易扩散，往往形成较大的大脑皮层兴奋区。而抑制过程形成较慢，故学前儿童的控制能力比较差。随着年龄的增长，大脑皮层的功能日趋完善，兴奋过程和抑制过程也都不断加强。

(三)神经系统保健要点

1. 从胎儿期就应提供充足的营养，为大脑发育奠定良好的物质基础。

2. 保证学前儿童有充足的睡眠；合理安排作息制度，动静交替，防止兴奋后产生过度疲劳。

3. 教育活动过程中，注意为儿童选择生动有趣的教育内容和方法，同一类型的活动时间不宜太长。

4. 培养学前儿童对事物探究的兴趣，发展敏锐的观察力和积极的思维能力。

5. 有意识地进行左侧肢体的锻炼，促进右脑机能的发展。

十、感觉器官

感觉是人认识世界的最初阶段。感觉器官是感受器中带有辅助装置或附属结构的器官。感受器是机体接受环境中各种刺激的机构,它能将外界的物理刺激如光波、声波等转变为神经冲动,传入中枢神经系统,引起机体的感觉和反应,形成相应的兴奋中心。

（一）视觉器官

1. 视觉器官的构造和功能。

视觉器官即眼睛,是由眼球和一些附属部分组成的。（见图1-23）

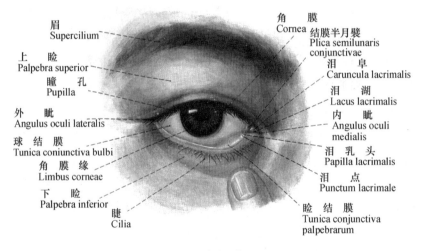

图1-23 右眼（前面观）

眼球由眼球壁及内容物构成。

眼球壁里外共三层。外层前面是透明的角膜,后面是坚韧的巩膜。角膜上有丰富的神经末梢,能感受任何微小的刺激。巩膜较厚,乳白色,坚韧不透明,俗称白眼珠。中间层含有丰富的血管和色素,前面是虹膜,其颜色就是眼珠的颜色,虹膜中间的圆孔即瞳孔（又称瞳仁）,能根据外界光线的强弱自行调节（强光时缩小,弱光时放大）。虹膜后面是睫状体,含有丰富的平滑肌,借悬韧带跟晶状体相连。（见图1-24）里层是视网膜,也是视觉器官最重要的部分,视网膜上有无数感光的神经细胞,可以感受

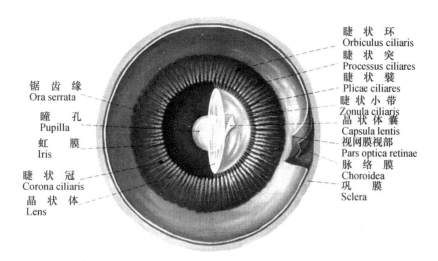

锯齿缘
Ora serrata

瞳孔
Pupilla

虹膜
Iris

睫状冠
Corona ciliaris

晶状体
Lens

睫状环
Orbiculus ciliaris

睫状突
Processus ciliares

睫状襞
Plicae ciliares

睫状小带
Zonula ciliaris

晶状体囊
Capsula lentis

视网膜视部
Pars optica retinae

脉络膜
Choroidea

巩膜
Sclera

图1－24　虹膜、睫状体及晶状体（后面观）

光线的刺激，并形成物像。其中视锥细胞能接受强光和色光的刺激，视杆细胞主要在弱光下起作用，视杆细胞中含有的一种感光色素是视紫红质。内容物是眼内透光的物质，包括房水、晶状体、玻璃体，它们和角膜共同构成眼的折光系统。房水是透明的液体，充满在眼房内，营养角膜和晶状体，并保持一定的眼内压。晶状体位于瞳孔之后，有弹性，借悬韧带与睫状体相连，形状为双凸透镜形的透明体，由于睫状体的收缩与舒张而间接地调节晶状体的凸度，使远近物体都能在视网膜上聚焦，形成清晰的物像。玻璃体为透明的胶质，除有折光作用外，还能支撑眼球呈球体状。

眼的附属部分主要包括眼睑、结膜、泪器、眼外肌和眼眶，另外还有眉和睫毛。眼睑时开时闭，使泪液润湿眼球表面，保持角膜光泽，保护眼球。结膜是一层黏膜，薄而透明，覆盖在眼睑内面和巩膜上，容易发炎。泪器包括泪腺和鼻泪管，泪腺分泌泪液，鼻泪管使泪囊与鼻腔相通。眼外肌负责眼球的运动，共有6条。

2.视觉器官的发育。

学前儿童的眼球较小，眼轴长度相对较短。（见表1－11）该时期幼儿绝大部分是远视，随着年龄的增长，眼轴长度逐渐增加，1～3岁眼前后轴增加 5 mm,发育较快;3 岁以后每年大约增加 0.1 mm,发育缓慢;14～16岁时平均眼轴长度为 23.5～24 mm;平均眼轴长度始终是男大于女。幼儿可因眼球前后轴较短而产生生理性远视,随着眼轴变长,变远视为正常。学前儿童眼球晶状体的弹性较大,调节范围很广,近点距离(使用最大调节时能看清最近一点的字体或其他细小对象物的眼物距离)很近,如果习惯于过近距离地读写学习,则会使眼经常处于高度调节的紧张状态,以致晶状体凸度增大、屈折力过强而发生假性近视(又称功能性近视或调节性近视)。如果这种紧张状态持续下去,会影响眼内部组织代谢的正常进行,使眼球壁弹性降低,加之眼肌的压迫和眼内压的变化等使眼轴变长,形成轴性近视(又称真性近视)。

表 1－11 不同年龄眼球前后轴长度

年　　龄	眼轴长度(mm)
新生儿	18.7
3 岁(男)	23.2
3 岁(女)	22.5
14 岁(男)	24.0
16 岁(女)	23.5

一般认为,儿童早期,特别是 3 岁以前是视觉发育的敏感期。适宜的视觉刺激有益于视觉功能的正常发育。

(二)听觉器官

1. 听觉器官的构造和功能。

听觉器官即耳,由外耳、中耳和内耳组成。

外耳包括耳郭及外耳道,(见图 1－25)耳郭的皮下组织很少,血管表浅,有收集声波的作用。外耳道是外界声波传入中耳的通道,其皮肤耵聍腺分泌物具有保护作用。

中耳由鼓膜、鼓室和三块听小骨组成。鼓膜是一层薄薄的膜,在外耳道的底部,仅 0.1 mm 厚,易受损伤,鼓膜在声波的作用下能产生振动。

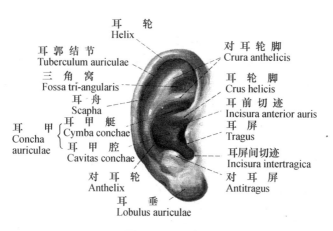

图 1-25 耳郭

鼓膜内有一个小腔叫鼓室,室内有三块互相连接的听小骨(锤骨、砧骨和镫骨),听小骨外接鼓膜,内连内耳。鼓室有一条小管即咽鼓管,当吞咽、打哈欠时管口开放,空气由咽部进入鼓室,调节鼓室的气压,使之与大气压平衡,以利鼓膜的正常振动。(图 1-26)

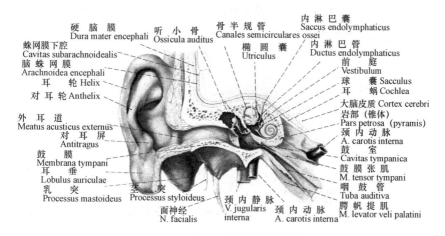

图 1-26 位听器模式图(右侧)

内耳由半规管、前庭、耳蜗三部分组成。前庭可感受头部的位置,半规管可感受旋转刺激,耳蜗可感受声波刺激。耳蜗在接受声波刺激以后,使听神经产生神经冲动,传到大脑皮层颞叶产生听觉。

2. 听觉器官的发育特点。

学前儿童由于耳郭皮下组织很少,血液循环差,易生冻疮。外耳道比较狭窄,皮下组织少,加之骨膜和软骨膜发育尚不完全,皮肤与软骨膜及骨膜相贴很紧,外耳道的损伤所引起的炎性肿胀往往会导致剧烈疼痛。

学前儿童的咽鼓管较成人的短,管腔宽,位置水平,这样,一方面鼻咽部的细菌容易沿咽鼓管侵入鼓室,引发中耳炎;另一方面鼓室内的脓液也容易进入鼻咽腔。另外,婴幼儿鼓膜血管与硬脑膜血管相连,中耳的炎症可导致脑膜炎。但学前期时基膜纤维的感受力比成人强,所以学前儿童的听觉较成人敏锐,故而对噪音也更敏感,若长期处在噪声环境中,将导致烦躁不安、听觉迟钝。

(三)感觉器官保健要点

1. 讲究科学采光。用眼时间不能长,多在户外活动,保持正确的作业姿势。

2. 注意维生素 A 及其他各种营养素的摄入。

3. 保持视觉器官的清洁,不用脏手揉眼,不共用漱洗用具。

4. 重视听觉器官的卫生,不用锐利工具挖耳,注意擤鼻涕的正确方法,尽量避免噪音。

5. 定期进行感觉器官的健康检查,发现问题及时解决。

6. 通过多种途径,训练感官能力。

第二节
学前儿童身体生长发育的规律及其影响因素

虽然个体的身体和心理发展都有自己的特殊性,但又有共同的规律性,认识这些共同的规律,有助于正确认识和评价学前儿童的身心发展。

生长是指身体各个器官以及全身的大小、长短和重量的增加与变化,是机体在量的方面的变化,是能观测到的,例如手脚变大、个子变高等。

发育是指细胞、组织、器官和系统功能的成熟与完善,是机体在质的方面的变化。例如 1 岁和 15 岁时,肾的发育较为显著。

成熟是指机体的生长与发育达到一种完备状态。例如淋巴系统在学前期迅速增长,在 12 岁时发育成熟,达到成人的 200%,以后逐渐退化。

学前儿童的生长发育是一个极其复杂的过程,但同时又具有一定的规律。了解学前儿童生长发育的规律对搞好早期教育有着重要的意义。

一、学前儿童身体生长发育的主要规律

1. 生长发育是有阶段性和程序性的连续过程。

生长发育是一个连续的过程,在这一过程中有量的变化,也有质的变化,因而形成了不同的发展阶段,根据这些特点及生活环境的不同,把学前儿童的生长发育过程划分为以下几个年龄期:

婴儿期——从出生到 1 岁,亦称乳儿期;

幼儿前期——1~3 岁,亦称托儿所年龄期;

幼儿期——3~6、7 岁,亦称幼儿园年龄期。

上述各阶段均有一定的阶段特点,但任何年龄期的规定都是人为的,实际上相邻年龄期之间并没有明显的界限。

各年龄期按顺序衔接,不能跳越,前一年龄期的发育为后一年龄期的发育奠定必要的基础。例如,出生时只能吃流质,只会躺卧和啼哭,到第一年末便能吃多种普通食物,会走路和说单词,这是很明显的变化,但在这之前必须经过一系列的变化。如在会说单词之前必先学会发音,同时要学会听懂单词;能吃固体食物之前必须先能吃半流质食物;会走路之前必先经过抬头、转头、翻身、直坐、站立等发育步骤。其中任何一个环节产生障碍,都会影响整个婴儿期的发育,并使幼儿前期的发育延迟。

身体各部的生长发育有一定的程序。例如,在胎儿时期的形态发育是头部领先,其次为躯干,最后为四肢。婴儿期的动作发育也遵循"头尾发展的规律",即首先会抬头、转头,然后能翻身、直坐,最后才会站立、行走。

因此,个体的生长发育是有阶段性和程序性的连续过程。

2. 生长发育的速度是波浪式的,身体各部的生长速度也不均等。

人体的生长发育是快慢交替的,因此发育速度曲线并不是随年龄呈直线上升,而是波浪式上升。在整个生长发育期间,全身和大多数器官、系统有两次生长突增高峰,第一次在胎儿期,第二次在青春发育初期,而且女比男大约早两年出现。以身高、体重为例,第一次生长突增高峰,身高是在胎儿 4~6 个月时,3 个月内共约增加 27.5 cm,占整个胎儿期总增长量的 1/2,是一生中增长最快的时期;体重是在胎儿 7~9 个月时,3 个月内共约增加 2 300 g,占整个胎儿期总增长量的 2/3,也是一生中增长最快的时期。出生后,增长速度开始减慢,但在第一年内身高仍增加 20~25 cm,增加量约为出生时(50 cm)的 50%;体重增加 6~7 kg,增加量约为出生时(3 kg)的 2 倍。2 岁以后,生长速度逐渐缓慢下来,并保持相对稳定,平均每年身高增加 4~5 cm,体重增加 1.5~2 kg。直至青春期生长速度又趋于新的高峰。(见图 1-27、1-28)

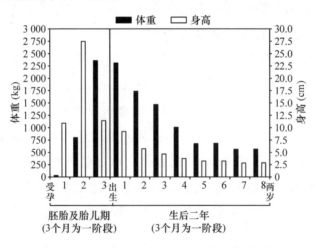

图 1-27 胚胎至生后二年身高、体重的增加量

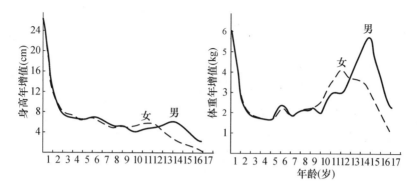

图 1-28　身高、体重发育速度曲线

（据 1975 年我国 9 城市资料）

身体各部的生长速度并不完全相同,因此身体各部的增长幅度也不一样。例如,在出生后的整个生长发育过程中,头颅增 1 倍,躯干增 2 倍,上肢增 3 倍,下肢增 4 倍。身体形态从出生时的头颅特大、躯干较长和四肢短小,发育到成人时的头颅较小、躯干较短和四肢较长。（见图 1-29）

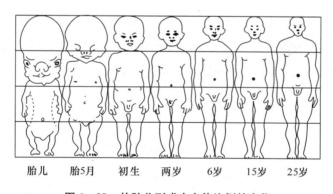

　胎儿　　胎5月　　初生　　两岁　　6岁　　　15岁　　25岁

图 1-29　从胎儿到成人身体比例的变化

3. 身体各系统的生长发育不均衡,但统一协调。

一般来说,除身高、体重外,包括全身的肌肉、骨骼、心脏、血管、肾、脾、呼吸器官、消化器官等,它们的生长与身高、体重呈同样的模式,即出生后第一年最快,以后逐渐减慢,到青春期出现第二次生长突增,再后又生长缓慢,直到成熟。

脑、脊髓、视觉器官以及反映脑大小的头围等,只有一个生长突增,而没有青春期第二次生长突增。出生时的脑重已达成人脑重的25%,而同时期的体重仅为成人的5%左右,但以后脑细胞的结构和功能却不断地进行着复杂化的过程。

各系统的发育是不均衡的,但是协调的,各系统的生长发育并非孤立地进行,而是互相影响、互相适应。因此,任何一种对机体作用的因素,都可能影响到多个系统,例如,适当的体育锻炼,不但促进肌肉和骨骼系统的发育,也促进呼吸系统、神经系统的发育。

4. 每个学前儿童的生长发育都有着自己的特点。

学前儿童的生长发育有一般的规律,但由于每个儿童的遗传因素、先天与后天的环境条件并不完全相同,因而无论身体的形态还是机体的功能都存在着个体差异。即使在同性别、同年龄的群体中,每个儿童的发育水平、发育速度、体形特点、达到成熟的时间等方面,也各不相同。没有两个儿童的发育水平和发育过程完全一模一样,即使在一对同卵双生子之间也存在微小的差别。

但是,各个儿童生长发育经历的过程是比较稳定的,在没有极其特殊的环境条件的前提下,儿童个体在群体中上下波动的幅度是有限的。如果发生较大的波动,应及时观察,严格检查。

二、影响学前儿童身体生长发育的因素

影响学前儿童生长发育的因素,概括地说可以分成两大类,即内在的遗传因素和外在的环境因素。环境因素主要指营养、体育锻炼、疾病、生活制度等。遗传决定生长发育的可能性,环境决定生长发育的现实性。儿童生长发育的过程也就是个体的遗传因素与环境因素相互作用的过程。

1. 遗传因素。

遗传决定机体生长发育的可能性。同卵双生子为研究遗传因素对机体生长发育的影响提供了最好的天然素材。研究表明,同卵双生子身高的差别很小,头围也很接近,这说明骨骼系统的发育受遗传因素影响较大。另外,父母的种族、身材素质等遗传因素与儿童的生长发育也有一定的关系。

2. 环境因素。

(1) 生长发育不是孤立自发的过程,环境因素决定生长发育的现实性。营养是保证学前儿童生长发育的物质基础。营养素缺乏或不合理的膳食不仅会影响发育,而且会导致各种营养缺乏症。许多研究表明,儿童早期,尤其是妊娠的后 3 个月至出生后 6 个月的营养对智力发育有决定性的影响,出生后严重的营养不良可影响大脑的正常发育及以后的学习能力。营养对生长发育中的学前儿童的形态、机能也都会发生暂时的或永久的影响。

(2) 体育运动是促进学前儿童身体发育和增强体质的有效手段。体育运动可以全面促进机体的新陈代谢,增强呼吸系统和心血管的发育。利用日光、空气、水等自然因素进行锻炼,对增强儿童体质、减少疾病、提高发育水平有很大的作用,这些温和的、反复的刺激可以加速机体代谢,增强皮肤、黏膜对气候突然变化的适应能力,并可加速全身血液循环,提高消化吸收能力。

(3) 任何急慢性疾病对学前儿童生长发育都能发生直接影响,影响程度决定于病变涉及的部位、病程的长短和疾病的严重程度。如患佝偻病的孩子,抵抗力下降,容易患消化不良、感冒等多发病,若反复发作就会影响生长发育。幼儿时期的急性传染病如麻疹、百日咳、急性肠道感染等,如果治疗不当或加上并发症时,往往也会影响幼儿的生长发育。因此,要积极地预防和治疗各种急慢性疾病,保证幼儿正常的生长发育。

(4) 合理的生活制度可以促进学前儿童生长发育。合理的生活制度能使儿童身体各部分的活动与休息得到适宜的交替,消除疲劳,保证机体的正常代谢。因此要科学地安排学前儿童的生活制度,使其能有足够的户外活动、适当的学习、丰富的营养和充足的睡眠,以促进其生长发育。

(5) 环境污染会损害学前儿童的身心健康。例如,生活在大气污染较严重的工业区的儿童,由呼吸道感染(尤其是上呼吸道感染)而引起的

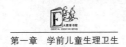
疾病的发生率明显高于对照地区,有异物和异味的污染水源轻则影响胃肠道功能,重则直接影响儿童的身心发育;噪音不仅影响听觉功能,而且使神经中枢的调节功能紊乱,导致全身性的机能失调,如感觉烦躁、心跳加快、胃肠功能紊乱、慢性疲劳等。

另外,药物、气候与季节等因素对学前儿童的生长发育也有一定的影响。

第二章
学前儿童心理卫生

第一节
学前儿童心理的发展

一、学前儿童心理发展的特征

人的心理从本质上说是人脑对客观现实的反映。由于学前儿童的年龄偏小，其心理发展水平受生理水平的制约，因此学前儿童对刺激的反应与成人并不完全相同，从而表现出其特有的心理发展特征。学前儿童心理包括感知、动作、语言、认知、情绪和个性等方面，这些方面的发展是相辅相成的。

1. 感知的发展。

感知是学前儿童通过各种感觉器官从丰富的环境中选择性地取得信

息的能力,对其他能力的发展起着重要的促进作用。

新生儿的视觉不敏锐,但视觉发育很快,6～8 周时已能感知物体的大小和形状,6 个月时目光能跟随垂直方向移动的物体而转移,9 个月时能较长时间地看 3 m 内的人物活动,1 岁半时能注视 3 m 远处的小玩具,2 岁时能区别垂直线与横线,5 岁时能区别斜线、垂直线及水平线,7 岁时能正确感知 6 和 9、d 和 p 之间的差异,并能临摹。

婴儿的听觉发育良好,3 个月时能将头转向声源,8 个月时能区别语音的意义,1 岁时能听懂自己的名字,4 岁时幼儿听觉发育已较为完善。

2. 动作的发展。

学前儿童动作的发展既依赖于神经系统的发育,又能促进心理其他方面的发展。

学前儿童动作的发展有以下规律:

(1) 自上而下。如抬头→翻身→坐→爬→站立→行走,是按顺序发育成熟的。

(2) 由近到远。如先抬肩,后手指取物。

(3) 先泛化后集中,从不协调到协调。如看到桌前的玩具时,婴儿表现为手舞足蹈,但不能把玩具拿到,以后则发展为能伸手直接取到玩具。

(4) 先正向动作后反向动作。如先能握物,后能随意放下;先学会向前走,后学会倒退。

具体地说,在粗动作的发展方面,3 岁左右的幼儿能用单脚跳过较低的障碍物;2.5～3.5 岁的幼儿能独脚向前连续跳 1～3 步,5 岁时则能连续跳 8～10 步,6.5 岁时能较好地蹦跳;2～3 岁的幼儿开始能跑步,但速度不快,4.5～5 岁的幼儿则能快跑,并出现手臂的协调摆动。在精细动作的发展方面,3 岁的幼儿会解纽扣、穿珠子,开始能画十字、圆等图形;4 岁的幼儿基本会穿衣,能画方形;5 岁的幼儿能画动物和树;6 岁的幼儿会画三角形。

3. 语言的发展。

学前期是口语发展的关键期,语言能力分理解与表达两个方面,语言的发展是学前儿童全面发展的标志之一。

学前儿童语言的发展也有一定的规律,即先理解后表达,先学会发语音而后会应用词和句。在词的理解应用上,先是名词后为动词、形容词、介词。学前儿童语言能力发展的程序如下:出生时会哭;1～2个月哭声分化;6～7个月时发唇音,如"pa pa,ma ma";8个月时能区别成人的不同语气;12个月时能有意识地说"ma ma"或"da da",听懂自己的名字;18个月时能重复别人的词,会说1～2个字构成的简单语句,以及一些成人听不懂的话;2岁时会用代词"你"、"我"说简单的句子;3岁时幼儿常发音不准或句法不妥,但他们所说的话有70%～80%能被听懂;4～5岁时儿童说的话能全被听懂;6岁时说话流利,语法基本正确。

4. 认知的发展。

学前儿童记忆和思维的正常发展是与周围环境取得统一和协调的基本条件。对学前儿童认知发展的评价,往往从感知、语言、记忆及思维等多方面进行。

学前儿童记忆的特点是:无意识记占优势,有意识记逐渐发展,如一些简单生活经验、故事和歌谣、某些词句的掌握,常常不是儿童有意地去识记,而是在实际生活中自然而然地把它们记住了;学前儿童的意义识记比机械识记效果好,如识记浅显易懂的儿歌就比识记唐诗容易;学前儿童的形象记忆效果好于语词记忆的效果,而随着年龄的增长,两者的记忆效果都会得到提高。记忆的精确性常被用作测量记忆力的指标,用以评价学前儿童认知的发展情况。

学前儿童的思维虽然已有一定的目的性和预见性,但还不能离开实物及实物的表象,对事物的概括往往是非本质的。幼儿思维的发展与掌握知识技能有密切的关系,教学活动、游戏活动等对幼儿思维的发展有促进作用。思维的积极性与思维的发展密切相关,应当注意培养学前儿童的求知欲、好奇心以及乐于动脑解决问题的习惯。

5. 情绪、情感的发展。

学前儿童情绪、情感的发展对其个性的发展具有重大的影响。

学前儿童的情绪很容易冲动,当处于非常激动的状态时,他们完全不能控制自己,甚至完全听不见成人说话,短时间内不能平静下来;学前儿童的情绪、情感亦不稳定,比较外露,脸上挂着泪水又笑起来的情况在学前期是常见的;学前儿童在某些场合下,也能调节自己的情绪,如打针时虽然感到疼,但为了表现勇敢,不仅能抑制哭,而且还能故意做出笑脸。学前儿童的社会情感,即道德感、理智感和美感在两岁以后逐渐发展起来,随着年龄的增长,情感内容日益丰富和深刻。长期的情绪压抑,会使学前儿童产生消极的情绪体验,影响其身心的正常发展,甚至导致各种疾病。

6. 个性的发展。

学前期个性的正常发展对儿童一生健全人格的形成具有极为重要的意义。

学前儿童的个性心理特征已经初步形成。他们在初步的兴趣爱好、能力和气质等方面已表现出明显的个体差异,初步形成了对人、对己、对事物的比较稳定的态度,表现出最初的性格特征。学前期形成的个性心理特征将影响其今后个性的发展。

同身体的生长发育一样,学前儿童心理的发展也存在一些基本规律:一方面,个体间在心理发展方面有共同的模式,发展的总趋势是一致的;另一方面,个体之间存在着很大的差异,这种差异表现在发展速度、成熟类型和性别等方面。

二、影响学前儿童心理发展的因素

凡是能影响学前儿童身体的生长发育的因素,都能影响其心理的正常发展。

1. 遗传因素。

遗传物质是学前儿童心理发展的生物前提,特别是中枢神经系统的发育,是儿童心理发展的物质基础。如无脑儿就不能产生思维,全色盲的孩子就无法辨别颜色,一些遗传性疾病直接影响学前儿童的智能发展。可见遗传因素是影响学前儿童心理发展的自然前提,它提供了心理发展的可能性。

2. 环境因素。

环境因素决定了学前儿童心理发展的现实性,这是因为心理是脑对

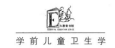

外界事物的反映。

各种疾病包括营养不良都能影响学前儿童的心理发展。如胎内严重感染常常会损伤中枢神经系统,使孩子出生后听觉、视觉受损,严重者还会引起其他方面发展的迟滞;又如婴儿早期缺铁会导致一些行为的改变,甚至会因注意力不集中影响以后的学习;再如:学前期发生的严重营养不良,会使儿童不活泼,活动减少,认知发展迟缓。

在众多的环境因素中,教育条件起着主导作用。一个生来大脑发育健全的儿童,在发育的关键时期,如不与人类社会接触,就不可能学会说话,甚至不可能形成人的心理,印度的"狼孩"就是一个典型的例子。托幼机构的教育环境条件,尤其是师生关系,与学前儿童心理的发展有着密切的关系。对学前儿童来说,托儿所和幼儿园是其最早进入的教育机构,他们对教师存有依赖,亲密、融洽的师生关系对于儿童最初的社会适应性行为的形成有着重要的作用;从幼儿教师来看,教师的人格特征在师生关系中起到关键作用,粗暴的态度、起伏的情绪、不公正、无爱心等都会造成师生关系的紧张;从教育教学活动来看,适宜的教育内容、教学方法及教育要求,有利于学前儿童心理的正常发展,而过浅的内容、单调的形式、过低的要求会使儿童失去兴趣,过深的内容、枯燥的方法、过高的要求则会使儿童缺乏自信,也易产生心理疲劳。

其他环境因素(如社会经济文化、物理环境等)对学前儿童的心理发展亦有一定影响。

第二节
学前儿童心理卫生概述

一、关于心理卫生的概念

心理卫生的思想起源可以追溯到古希腊时代,现代心理卫生是由比尔斯(G. W. Beers)在 20 世纪初倡导的,并以 1908 年成立的世界第一个心理卫生组织——"康涅狄格州心理卫生协会"为标志,我国一些心理学工作者从 20 世纪 30 年代起也开始进行了心理卫生的研究。然而,关于"心理卫生"至今尚无统一的定义,学者们对心理卫生的认识并不完全相同。有的学者认为,心理卫生有狭义与广义之分,前者着重于预防精神疾病并促其康复;后者则以促进人的心理健全,发挥更大的心理效能为目标。有的学者认为,心理卫生就是心理健康,是心理障碍的反义词,它一方面是指一种心理上的健康状态,当人处于这种状态时不仅自我感觉良好,而且与社会和谐;另一方面是指对人的行为问题和精神疾病而采取的各种措施。有的学者认为,应把心理卫生和生活环境联系起来,心理卫生是指人们与生活环境之间的协调和平衡。还有的学者认为,心理卫生可从个体和群体角度进行研究,前者研究人在不同年龄阶段的心理特点、发展趋势和心理卫生问题,后者侧重于从不同群体的生活环境和文化背景等方面的差异着手,研究不同群体的心理特点和心理卫生问题。综上所述,心理卫生是研究如何维护和促进人们心理健康的科学。

二、学前儿童心理卫生的目标

总体来说,学前儿童心理卫生的目标是为了促进学前儿童的心理健康,预防其心理方面的问题和疾病。具体地说,是运用心理学、教育学、社会学以及医学等多学科的理论与方法,培养学前儿童健康的情绪、健全的人格和较好的适应环境和改善环境的能力,为成年期的心理健康奠定良好的基础。其次,对于学前儿童的各种心理卫生问题和障碍要早期发现、早期治疗。再次,要充分利用一切有利因素,削弱或消除不利因素,为学前儿童创设良好的身心发展环境,尽可能地将学前儿童的各种行为问题、心理障碍和心理疾病消灭在萌芽状态。

三、学前儿童心理健康的特征

心理卫生的最终目的是促进人的心理健康,但对于心理健康的含义及辨别标准却有不同的看法,这主要是由于人的心理健康与否难有一个明确的界线,健康的心理状态本身就有不同的表现形式。我国学者主要从智力、情绪、意志、行为、人际关系等方面来衡量人的心理健康,其中一些学前教育工作者又根据学前儿童身心发展的特点,结合学前儿童容易出现的心理卫生问题,认为学前儿童心理健康有以下特征:

1. 智力发展正常。

正常的智力水平是学前儿童进行日常生活和学习的基本条件。智力发展正常与否是衡量儿童心理健康的重要标志。个体之间的智力发展虽然存在着一定的差异,但有比较宽广的正常范围,如果一个儿童的智力明显低于同龄人的水平,则被视为智力发展不正常。学前期是智力发展极为迅速的时期,但若发生因为各种原因造成的脑损伤或早期的环境剥夺,都会阻碍学前儿童的智力发展,从而导致心理的不健康。

2. 情绪健康,反应适度。

积极的情绪状态反映了中枢神经系统功能的协调性,亦表明人的身心处于良好的平衡状态。学前儿童的情绪具有很大的冲动性及易变性,但随着年龄的增长,情绪的自我调节有所增强,稳定性逐渐提高,并开始学习合理地宣泄消极的情绪。如果一个儿童的情绪极易变化,喜怒无常,经常处于消极情绪状态,与所处环境很不协调,那么,该儿童的情绪就是不健康的。

3. 乐于与人交往,人际关系融洽。

儿童之间正常的交往既是维持心理健康的重要条件,也是获得心理健康的必要途径。一些心理不健康的儿童,其人际关系往往是失调的,或自己远离同伴,或成为群体中的"嫌弃儿"。心理健康的儿童乐意与人交往,能与同伴合作游戏,分享快乐,也是群体中受欢迎的一员。

4. 行为和谐统一。

随着年龄的增长,学前儿童的思维逐渐变得有条理,主动注意的时间逐渐延长,情绪、情感的表达方式日趋合理。心理健康的儿童,其心理活动和行为方式是和谐统一的,表现为既不异常敏感,也不异常迟钝。心理不健康的儿童往往有异乎寻常的注意力不集中或不能自制的过度活动。

5. 性格特征良好。

性格是个性最核心、最本质的表现,它反映在对客观现实的稳定态度和习惯化了的行为方式之中。心理健康的儿童,一般具有热情、勇敢、自信、主动、合作等性格特征,而心理不健康的儿童常常具有冷漠、胆怯、自卑、被动、孤僻等性格特征。

6. 没有严重的心理卫生问题。

上述特征是心理健康的学前儿童所具备的多项特征,某些儿童可能与其中一些特征略有不符,但如果仍有相当的社会适应能力,则应视为心理健康。

第三节
学前儿童常见心理卫生问题

一、学前儿童心理卫生问题出现的特点

学前儿童的心理卫生问题往往以各种行为方式表现出来,故有人称"心理卫生问题"为"问题行为"。其实,正常行为与异常行为很难截然分开,其间有一个量变的过程,这使及时检查和准确诊断困难较大,同样也无法精确估计心理卫生问题的发生率。据世界卫生组织 1977 年报道,3~15 岁儿童少年中发生持久、且影响其社会适应的心理卫生问题大约为 5%~15%。不少学者通过多年的调查研究,从行为表现角度,对儿童的心理卫生问题作了归纳,大致分为情绪问题、品行问题、学业问题、顽固性不良习惯问题等四类。

情绪问题表现为情绪不稳定、焦虑、抑郁、暴躁等倾向,有人认为至少有 3%~5% 的儿童有较为严重的情绪问题。但随着年龄的增长,大多数儿童的情绪问题能自然消失。

品行问题表现为说谎、偷窃、打架、逃学、攻击性行为等,这类行为往往是儿童心理冲突的结果,并非完全是道德范畴的问题,它的发生诱因是

多方面的,而家长和教师的言行举止对儿童品行的塑造起着至关重要的作用。

学业问题与学习有关,比如学习困难、上课注意力异乎寻常的不集中、过度活动、不能自控以致影响他人。这类问题大多发生于小学阶段,更多属于从学前期向学龄期过渡中的暂时性适应不良。

顽固性不良习惯,如吸吮手指、咬指甲等,常常是由于儿童焦虑、紧张、缺乏安全感,或由于不适宜的环境、不良的教育造成的,这些习惯难以在短期内得到改变,成为心理健康的障碍。

二、学前儿童常见心理卫生问题

国外虽然对学前儿童心理卫生问题的发生和流行规律作过大量调查和分析,但仍然缺乏完整的资料统计,加上调查对象、调查方法和诊断标准的不同,使得调查结果难以比较。我国对学前儿童的心理卫生问题的调查和研究起步较晚,但可以肯定,学前儿童的心理卫生问题是存在的。下面介绍的是一些常见的问题。

1. 儿童期恐惧。

恐惧的对象主要有两类,一类是某些具体的事物,另一类是某些抽象的概念。年龄越小的儿童,越容易对具体事物产生恐惧,如有的孩子害怕毛茸茸的玩具动物,有的不敢触摸柔软的棉花,而更多的孩子则害怕水、火、陌生人。而有些年龄稍大些的孩子,对某些概念开始理解,但又不完全理解,似懂非懂导致产生焦虑,比如"死亡"。有的学者认为,儿童对某一特定对象恐惧的持续时间比较短暂,仅仅在某一年龄阶段或某一时期表现得较为明显,故儿童期恐惧一般不需进行特殊治疗,只要让儿童对恐惧对象增加了解,平时注意不要对儿童进行恐吓,减轻其害怕心理即可。但如果个别儿童的恐惧程度严重,且持续时间较长,则要进行专门治疗,否则有可能发展成为儿童恐怖症。

2. 暴怒发作。

这是指学前儿童个人的要求未能得到满足时,出现的大声哭闹、摔物、自残(如撞头、拽头发)等发泄怒气的过激行为。经常暴怒发作的原因有可能与儿童的气质类型有关,但许多儿童的此类行为往往与成人的不适当的教育方式有关,成人的让步行为对儿童的暴怒行为起强化作用。而对儿童发作时的"冷处理"以及在儿童安静时的讲道理,能有效地帮助学前儿童学习控制自己的行为。

3. 攻击性行为。

一般将能引起别人的对立或争斗的行为称为攻击性行为。这类行为在学前期和学龄初期儿童中较为常见。有学者认为,早在1岁前,男性儿童就比女性儿童有更多的攻击性,以后,这种差异更加明显。分析攻击性行为产生的原因,学者们比较认同的观点是:儿童同伴的攻击性行为的示范作用、周围环境的不良影响(如电视武打片)、家长不正确的教育思想(如不打不成才)和对男性儿童的性别期待等等,是构成攻击性行为产生的主要原因。而经常对同伴采取打、咬、踢等行为的学前儿童,往往缺乏良好的人际关系。

4. 拒绝上幼儿园(托儿所)。

对于大多数初上托儿所或幼儿园的学前儿童来说,会出现一些心理上的不适应,最明显的外部表现是情绪不佳,但随着在园时间的延长,能很快度过适应期。只有极少数的学前儿童不仅情绪波动的时间较长,而且常常提出其他过分的要求,如不在幼儿园(托儿所)吃饭,坚决不睡午觉,否则就大哭大闹。成人对儿童的过分娇惯和保护而形成的过分强烈的亲子关系、儿童缺乏与外界(尤其是同龄孩子)的交往等因素,可能是造成学前儿童拒绝上幼儿园(托儿所)的主要原因,而教师过于严厉的言行也会促使这类行为的产生。

5. 遗尿症。

儿童在3岁以后白天不能控制排尿,或在5岁以后仍经常不能从睡眠中醒来自主排尿,称为遗尿症。一般两三岁的孩子就开始能够自行控制排尿,仅在夜间偶尔遗尿,属正常情况。而在3岁以后,尤其是5岁以后经常遗尿的儿童中,有10%左右是由于器质性疾病造成的遗尿,故称器质性遗尿;另有90%左右的儿童是由于大脑皮质及皮质下中枢功能失调所造成的遗尿,称为功能性遗尿。预防和治疗儿童遗尿症的有力措施是:不让儿童过分疲劳和兴奋,从小训练排尿习惯(出生后10~18个月即可开始训练),抚慰儿童的紧张情绪,积极治疗原发性疾病。

6. 夜惊及梦游症。

夜惊是一种意识朦胧状态,在开始入睡一段时间后突然惊醒,瞪目坐起,表情恐怖,有时喊叫,内容与受惊因素有关。时间一般为10分钟左右。患儿当时神志迷糊,清醒后不能回忆,或偶有片段回忆。部分患儿在发作时伴有梦游症,或在床上走动,或起床下地做一些机械的动作,清醒后完全不能回忆。发作次数不定。导致夜惊及梦游的主要因素为受惊,如睡前听了紧张刺激的故事,初次离开父母进入陌生环境等。这类儿童应注意避免过分兴奋、紧张的事情,同时要培养勇敢、顽强的性格。

7. 口吃。

口吃是一种常见的语言节律障碍,它的基本症状是言语系统肌肉的痉挛。口吃常常发生在2~5岁左右,因此时正是儿童言语发展最为迅速的时期,他们对周围世界的兴趣扩大,思维能力不断提高,希望表达的内容十分丰富,但因言语功能尚未完善,说话时表现出迟疑不决或反反复复,这种口吃是生理发育过程中的正常现象,随着年龄的增长能自行消失。但有些儿童的口吃是由于突然的或长期的精神因素、不良的生活环境造成的,如受惊、环境的变化、父母死亡、严厉的惩罚等等,这是一种特殊的神经功能症状。除此以外,口吃还可以由模仿他人口吃习得。患某些疾病后也有可能形成口吃,如在百日咳、流感、麻疹、猩红热或大脑创伤之后,大脑功能减弱,容易紧张过度,发生口吃,时间一长,便成习惯。学前儿童口吃的治疗,必须尽早开始,否则口吃可按条件联系的机理巩固下来,病理条件联系越巩固则口吃消失越慢。另外,要尽可能消除环境中有碍于学前儿童纠正口吃习惯的因素,如同伴的嘲笑、他人的模仿、成人的不耐烦等,为患儿创设宽松的环境气氛。

8. 缄默症。

是指儿童在无任何言语障碍情况下的缄默不语，患儿不在同伴或他人面前说话，仅与家人有不多的言语往来。这是在受惊、生气、恐惧等精神诱因刺激下的保护性反应，常见于身体衰弱和心理胆怯的儿童。有些患缄默症的儿童还有其他异常行为。缄默症也可能是其他疾病（如伤寒病、舞蹈病）的伴随症状，应注意鉴别。消除精神紧张，适当改变环境，转移儿童对自己言语的注意力，是较为有效的治疗方法。

9. 儿童多动症。

儿童多动综合征（简称多动症）是一种常见的儿童行为异常问题，又称"脑功能轻微失调"、"轻微脑功能障碍综合征"或"注意缺陷障碍"。世界卫生组织曾经公布的《国际疾病分类》将多动症分为四种类型：

（1）单纯的活动和注意障碍。以注意持续时间短暂且容易分散，以及活动过度为主要表现，无明显的品行障碍，或其他特殊技能的发展迟缓。

（2）伴有发展迟缓的多动症。伴有言语发展延迟、阅读困难或其他特殊技能的发展迟缓。

（3）伴有品行障碍，但无发展迟缓的多动症。

（4）除上述三种类型以外的其他类型的多动症。

多数患儿自婴儿时期即易兴奋、多哭闹、睡眠差。随着年龄的增长，出现动作不协调，精细动作困难，注意力不集中或集中时间较短，行为无目的，情绪易激动，缺乏控制能力，好与人争吵，学习困难等现象。部分患儿存在知觉活动障碍，如在临摹图画时往往分不清主体与背景的关系，不能分析图形的组合，也不能将图形中的各部分综合成一个整体，综合分析有障碍。部分患儿将"6"读成"9"，把"d"读成"b"，甚至分不清左和右，存在空间定位障碍。一般来说，多动儿童的症状有时会随场合、活动内容的不同而有所减轻或增强，比如在从事重复性或需巨大努力的活动时，其注意力的维持最困难，而在有吸引力的环境中多动症的症状能够缓解，在没有特别严格的纪律与规范要求的场合，多动儿童与正常儿童区别不大。这说明了儿童多动的严重程度受环境的影响较大。

儿童多动症可能有不同的原因。一般认为,产前、产时或产后的轻微脑损害是重要因素,主要与脑外伤、难产、早产、颅内出血、窒息、某些传染病及中毒有关。有人认为城市环境污染、临床上不显症状的铅中毒也可为病因之一。据近年来的调查研究结果发现,多动症儿童父母的精神疾病、病态性格、父亲的酒依赖等的发生率均高于正常儿童父母,这提示某些患儿的轻微脑功能失调可能与遗传因素有关。也有资料提示多动儿童有神经生理基础异常,认为多动和注意力不集中可能与脑内儿茶酚胺系统(去甲肾上腺素等)功能不足有关。心理学研究还发现多动症儿童的社会阈值升高,不管是正性强化还是负性强化,多动儿童均不易接受,即一般奖惩不易约束和矫正此类儿童的行为问题,故对多动儿童要有极大的耐心。

学前儿童多动症以教育和心理治疗为主,有目的、有计划的行为训练较为有效。

10. 吮吸手指。

这是一种幼稚动作,大多见于未满周岁的婴儿。婴儿饥饿时常吮吸手指,是生理上的习惯,但如持续时间太长,尤其是两三岁以后,仍保留这种行为,则不易戒除。经常吮吸手指,将引起手指肿胀、局部化脓,若此习惯延续到换牙之后,会导致下颌发育不良、牙列异常、上下牙对合不齐,妨碍咀嚼功能。同时,吮吸手指的儿童可能因遭受同伴的嘲笑、成人的指责而影响心理发展。故要重视家庭环境中可能引起儿童苦闷、恐惧或嫉妒的原因的预防,在婴儿期,就要注意为之提供足够的食物和丰富的环境刺激。纠正吮吸手指这一不良习惯的较为有效的方法是,以儿童感兴趣的活动去转移其对手指的注意力,当儿童有进步时,应及时表扬。有些家长采用的在被吮吸手指上涂苦药或辣物的方法一般效果不佳,有时甚至适得其反。

11. 咬指甲癖。

这种现象在学前儿童中的发生率比在其他人群中高,有的儿童能把每个手指的指甲都咬得很短。

出现这种情况与儿童内在心理紧张有很大的关系,如家庭、幼儿园的环境使儿童情绪不安、高度焦虑,则会产生这种现象。如果父母和同伴中有人先有此习惯,也可引起儿童的模仿,久而久之,形成习惯,甚至可持续终生。纠正咬指甲癖的关键在于消除儿童的紧张心理,而劝诫、惩罚、涂苦药或辣物等均不能取得良好效果。成人应为儿童创设良好的生活环境,适当安排儿童进行体育活动,使患儿心情愉快,注意力得到转移。同时应调动患儿的积极性进行自我矫正。

12. 习惯性阴部摩擦。

学前儿童偶有自己摩擦外生殖器,引起面部发红、眼神凝视等不自然的现象,这种情况大多在入睡前或刚醒时进行,持续数分钟。女孩有时两腿交叉上下移擦,年龄稍大些的儿童可在突出的家具角上或骑在某种物体上活动自己的身体,摩擦阴部。这种不良习惯有时是由于局部的疾病如湿疹、包茎、蛲虫病以及衣裤太紧等原因引起的局部瘙痒感产生的,有时亦可由于偶然机会而形成,这种习惯有时十分顽固。学前儿童如有此习惯,成人应加以诱导,转移注意,鼓励儿童克服恶习,而不可过多责备、严厉惩罚。平时不要让儿童过早卧床,而在睡前进行一定的体育活动,以便上床后很快入睡,醒来后即起床。也不要让儿童穿得太多太热,宜穿较长、较宽的衬衣,使手不能直接触及外生殖器。应注意培养儿童良好的生活卫生习惯,经常清洗外生殖器。发现寄生虫病及其他疾病要及时医治。

第三章

学前儿童身心健康评价

运用一定的评价指标和评价方法,对学前儿童的身心发展进行健康评价,有利于掌握学前儿童生长发育的状况,并有的放矢地提出改进措施,促进学前儿童的健康成长。

第一节
学前儿童身体健康的评价

一、学前儿童身体生长发育的评价

(一)生长发育的评价指标

评价学前儿童的生长发育必须要有一定的指标,这些指标通常包括形态指标、生理机能指标、生化指标以及素质指标等。

生长发育形态指标是指身体及其各部分在形态上可测出的各种量

度,如长、宽、围度及重量等。评价学前儿童的生长发育时,最常用的形态指标是身高和体重,它们不仅测试方便,而且能为准确评价生长发育的水平和速度提供重要信息。

身高是人体站立时颅顶到脚跟(与地面相及处)的垂直高度,是生长长度的重要指标,也是正确估计身体发育水平和速度的重要依据。3岁以下的孩子因立位测量不容易获得准确数据,而应采用仰卧位测量,故身高又称身长。身高的个体差异较大,一般新生儿出生时身长平均为50 cm,第一年增长最快,前半年平均每月增长2.5 cm,后半年平均每月增长1～1.5 cm,1岁时约为出生时身长的1.5倍,即75 cm左右。第二年增长速度明显减慢,平均年增长10 cm,以后每年递增5～7.5 cm。1岁以后平均身高估算公式为:

$$年龄(岁)\times 7+70(cm)$$

体重是指人体的总重量,它代表身体各器官与体液重量的总和。身高、体重以及相互之间的比例,是衡量学前儿童营养状况的重要标志。估算学前儿童的体重,可按下列公式进行:

出生后1～6个月婴儿体重约等于:出生时体重(g)+月龄×700(g)

出生后7～12个月婴儿体重约等于:6 000(g)+月龄×250(g)

出生后第二年全年增加2.5 kg左右,一般1岁时体重是出生时的3倍,2岁时为出生时的4倍,2岁后到七八岁,体重每年增长不足2 kg,可用下列公式估算:

$$1～10岁体重(kg)=实足年龄\times 2+7(或8)$$

除身高、体重外,还可以根据各年龄阶段生长的特殊性而选用其他形态指标,对于学前儿童来说,头围和胸围具有一定的测量价值。

头围的大小与脑和颅骨的发育有关。因胎儿脑的发育在全身处于领先地位,故出生时头相对较大,世界卫生组织提供的胎儿出生时头围的参考值为34.8 cm。1岁时头围增加约12 cm,第一年前3个月与后9个月增加量几乎相等;第二年只增加2 cm;2～14岁仅再增加6～7 cm。因此,头围的测量在出生后最初2年意义重大。

胸围能在一定程度上说明身体形态和呼吸功能的发育,并能反映体育锻炼的效果。婴儿出生时胸围比头围小 1~2 cm,一般在 1 岁时赶上头围,1 岁至青春期前,胸围超过头围的厘米数约等于周岁数减 1。

生长发育的主要形态指标还包括:表示躯干发育的坐高,它与身高相比较能反映躯干和下肢的比例关系;代表营养状况的臂围、腿围和各部位皮褶厚度等。

生理机能指标是指身体各系统、各器官在生理机能上可测出的各种量度。反映骨骼肌肉系统机能的指标有握力、拉力和背肌力;反映呼吸系统机能的指标有呼吸频率、肺活量及肺通气量等;反映心血管系统机能的指标有脉搏、心率和血压等。

(二)生长发育评价标准

生长发育标准是评价个体或集体儿童生长发育状况的统一尺度。一般是在某一段时间内,在一定的地区范围,选择有代表性的儿童,就某几项发育指标进行大量的测量,并将测量数值作统计学处理,所得的资料即为该地区个体和集体儿童的发育评价标准。

生长发育评价标准可以因选择样本的不同而分为现状标准和理想标准。现状标准表明了一个国家或一个地区一般儿童的发育水平,而不是发育最好儿童的水平。它所选用的样本,是指除去患过各种明显的影响生长发育的急、慢性疾病的儿童,各种先天或后天畸形的儿童、弱智儿童及体育院校的学生,对样本不作、也不允许作严格的挑选。理想标准所选样本是生活在最适宜的环境中的儿童,其生长潜力得到较好的发挥,故生长发育状况较为理想。所谓最适宜的环境是指:①儿童的喂养和膳食安排合理,营养素供给充足;②良好的生活居住环境;③可以得到及时的良好的医疗保健服务。用生活在最适宜环境下的儿童作为样本,所制订出来的生长发育标准高于一般儿童的发育水平,世界卫生组织曾于 20 世纪 70 年代为世界各国提供了《国际用发育评价图表》,其中采用的就是美国儿童的发育资料。20 世纪 80 年代末至 90 年代中期,我国卫生部妇幼司建议各地妇幼保健机构采用 1985 年 9 市城区男、女童体格发育调查资料所制订的标准,以此作为全国儿童体格生长的评价标准。按照我国卫生部的要求,自 1996 年起,各地年报表中儿童体格发育评价采用国际通用的世界卫生组织推荐的 NCHS 标准(参见本书附录一)。

由于学前儿童生长发育标准只适用于一定地区或一定人群,故生长发育的标准是相对的,而不是绝对的。同时由于学前儿童的生长发育出现了生长速度逐年加快,发育和成熟提前的"长期加速趋势",所以生长发育标准又是暂时的,每 5~10 年需要重新修订一次。

(三)生长发育评价方法

1. 指数评价法。

这是指利用人体各部分的比例关系,借助数学公式编成指数,用以评价发育水平的方法。指数评价法一般有以下几种:

(1)身高体重指数:体重(g)/身高(cm)。又称"克托莱指数"(Quitlet),它反映了体重与身高之间的比例关系,指数大说明体重相对较大。

(2)BMI 指数(Body Mass Index):$\left(\dfrac{体重(\mathrm{kg})}{身高(\mathrm{cm})^2}\times 10^4\right)$。该指数旧称 Kaup 指数,原来较多运用于学前儿童营养评价,实际含义是单位面积中所含的体重数。但后来有欧美学者认为它不仅能较敏感地反映体型的胖瘦程度,而且受身高的影响比 Rohrer 指数小,与皮褶厚度、上臂围等营养状况评价指标的相关也比较高。

(3)Rohrer 指数:$\left(\dfrac{体重(\mathrm{kg})}{身高(\mathrm{cm})^3}\times 10^7\right)$。该指数表示单位体积的充实程度,反映肌肉、骨骼、脂肪和内脏器官的发育状态。均值曲线呈"V"字型,7 岁后指数随年龄增大而减小,女 11 岁、男 13 岁时为最低点,以后随着年龄的增长而增大。该指数在反映体型的胖瘦程度方面比较敏感,故被广泛应用于营养状况评价。但它容易受身材高矮影响,甚至导致评价结果明显不准确,例如,一个身材高大的儿童有时其指数反不及一个矮小瘦弱的儿童。

(4)身高胸围指数:$\left(\dfrac{胸围(\mathrm{cm})}{身高(\mathrm{cm})}\times 100\right)$。它反映了儿童胸廓的发育

情况以及胸围与身高之间的比例关系,指数大说明胸围相对较大。

(5) 身高坐高指数:$\left(\dfrac{坐高(cm)}{身高(cm)}\times 100\right)$。该指数通过坐高与身高的比值来说明人体躯干和下肢的比例,反映体型特点。

2. 离差评价法。

离差评价法是将个体儿童的发育数值与作为标准的均值及标准差比较,从而评价个体儿童发育状况的方法。它根据某一指标数值与均值差异的大小和高低,判定该儿童发育是良好或低下。离差法是评价儿童生长发育较常用的方法,一般有以下几种。

(1) 等级评价法。

这是用标准差与均值相离的远近划分等级,即以均值($\overline{X}$)为基准值,以标准差(S)为离散距,确定生长发育评价标准。个体各项指标的实测数值与当地发育"标准"中同年龄、同性别相应指标作比较,从而确定单项发育等级。各国学者在调查研究过程中所分等级不完全相同,但均以正态分布原理划分。我国常用五等级评价标准(见表3-1)。

表3-1　五等级评价标准表

等　　级	标　　准
上　等	$\overline{X}+2S$ 以上
中上等	$\overline{X}+S \rightarrow \overline{X}+2S$
中　等	$\overline{X}\pm S$
中下等	$\overline{X}-S \rightarrow \overline{X}-2S$
下　等	$\overline{X}-2S$ 以下

等级评价法常用的指标是身高和体重。个体儿童的身高、体重数值在标准均值±2个标准差范围以内,均被认为正常,这个范围包括了大约95%的儿童。在标准均值±2个标准差以外的儿童也不能简单判断为异常,必须在连续观察、深入了解的基础上,结合疾病、营养、家族遗传等具体情况再作结论。

等级评价法的优点是能直观地反映儿童发育的好差，方法简单，可看出托幼机构中各种不同发育水平人数的比例。但等级评价法只能对单项发育指标作评价，故无法对个体儿童发育的匀称程度作出正确判断，另外也不便于对儿童的发育动态进行追踪观察。

（2）曲线图法。

曲线图法的原理和等级评价法完全一致。它将当地不同性别各年龄组的某项发育指标的均值、均值±1个标准差和均值±2个标准差分别标在坐标图上，并连成5条曲线，作为评价个体儿童发育的标准。（见图3-1、图3-2）如果连续测量个体儿童的身高和体重几次，便可将各点也连成一条曲线，这样既能看出当时儿童的生长发育水平，又能看出其发育速度的快慢和发育的趋势。例如，评价个体儿童的身高，数值在均值±1个标准差以内，可以肯定是正常的；数值在±2个标准差以内，也应视为正常；而对测试数值在±2个标准差边缘的儿童以及±2个标准差以外的儿童应多加观察，注意有无其他不正常的现象，一般也不宜轻易下结论。对学前儿童进行发育评价，非常重要的一点是应及时发现儿童的发育是往好的方面还是往差的方面转化，了解儿童的发育动态比掌握儿童某一特定时期的状况更有意义。

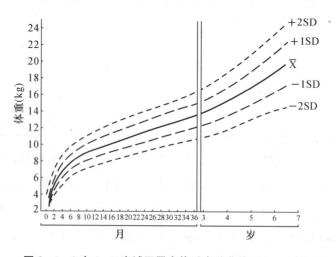

图3-1　9市0～7岁城区男童体重离差曲线图（1985年）

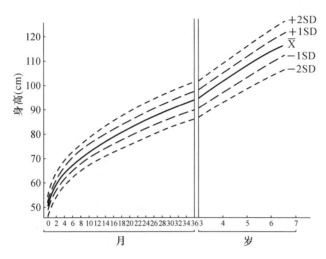

图 3-2　9 市 0～7 岁城区男童身高离差曲线图(1985 年)

曲线图法的优点是方法简便,结果明确;能说明儿童发育水平所处的等级;能追踪观察儿童某项指标的发育动态,进行纵向比较;还能对多个儿童的发育水平进行横向比较。但曲线图法不能同时利用几项指标来评价儿童发育的匀称程度。

(3) 体型图法。

这是离差法的另一种形式,原理与等级评价法及曲线图法相同,也是将均值和标准差结合起来评价儿童发育水平。但这种方法要求每个年龄组的男女儿童各用一张体型图,每张体型图上列出多项指标的标准均值以及均值±1、±2、±3 个标准差,然后将同年龄、同性别个体儿童身高、体重等的数值直接标在图上进行各项指标发育等级的评价。

体型图法的优点是能同时并列多项发育指标,粗略地比较各项指标之间的关系。但它不能精确地说明儿童发育的匀称程度。当身高的数值距离均值越远时,它与体重、胸围等的关系就不能正确地表示出来。例如,身高达到均值加 3 个标准差时,与身高相应的匀称体重并不增加到 3 个标准差,而大多在 2～3 个标准差之间。图 3-3 是按一个 7 岁女童生长发育的个体资料所作的体型图。

指 标	个体资料	标准均值	标准差
身高(cm)	124.50	121.96	5.38
体重(kg)	22.90	21.33	2.68
坐高(cm)	69.00	67.63	2.75
胸围(cm)	58.30	56.10	2.50

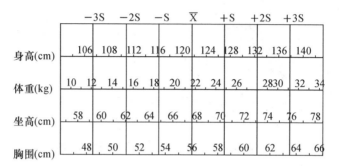

图 3-3 某地女性 7 岁体型图

3. 百分位数评价法。

这是以某项发育指标的第 50 百分位数为基准值,以其余百分位数为离散距,制成生长发育标准,对个体或集体儿童的发育水平进行评价的一种方法。它的原理与离差法大致相似,只是其基准值和离散距都以百分位数表示。通常以 3、10、25、50、75、90、97 等几个百分位数值划分发育等级。百分位数评价法有百分位数等级评价法和曲线图法两种。图 3-4 是体重的百分位数曲线图,其优点是对于类似体重这样的偏态分布指标也能较准确地显示分散趋势。目前欧美许多国家已将这类曲线图作为生长发育现状与发展趋势的主要评价手段。但百分位数评价法对样本数量的要求较高,一般每个年龄组人数要超过 150 人。

离差评价法和百分位数评价法的相应数字非常接近,例如,百分位数的 P50 相当于均值,P3~P97 包括了样本 94% 的人数,相当于均值±2 个标准差(包括 95% 的人数)。由于样本常呈不完全正态分布,所以用两种方法计算出来的相应数值常略有差别。

4. 三项指标综合评价法。

通常在使用年龄标准体重或年龄标准身高进行评价时,只能判断某

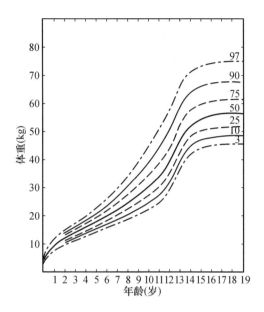

图 3－4 女孩体重百分位数曲线图

(据 Tanner,1979)

个体单项指标在体格发育中所占的位置,而不能综合评价一个儿童的生长发育情况,有时还会将体型匀称的正常矮身材儿童误认为是营养不足,或将匀称体型的高身材儿童误认为肥胖。因此,许多学者主张在进行单项评价的同时,对儿童再进行相关指标的综合评价。三项指标综合评价法是世界卫生组织近年来推荐的儿童营养状况的判断方法,也就是以按年龄的体重、按年龄的身高以及按身高的体重三项指标全面评价儿童的生长发育状况。这种评价方法既要称体重又要量身高,然后再分别查按年龄的体重、按年龄的身高、按身高的体重标准。三项指标综合评价的意义见表 3－2。

表 3　2　三项指标综合评价意义表

按身高的 体　重	按年龄的 身　高	按年龄的 体　重	评 价 意 义
高	高	高	高个子,近期营养过度
高	中	中	目前营养好

按身高的 体　　重	按年龄的 身　　高	按年龄的 体　　重	评 价 意 义
高	低	高	肥胖++
高	中	高	近期营养过度
高	低	中	目前营养好,既往营养不良
中	高	高	高个子,体型匀称,营养正常
中	低	低	目前营养尚可,既往营养不良
中	中	中	营养正常
中	中	低	既往营养不良,现在正常
中	中	高	营养正常
中	中	低	营养尚可
中	高	中	高个子,营养正常
低	高	中	瘦高体型,目前轻度营养不良
低	中	低	目前营养不良+
低	高	低	目前营养不良++
低	中	中	近期营养不良
低	低	低	近期营养不良,过去营养不良

5. 发育年龄评价法。

由于遗传和环境因素的影响,儿童的生长发育进程存在着较大的个体差异,日历年龄很难独立而准确地反映生长发育的水平,因此可利用发育年龄进行生长发育评价。发育年龄又称生物年龄,发育年龄评价法是指利用某些发育指标的平均水平及其正常变异制成标准年龄,从而评价个体儿童的发育状况。目前常用以下三种发育年龄评价学前儿童的发育状况。

(1) 形态年龄,用某项形态指标(如身高、体重等)制成标准年龄,表示个体儿童的发育程度。用形态年龄评价儿童的生长发育,其优点是用法简便、结果明确。例如,某女孩只有 4 周岁,但身高达到"标准"的 5 周岁女童身高的 P50 左右,即可认为其身高年龄是 5 岁,由于形态指标的年龄差异都比较大,一般也只反映发育的一个侧面,故该女孩身材虽高(或许从出生至成年一直为高个子),但其他方面的发育(如骨骼成熟程度、智

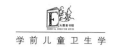

力的发展)却不一定是高水平的。因此,仅用形态年龄评价儿童的生长发育是不全面的,必须结合其他指标作多元分析。

(2)牙齿年龄(简称齿龄),是指按儿童牙齿发育的顺序制定标准年龄,用以反映个体儿童的发育状况。评定方法有两种,一种是用牙齿萌出的数量和质量(钙化程度)表示发育年龄,一般只适用于两岁之前的小儿。另一种是用 X 射线摄片的方法进行观察,包括从第一个牙齿开始钙化到最后一个牙齿钙化完成的整个发育过程。根据牙齿的萌出和脱落状况评价儿童发育年龄是比较粗糙的,在学前卫生领域应用并不普遍。

(3)骨骼年龄(简称骨龄),是由儿童的骨骼钙化程度与标准骨龄进行比较而得到的。因其能较为精确地反映从出生到完全成熟的过程中各年龄阶段的发育水平,故为发育年龄评价中最常用的方法之一。判断骨骼钙化程度的主要依据是:骨化中心的出现数目和大小、骨化中心和骨骺的形态变化、骨骺和骨干的愈合。骨龄的判定主要利用 X 射线摄片,一般以手腕骨作为投照对象,因手腕部部位虽小却集中了多量的圆骨、长骨、短骨,(见图 3-5)能较好地反映全身各类骨骼的生长及成熟情况,而且投照方法简便,X 射线对人体的损害相对也最小。

二、学前儿童定期健康检查

1. 定期健康检查的目的。

定期健康检查是对地段内 0~6 岁的散居儿童和托幼机构的集体儿童,按要求的时间进行定期体格检查,系统地观察其生长发育状况,尽早发现异常,以便采取相应措施,促进学前儿童的健康发展。

2. 定期健康检查的时间。

我国卫生部规定,定期健康检查的时间是:①儿童山生后第一年检查4次,分别在 3、6、9、12 个月时进行;②出生后第二年 2 次,分别在 18 个月、24 个月时进行;③出生后第三年 2 次,分别在 30 个月、36 个月时进行;④3 岁以后每年检查 1 次。如果发现异常,应随时增加检查次数。

对于入托、入园的儿童,都必须在规定时间、在指定的儿童保健机构

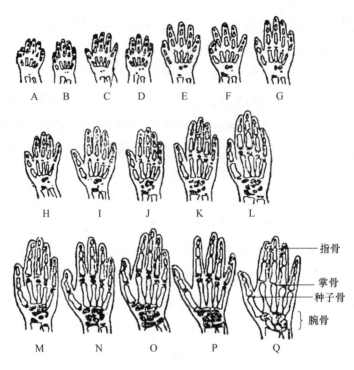

图 3‑5　腕部及手发育

A. 新生儿　B. 3 月　C. 6 月　D. 1 岁　E. 1.5 岁　F. 2 岁

G. 3 岁　H. 4 岁　I. 5 岁　J. 6 岁　K. 7 岁　L. 9 岁

M. 10 岁　N. 12 岁　O. 13 岁　P. 14 岁　Q. 19 岁

(据《人体 X 射线解剖图谱》,科学出版社,1984)

进行专门的健康检查,以鉴定儿童是否适合过集体生活,严防将传染病带入托幼机构。

3. 定期健康检查的内容。

(1) 询问个人现况及既往病史。通过向家长询问,可获得有关儿童生长发育的感性资料,询问内容一般包括:①出生史、喂养史;②睡眠情况、饮食情况、户外活动情况;③日常生活卫生习惯;④智能发展情况;⑤预防接种情况;⑥患病情况。

(2) 体格测量及评价。体格测量包括体重、身长、头围、胸围、坐高、上臂围及皮下脂肪厚度,其中前三项为必测项目。每次测量均应按固定时间进行,测量用具、方法要力求统一,保证测量结果准确。对 3 岁以上

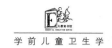

儿童要测量血压。运用生长发育评价方法对各项指标的测量所得数值加以计算和评价,对体格测量中筛查出的生长发育偏离者要作进一步的检查。

(3) 全身系统检查。一般包括:①全身浅表淋巴结有无异常肿大;头发的色泽、多少,是否有脱发现象;头颅大小、前囟大小,有无方颅及颅骨软化;眼睑有无水肿,是否斜视;有无外耳畸形,有无龋齿等。②胸廓有无畸形,听诊有无心脏杂音及肺内罗音。③腹部有无异常包块,肝脾有无异常肿大。④外生殖器有无畸形。⑤四肢有无畸形或其他异常。⑥全身系统检查时注意观察反应能力、动作发育情况等。

(4) 实验室检查。根据体格测量与全身系统检查结果,确定作相应的辅助检查。一般来说,出生后6个月或9个月检查一次血红蛋白,1岁后每年检查一次;1岁、2岁时各作一次尿常规检查;2岁后每半年检查一次大便寄生虫卵;钙、磷等常量元素,铁、铜、锌、碘等微量元素的检查。

4. 生长发育形态指标的测量。

(1) 测量身高(身长)。

身高是从头顶点到脚跟的垂直距离。头顶点是指当头部保持眼耳水平面时,在头顶点部正中矢状面上的最高点。

3岁以下小儿可用量床测量身长。量床使用法:小儿取仰卧位,脱去鞋袜,卧于量床底板中线上,一位测量者扶住小儿头部,使小儿面向上,两耳在一水平线上,颅顶接触头板。另一位测量者位于小儿右侧,左手握住小儿双膝,使下肢伸直并紧贴量床床板,右手移动足板,使足板接触小儿足跟。读取量床上的刻度,以厘米为单位,记录至小数点后一位数即为身长。卧式身长往往比立式身高长2～3 cm。

3岁以上儿童用身高计测量身高。身高计使用法:儿童脱去鞋帽,取立正姿势站在身高计的底板上,头部保持正直,两眼平视前方,躯干尽量挺直,上肢自然下垂,足跟靠拢,足尖分开,使足跟、臀部、两肩胛三点紧靠在身高计的垂直立柱上。测量者立于右侧,测量时将滑测板轻轻移动,直至与受测者头顶接触,测量者眼睛与滑测板呈水平位,读滑测板底面立柱上所表示的数字,记录结果,测量误差不得超过±0.5 cm。

（2）测量坐高。

坐高是头顶点到椅面的垂直距离。一般用坐高计测量坐高。坐高测量方法：儿童坐在坐高计的坐盘上,或坐在有一定高度的矮凳或木箱上,先使身躯前倾,骶部紧靠墙壁或量板,然后坐直,大腿与凳面完全接触,并要与身躯成直角而与地面平行,两腿靠拢,膝关节屈曲呈直角,足尖向前,头及肩部的位置与测身高的要求相同。测试者下移头板使之与儿童头顶接触,读数记录结果。测量误差不得超过±0.5 cm。注意坐凳高度要合适,过高过低都会影响读数。

（3）测量体重。

通常选用杠杆式体重计测量体重。测时应先将体重计检验好,"空盘"校正零点,用标准砝码校正其准确度,再加 1 个 0.1 kg 的砝码检验其灵敏度。3 岁以上可站在秤台中央,3 岁以下可蹲于秤台中央,1 岁以下可躺着测量。然后调整砝码至杠杆平衡,记录读数。测量误差不得超过±0.1 kg。儿童仅穿背心、短裤,或测后将衣服重量减去。体重测量最好在早晨、空腹、便后进行。

（4）测量胸围。

胸围是指经过乳头点或胸中点的胸部水平围度,也称胸中围。

胸围可用刻有厘米的软尺来测。儿童安静站立,两手自然下垂,两足分开与肩同宽、双肩放松,呼吸均匀。测量者立于儿童正前方,将胸围尺置于背侧左右肩胛下角下缘,沿胸两侧至前面乳头的中心点测量。胸围测量误差不得超过±0.1 cm。

（5）测量头围。

可用布尺,以儿童额部眉间为起点,将尺从右侧经过枕骨最突起处,绕至左侧,然后回至原起点,该距离即为头围。测量时布尺须紧贴头皮,左右对称。测量女孩应将头发向上下分开。头围测量误差不得超过±0.1 cm。

三、学前儿童体格生长偏离

在学前儿童生长发育过程中,因为各种各样的原因,会导致部分儿童的体格生长偏离常态,而体重和身高的偏离是最常见的。

（一）体重偏离

1. 低体重和消瘦。

低体重是指学前儿童的体重比相应年龄组人群按年龄的体重均值数低两个标准差以下。消瘦是指学前儿童的体重比相应年龄组人群按身高的体重均值数低两个标准差以下。

有关低体重和消瘦的原因及干预措施分述如下：

（1）营养因素。营养因素是导致低体重和消瘦的主要原因。婴儿期喂养不当,未能及时添加辅食,不适当地使用断奶食品;或幼儿期进食不足等,造成近期或长期的蛋白质和能量缺乏。故应合理喂养,增强营养。

（2）疾病因素。疾病可致使消化吸收功能降低及蛋白质、能量消耗增加,尤其是慢性吸收性疾病,如反复呼吸道感染、慢性消化不良、结核病、肠寄生虫病等都会导致体重下降。故应积极治疗原发病。

（3）体质因素。一些儿童虽然体重较轻,但其他方面均正常,并无器质性疾病,生长速度也正常,这种儿童一般有家族史,不需任何治疗,而以减少活动、增加营养为主。

（4）精神因素。如果学前儿童长期精神紧张、压抑,食欲就会受影响。有些儿童进食量并不少,但因缺少母爱或其他适宜的刺激也会造成体重下降。这类儿童要以心理治疗为主。

2. 肥胖。

肥胖是指体重超过按身高计算的标准体重的20％以上,超过20％～30％为轻度肥胖,超过30％～50％为中度肥胖,超过50％以上为重度肥胖。目前托幼机构肥胖儿童的数量有所增加。有人认为80％的肥胖儿童成年后仍然肥胖,而且和糖尿病、高血压及冠心病的发病有一定的关系。肥胖不仅对儿童的身体产生一定的危害,而且对儿童的心理健康也有一定的影响。

有关肥胖的原因及干预措施分述如下：

（1）单纯性肥胖。95％的肥胖儿为单纯性肥胖,这类儿童生长发育较快,智力正常,皮下脂肪分布均匀,之所以产生肥胖,主要是由于能量的摄入大于消耗,进一步分析肥胖原因,发现与以下情况有关。

婴儿时期的肥胖与过早添加固体食物或能量摄入过多有关,常见于人工喂养儿,其家长一般认为小儿越胖越好。这类肥胖的预防应从婴儿开始,提倡母乳喂养,生后四个月内不加固体食物;6～8 个月的婴儿已经发生肥胖的应限制奶量,增加蔬菜、水果,控制能量的摄入。

肥胖与家庭及儿童本人的饮食习惯有关。例如,有的肥胖儿家庭习惯食用油腻及含糖分较高的食物,有的肥胖儿从小养成过量进食、常吃零食和甜食的不良习惯,这类肥胖应从改变饮食习惯着手。

肥胖与儿童活动过少、能量消耗低有关。儿童越胖就越有可能活动不便,从而越不喜欢运动,这类肥胖儿应适当增加运动量。

肥胖与遗传有关。父母均肥胖的,其子女 70%～80%也肥胖,父母均不肥胖的,其子女仅有 10%发生肥胖。

综上所述,单纯性肥胖的治疗主要是调整饮食和适当增加运动量。调整饮食的原则是既要减肥又要照顾到生长发育所需的基本营养;对减少脂肪有益的运动是散步、跑步、跳舞、滑冰、游泳、球类活动等项目,要求儿童长期坚持锻炼以及家长的积极配合,否则难以奏效。同时还要避免因运动量过大导致食欲大增。单纯性肥胖一般不需药物治疗。

(2)继发性肥胖。大多由器质性疾病引起,如垂体、性腺的病变,长期使用激素,神经系统疾病(如脑炎后遗症肥胖)等。继发性肥胖儿童的脂肪分布不均匀,与疾病特点有关。治疗应对原发病进行。

(二)身材矮小

身材矮小(又称侏儒)是指儿童身高比相应年龄组人群按年龄的身高均值低两个标准差以下。学前儿童在生长发育过程中,由于某种特殊的原因,致使生长速度减慢或停滞,最终导致身材矮小。

身材矮小一般有以下两种类型:

1. 体形正常的身材矮小。

(1)低出生体重。母亲在孕期营养不良、患有疾病、胎盘功能不全等原因,使胎儿宫内发育产生障碍,出生时体重、身长均低于正常水平。这类小儿中的一部分今后可以成为正常儿童,而另一部分虽以正常速度发育,但至成年期身高仍处于低水平。这类儿童应注意加强营养,增强锻炼,预防疾病,一般不需药物治疗。

(2) 遗传性身材矮小。由于家族和种族因素的影响,小儿的身高始终处于低水平,但生长速度及其他方面的发育均正常,这类儿童无需药物治疗,生长激素治疗也无效。

(3) 疾病性身材矮小。慢性营养不良、反复呼吸道感染、严重贫血、佝偻病、染色体疾病等均会导致身材矮小,生长发育迟缓。

(4) 感情剥夺性身材矮小。由于儿童失去母爱或生活在安全感极度缺乏的环境中,使下丘脑分泌生长激素释放因子减少,从而身材矮小,且伴有情绪、精神异常;如改变环境,能迅速恢复正常生长发育。

2. 体形异常的身材矮小。

(1) 由于甲状腺功能低下而患有克汀病(又称呆小症)的儿童,四肢短、躯干长,坐高与身长的比例保持婴儿期比值,智力落后,有特殊面容。口服甲状腺素片,有一定疗效,这类儿童越早开始治疗,效果越好。

(2) 由于遗传等因素的影响,儿童骨骼发育异常,躯干类似成人,四肢类似小儿,手指短而宽,有特殊面容,智力发育正常,无特殊治疗方法。

第二节
学前儿童心理发展的评估

一、学前儿童心理评估的特点

1. 学前儿童心理评估的概念。

心理评估是运用心理学的方法对人的心理状态和行为表现进行评定。学前儿童心理评估是为了能正确地把握学前儿童心理发展状况,并从群体儿童中鉴别出有行为问题和心理障碍的个体,从而有针对性地实施早期教育,对心理障碍进行早期干预。

2. 学前儿童心理评估的特点。

学前儿童心理评估具有以下特点:首先,由于人的心理活动非常复杂,各种正常和异常的心理和行为往往交织在一起,难以分辨清楚,所以对学前儿童进行心理评估要比对其进行身体评估困难得多;其次,由于学前儿童年龄较小,注意力容易分散,认知水平有限,而依赖性较强,一般不能很快适应评估情境,不能主动提供评估所需的各种信息,因此需要评估人员具有特殊的心理评估知识和技能,并对学前儿童有一定的认识和了解。

二、学前儿童心理测试的方法

心理评估有多种测试方法或评估量表,这里介绍几种目前应用较为广泛的学前儿童心理测试方法。

1. 发育单项筛查。

(1)动作发育。观察学前儿童大动作的协调、平衡、视觉与运动的配合,动作的顺序性,精细动作的手眼协调及控制精确度,运动的速度等。

(2)视觉-空间定向。空间关系的感知要求对客体相对位置、大小、轮廓、内在联系的理解,并涉及区分背景与前景的能力。学前儿童认识或鉴别图形及空间位置的关系的视觉功能与学习有密切的关系,学前儿童临摹的能力可作为判断视觉-空间定向发育的依据。

(3)时间-次序关系。儿童在生活中理解时间概念,逐渐体会次序的意义。这是儿童心理发展的一个重要方面。时间-次序组织能力的测查,可以通过让儿童顺读四五位数,或按顺序做三四件事,或按顺序做规定动作等进行。

(4)记忆能力。记忆力的测试一般只限于感觉记忆和短暂记忆。例如,视觉记忆的测试往往让儿童在瞬间看一幅图,随后要求儿童凭记忆画出;而听觉记忆的测试往往以复诵数字、句子、组合字母等进行。

2. 综合发育筛查。

(1)丹佛发育筛查测试(Denver Developmental Screening Test,简称

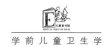
DDST)。

这是 20 世纪 60 年代美国学者在丹佛市为 0～6 岁儿童(25 个年龄组)设计的儿童发育综合筛查方案。1975 年作者又进行修改,将稍加简化的项目由易到难,从左下到右上作梯形排列,使人容易理解儿童发育的规律。DDST 目前在全世界应用较广泛,国内 1983 年经再标准化后已普遍使用。(见图 3－6)DDST 检查项目选自 Gesell 量表及其他数十种发育测试及学前智能测试方法。

DDST 属筛查性测试,对学前儿童目前和将来的智能高低以及适应环境的能力无鉴定和预测作用,也不能在正常与异常之间划出明确界限,但它能筛查出临床上无症状,而发育可能存在问题的儿童;也能对疑有问题的儿童予以证实与否定;可对有高危因素的儿童进行发育监测;加之方法简便快速,因而有较大的实用价值。

DDST 的工具十分简单,主要包括:①直径 10 cm 的红色球 1 个;②10 块方积木(边长 2.5 cm,红 7 块,黄、绿、蓝各 1 块);③小铃铛 1 个;④瓶口直径 1.5 cm 的透明无色玻璃瓶 1 个;⑤葡萄干或小糖丸若干粒;⑥有柄拨浪鼓 1 个;⑦小皮球 1 个(直径 7～10 cm);⑧铅笔 1 枝,白纸 1 张。

DDST 项目内容分为个人-社会(personal-social)、精细运动与适应性动作(fine motor adaptive)、语言(language)和大运动(gross motor)四个能区,共 105 项(我国修改的量表中已删去名词复数一项,因而为 104 项)。表中项目范围为 0～6 岁,但实际应用于 4.5 岁以下的小儿较为合适。所有项目以一横杆(bar)表示,按调查结果(见图 3－6)将横杆安置在一定的年龄范围内,每一横杆分别标出代表 25%、50%、75% 与 90% 的正常小儿可以通过该项目的百分比。横杆内标有"R"的项目可通过询问家长获得结果(report)。横杆内注有阿拉伯数字"1、2、3…"是提示该项目测试时需参考注解(见 DDST 测试注解)。为便于准确划出小儿年龄线,依据小儿出生日期正确计算年龄,早产儿进行年龄矫正至 1 岁。在记录表格上下线的相同年龄标记处画出被测试儿童年龄线。

　　每个能区的测试按项目由易到难、从左下至右上的规律进行。为节省检查时间,可从年龄线左侧的三个项目开始,然后向右测试直到连续三个项目不能通过为止。每个项目可重复三次,并将结果标记在该项目横杆上。结果表示有"通过(P)"、"失败(F)"、"不合作(R)"、"无机会(N)",测试判断有异常、正常、可疑、无法判断四种。"异常"、"可疑"者应重复一次,结果仍不正常的再用诊断法测试。

　　异常:① 2 个或 2 个以上能区中有≥2 项的"F";

　　　　②1 个能区中有≥2 项的"F",同时另 1 个或 1 个以上能区有 1 项"F"和该能区年龄线上项目均为"F"。

　　可疑:①1 个能区有≥2 项"F";

　　　　②1 个或 1 个以上能区有 1 项"F",同时该能区年龄线上项目均为"F"。

　　无法判断:结果中"N"的项目太多。

　　正常:无以上情况者。

　　为简化测试过程,作者对 DDST 进行了修改,建议每次先测各能区年龄线左侧三个项目,共 12 个项目。若全部通过可视为正常,若未全部通过可按上述方法进一步测试。这样约 1/4 小儿可节省测试过程。作者还将测试项目制成问卷供家长填写,问卷不及格者再进行测试,但要求家长有高中以上文化程度。

　　因 DDST 是发育筛选法,必须向家长说明不要求小儿全部正确完成所有项目。测试时小儿应精神饱满。测试末应记录小儿表现情况。

附:DDST 测试注解

　　1. 检查者试逗引小儿笑,检查者自己向小儿微笑,或交谈或挥手,但不要接触小儿。小儿作出微笑应答。

　　2. 当小儿正在高兴地玩着时,检查时硬把他拉开,他若表示抗拒算及格。

　　3. 自己穿鞋时不要求系带,穿衣时不要求自己扣背部纽扣。

　　4. 测试物离小儿头部 15 cm,测试物向左右交替移动,小儿视线以中线为中央移

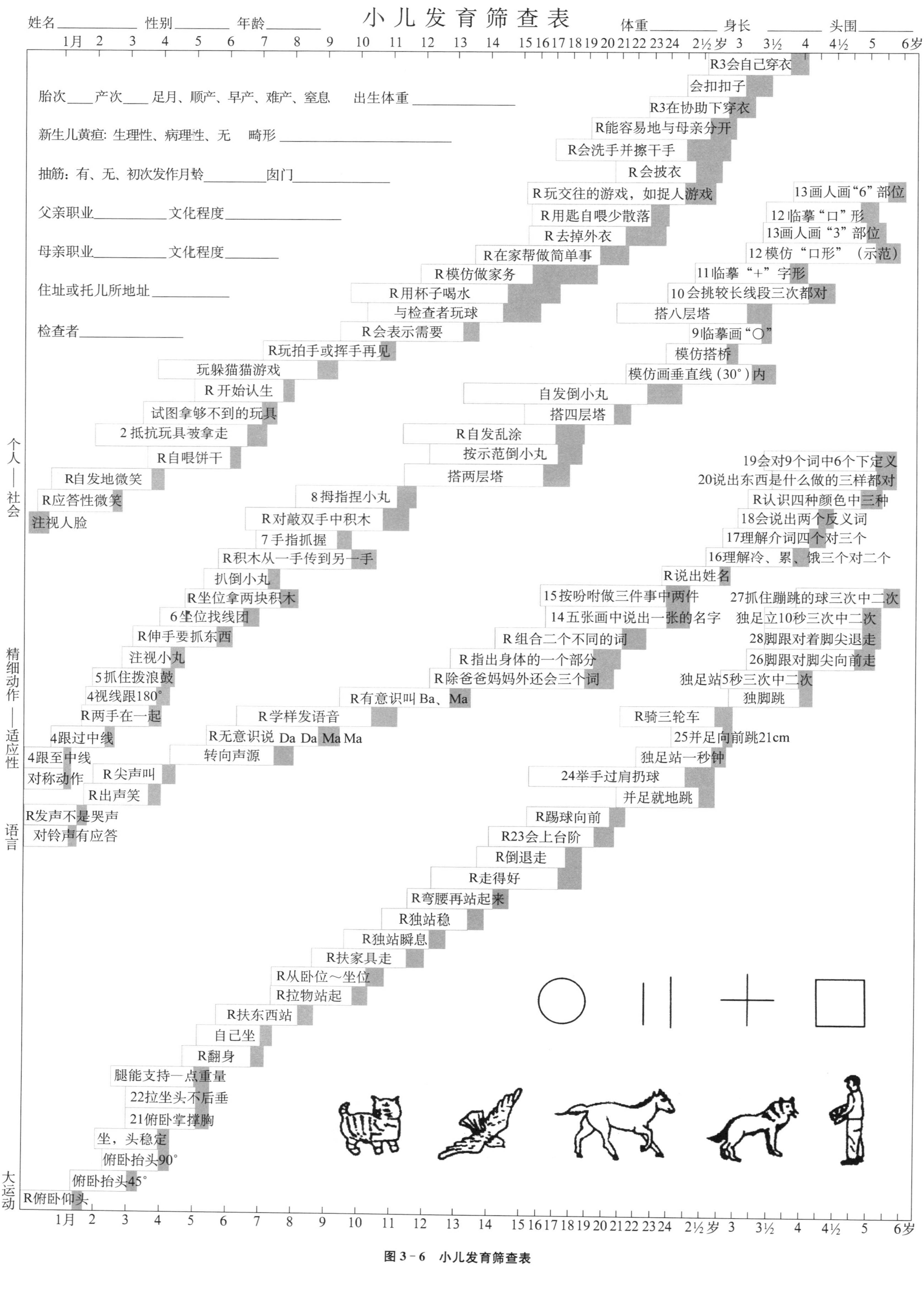

小儿发育筛查表

姓名＿＿＿＿ 性别＿＿＿＿ 年龄＿＿＿＿

胎次＿＿ 产次＿＿ 足月、顺产、早产、难产、窒息

新生儿黄疸：生理性、病理性、无 畸形

抽筋：有、无、初次发作月龄＿＿＿＿ 囟门＿＿＿

父亲职业＿＿＿＿ 文化程度＿＿＿＿

母亲职业＿＿＿＿ 文化程度＿＿＿＿

住址或托儿所地址＿＿＿＿＿＿

检查者＿＿＿＿

出生体重＿＿＿＿ 出生体重＿＿＿＿

头围 身长 体重 头围

1月 2 3 4 5 6 7 8 9 10 11 12 13 14 15 16 17 18 19 20 21 22 23 24 2½岁 3 3½ 4 4½ 5 6岁

个人—社会
- R注视人脸
- R应答性微笑
- R自发地微笑
- 玩躲猫猫游戏
- R玩拍手或挥手再见
- R会表示需要
- 与检查者玩要
- R用杯子喝水
- R模仿做家务
- R在家帮做简单事
- R去掉外衣
- R用匙自喂少散落
- R玩交往的游戏，如捉人游戏
- R会洗手并擦干手
- R能容易地与母亲分开
- R3在协助与母亲穿衣
- 会扣扣子
- R3会自己穿衣

精细动作—适应性
- R两手在一起
- R跟过中线
- R跟至中线
- R试图拿不到的玩具
- R自喂饼干
- 注视玩浪鼓
- 5抓住拨浪鼓
- R伸手要抓玩丸
- 6坐位拿两块积木
- 扒倒小丸
- R积木从一手传到另一手
- 7手指抓握
- R对敲双手中积木
- 8拇指捏小丸
- 拇指搭捏小丸
- R自发乱涂
- 按示范倒小丸
- 搭两层塔
- 搭四层塔
- 自发倒小丸
- 模仿画直直线（30°）内
- 9临摹画"○"
- 模仿搭桥
- 搭八层塔
- 10会挑较长线段三次首对
- 11临摹"＋"字形
- 12模仿"口形"（示范）
- 13画人画"3"部应
- 12临摹"口"形
- 13画人画"6"部位

语言
- R发声不是哭声
- 对铃声有应答
- 4跟过中线
- 对称动作
- R出声笑
- R头声叫
- R无意识声音
- 转向声源
- R学样发语音
- R无意识说 Da Da Ma Ma
- R有意识叫 Ba、Ma
- R有意识叫 Ba Da Ma Ma
- R说出姓名
- 14五张画中说出一张的名字
- 15按吩咐做三件事中两件
- R组合二个不同的词
- R指出身体的一个部分
- R除爸爸妈妈外还会三个词
- 16理解冷、累、饿三个对二个
- 17理解介词四个对三个
- 18会说出两个反义词
- R认识四种颜色中三种
- 20说出东西是什么做的三样都对
- 19会对9个词中6个下定义

大运动
- R俯卧仰头
- R俯卧抬头
- 俯卧抬头45°
- 坐，头稳定
- 俯卧抬头90°
- 21俯卧掌撑胸
- 22拉坐头不后垂
- R翻身
- 点重量
- 自己坐
- R扶东西西站
- R扶坐西站
- R拉物站起
- R从卧位～坐位
- R扶家具走
- R独站瞬息
- R独站稳
- R独站片
- R弯腰再站起
- R走得好
- R倒退走
- R23会上台阶
- R踢球向前
- 24举手过肩扔球
- 25并足站一秒钟
- 独足站一秒跳
- 并足就地跳
- 26脚跟对脚尖向前走
- 27抓住蹦跳的球三次中一次
- 28脚跟对着脚尖退走
- 独足站立10秒三次中一次
- 独足站5秒三次中一次
- 独脚跳
- R骑三轮车
- 25并足向前跳21cm

图3-6 小儿发育筛查表

动90°(过中央线180°)。

5. 将拨浪鼓接触小儿指端,他能握住它。

6. 小球从桌边滚下时,小儿视线会跟随它,好像在追逐它,直到小球看不见或滚至某个地方。检查者呈现球时,应敏捷使球滚出,几乎不令小儿见到检查者之手,呈现小球时勿挥臂。

7. 小儿用拇指和另一指捏小丸。

8. 用食指、拇指指端捏小丸,捏时腕部离桌面。

9. 照样学画圈,不示范,不说出式样。要求线头尾连接成圈就可。

10. 先给看长短二线,后问哪条线长一些?(不要问"大一些"。)然后把纸旋转180°,再问哪条长?(3试3成或6试5成。)

11. 能画十字便及格,不要求指定角度。

12. 先嘱小儿照样画,若不能做,检查者便示范,图案具有4个方角便及格。

(测验9、11、12项时,不说出式样;9、11不示范。)

13. 评分时对称部分算作一个单元(二臂、二腿、二眼等仅算作一个单元)。

14. 点画片嘱小儿说出名称。(仅作声而未叫出物名,不记分。)

15. 检查者嘱小儿:"把方木给妈妈","把方木放在桌上","把方木放在地上"。(3试2成。)注意:检查者不要指点及用头或眼示意。

16. 检查者问小儿:(1)冷了怎么办?(2)饿了怎么办?(3)累了怎么办?(3问2答对。)

17. 检查者嘱小儿:(1)把方木放在桌上;(2)放在桌下;(3)放在椅子前;(4)放在椅子后。注意:检查者不要指点及用头或眼示意。(4试3成。)

18. 检查者嘱小儿填空:"火是热的,冰是_____。""妈妈是女的,爸爸是_____。""马是大的,鼠是_____。"(3题2填对。)

19. 嘱小儿解释下列字的意义:球、湖、河滨、桌、房屋、香蕉(或其他水果)、窗帘、天花板、篱笆、人行道,能说出用途、结构、成分或分类都算及格。(例如香蕉是水果,不只说颜色是黄的。)

20. 检查者问小儿:"匙是什么做的?""鞋是什么做的?""门是什么做的?"不准问其他事物作代替。(3试3成。)

21. 小儿伏卧用双侧前臂或用双手撑住,抬起胸部离开桌面。

22. 检查者握住小儿双手轻轻拉他从仰卧位到坐位,这时小儿头不后倾,为及格。

23. 小儿上楼时允许手扶墙壁或栏杆,但不准成人搀扶或爬行。

24. 小儿举手过肩掷球给 1 米外的检查者。

25. 能并足平地跳远约 21 cm。

26. 嘱小儿向前行步,前后两脚间距离不超过 2.5 cm。检查者可示范,要求小儿连续走 4 步。(3 试 2 成。)

27. 检查者在 90 厘米外,把球拍给小儿,要求小儿能用手接球,不准用臂抱球。(3 试 2 成。)

28. 嘱小儿后退行步,前后两脚间距离不超过 2.5 厘米。检查者可示范,要求小儿连续退 4 步。(3 试 2 成。)

测查日期及行为观察(评价时小儿反应情况,与检查者配合情况,注意力持续时间长短、言语表达情况、自信心等)。

(据宋杰等,1987)

(2) 绘人测试(Drawing A Man Test)

绘人测试是一种能引起儿童兴趣的简便易行的智力筛查测试方法。1885 年英国学者首先描述儿童绘人的年龄特点。1926 年美国学者首次提出绘人法可作为一种智能测验,并编制了常模量表。1963 年哈里斯首次提出绘人测试与智商测验(I. Q. Scores)之间有明显相关。1968 年 Koppitz 的研究报告指出,绘人智商与韦克斯勒儿童智力量表、Stanford-Binet 智力量表所得智商的相关系数为 0.55~0.80。

绘人测试要求儿童按照自己的想象画一个人的全身像,提示语是"小朋友,请你画一个正面的、全身的人。可画任何一种人,画得越完全越细致越好,但必须是全身的。不许画机器人、动画人、洋娃娃、古代人,也不许印着画或照着画"。测试者将根据儿童所画人像的身体部位是否齐全、各部比例是否恰当以及人像的表达方式如何等内容加以评分。绘人测试不限时间,儿童画时可以用橡皮擦,可以在纸的背面重画一幅,儿童一般在 10~20 分钟完成。

绘人测试智商转换法:

$$智龄 M. A. (月) = 绘人得分 \times 3 + 36$$

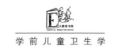
智商 IQ＝（智龄 M. A. ／实足年龄 C. A.）×100

绘人测试不包含任何语言、文字方面的内容，对儿童的文化要求较低，便于在不同国籍、民族和人群之间进行比较。同时绘画又是儿童感兴趣的或容易接受的方式，由儿童绘人作品的完整性与细致程度，反映出儿童智力的发展，也可以看出儿童绘画的技能和手眼协调等精细动作的发展。但是绘人测试不能替代正规的智力测验。绘人测试的适用年龄是4～12岁，最适用于4～9岁半，我国经验表明儿童到10岁以后得分就不再上升。对于不会画人的儿童不能用此测验评价，对绘画水平过高或过低的儿童的评价也要慎重。

附：绘人测试试卷及评分标准

绘人测验试卷

姓名　　　　性别　　　　出生日期＿＿＿年＿＿＿月＿＿＿日

1		e	
2		11a	
3		b	
4a		12a	
b		b	
c		c	
5a		d	
b		e	
6a		13	
b		14a	
7a		b	
b		c	
c		d	
d		e	
e		f	
8a		15a	
b		b	
9a		16a	
b		b	
c		c	
d		d	

续　表

e		17a	
10a		b	
b		18a	
c		b	
d			

总分_____　　IQ_____

检查日期_____实际年龄____年____月

诊断_____　　主试签名_____

绘人测验评分标准

项　目	评　分　标　准
1.　头	任何形状都可给分,但没有轮廓不得分。
2.　下肢	画出来就给分,线状也可以,但必须是两条腿。
3.　上肢	什么形状都可以,没有手也可以,但必须是两条胳膊,侧位人一条。
4. a 躯干	有肢即可,线状、圆形均可。
b 躯干	躯干的长度大于宽度,有轮廓,一条线不行,但画裙子边宽于身长也可。
c 肩	需明显表示出角、半圆等形状,不是直接由胸廓出来上肢。
5. a 肢的连接	上下肢需从正确位置出来,即上肢在胸廓上 1/2 处出来,下肢由下方出来。
b 肢的连接	上肢由相当于肩部的位置出来,下肢由胸廓下边出来。
6. a 颈	头胸之间画出颈的轮廓,棍状、线状均可。
b 颈	有颈的较好轮廓,棍状、线状不给分,颈的下边大于上边。
7. a 眼	有眼即可,点、圆均可,独眼也给分。
b 鼻	有鼻即可,点、线、条均给分,单画鼻孔也给分。
c 口	任何形状均可,位置无关。
d 鼻口轮廓	必须有鼻口的轮廓,不是三角、圆和点,口需要有两片嘴唇。
e 鼻孔	画出鼻孔即可,仅有鼻孔也可,正面要画两个,侧面画一个,或相当于鼻孔的地方有个凹也可。
8. a 头发	有头发就给分,如画帽子也给分,但不另给帽子分。

项　　目	评 分 标 准
b 头发细节	比种树稍好些,比头的轮廓稍大些,和头的轮廓差不多的不给分。
9. a 衣服	有衣服即给分,表明非裸体即可。
b 两件衣服	两件衣物,必须不透明,例如帽子和带子,裙子和兜,裤子和扣,鞋和上衣。
c 全部不透明	比 9a 进一步,衣服全部不透明。
d 四件衣物	比 9b 进一步,4 件衣服以上需不透明。
e 服装齐全	全部没有不合理的描画,取分要严格。
10. a 指	有指即可,与数、形无关,区别于上肢就行。
b 指数	必须是两手各有 5 指,形状无关。
c 细节正确	手指不是线,有轮廓,长大于宽,以形为主。
d 拇指	比其他手指短,位置正确,与四指相邻,角度<180°。
e 手掌	区别于上肢和手指。
11. a 上肢关节	显示肩肘关节,肘关节必须在上肢的中央弯曲,上肢曲线描画不能算关节,给分要严。
b 下肢关节	显示出髋、膝关节,要求同上肢。
12. a 头比例	头的面积是躯干的 1/2 以下,1/10 以上。
b 上肢比例	上肢需要长过躯干,短于膝,长大于宽。
c 下肢比例	腿和足均有轮廓,足的长度比厚度大,足的长度是腿长的 1/3 以下,1/10 以上。
d 上下肢比例	两者均有轮廓,比例正确,没有指没有足也可。
e 足比例	足的长大于宽。
13. 足跟	能看出足跟的样子。
14. a 画线 A	画线流畅。
b 画线 B	画线较 A 更优秀者再给一分,无交叉重复或锯齿状。
c 头轮廓	头形不是大圆球、椭圆、三角形,像头形样子。

续　表

项　　目	评　分　标　准
d 躯干轮廓	标准同 14c。
e 上下肢轮廓	标准同 14c,特别是与躯干相连接处不要过细。
f 面形	颜面左右对称,眼鼻口均有轮廓,比例合理。每项均画得合理。侧位头大小比例合适,要严格打分。
15. a 耳	有耳就给分。
b 耳的细节	位置大小正确,长大于宽,要小于头横径的 2/3,侧位有孔。
16. a 眉睫毛	有一种即可。
b 瞳孔	双眼均有瞳孔。
c 眼细节	长度大于宽度,两眼一致,不是圆形也不是线状。
d 眼光	眼光和瞳孔方向一致,侧位时瞳孔在前面。
17. a 额及下巴	指眼的上方和口的下方,有额及下巴的轮廓。
b 细节	要画出下巴及额的样子,侧位时下巴要突出,正位时在口以下画下巴。
18. a 侧位 A	能画出侧位头、躯干和足的正确轮廓。
b 侧位 B	比 18a 更进一步。

据日本医学全书第四卷《人间发达》,新井清三郎、上田礼子著。

3. 韦克斯勒学前儿童智力量表(Wechsler Preschool and Primary Scale of Intelligence,WPPSI)。

韦克斯勒学前儿童智力量表是美国心理学家韦克斯勒于 1967 年为评估学前儿童的智力发展水平而设计的,它通过对 4～6.5 岁的儿童编制的一套测试题,分别衡量儿童各方面的能力,从而获得儿童多方面智能水平的信息。我国对 WPPSI 进行修订,使之更适合于评估我国儿童的智力发展水平。

韦克斯勒智力量表包括 10 个分测验,分为言语和操作测验两大类,评分按测试内容产生言语智商和操作智商,两者的均数为总智商。运用韦克斯勒智力量表进行测试,每次所用时间较长,对 4 岁以下儿童不适宜。

韦克斯勒智力量表测验内容如下:

(1) 问答题:共 23 题。向儿童询问一些常识性的问题,如一周有几天等。

(2) 动物家:提供 4 张动物的图片,分别是"狗"、"母鸡"、"鱼"和"猫"。在每一张图片的下面有一个小圆柱木,分别为黑、白、蓝、黄 4 种颜色,代表动物的家。要求儿童在所提供的 20 张图片的下方,依照样本上的图和小圆柱木的颜色关系,插上相应的圆柱木。(见图 3－7)

(3) 词汇:共 22 个词。主试读一个词,要求儿童说明词义。如:"鞋"、"伞"等。

(4) 图画补缺:共 23 张图片,每张图片都缺少一个重要的部分,要求儿童指出这个部分。

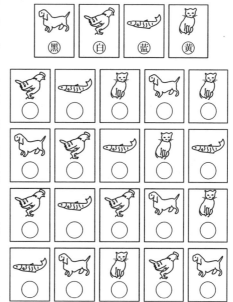

图 3－7　WPPSI 动物房图

(5) 算术题:共 20 题。例如:"你有 5 个娃娃,送掉 2 个,还有几个?"

(6) 迷宫:共 10 题。要求儿童在迷宫图样上画线,进入并走出迷宫。(见图 3－8)

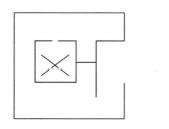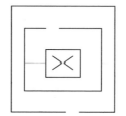

图 3－8　迷宫测验

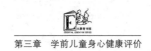

（7）几何图形：共 10 个几何图形，要求儿童画出主试依次出示的图形，如圆形、正方形等。

（8）类同词：共 16 题。其中第 1～10 题要求儿童在未完成的句子中填入意思相符的类同词；第 11～16 题要求儿童概括两个词的相似性。

（9）木块图案：共 10 题。6 块一面红色、一面白色的扁形小方木；8块两面红色、两面白色、另两面一半红色一半白色的立方体木块，要求儿童分别拼出主试出示的图案。

（10）理解：共 15 题。要求儿童回答一些问题，如："割破了手该怎么办?"

第四章

学前儿童营养卫生

营养素是机体生长发育的物质基础。对学前儿童来说,合理的营养尤为重要,这是因为学前儿童正处于身心发育极为旺盛的时期,所需各种营养素和热量相对比成人多。加之营养对于学前儿童生长发育的影响是一个渐进的过程,营养失调对机体产生的不利影响,需经过较长时间的生物化学变化,最终才以各种形式的营养性疾病表现出来,有些成年期疾病(如动脉硬化、肥胖症等)的预防,也需要从儿童时期开始调整饮食营养。因此,学前儿童营养卫生的研究具有十分重要的意义。

第一节
营养基础知识

一、有关的营养基本概念

营养是指机体摄取、消化、吸收和利用食物的整个过程。营养素是指能满足机体维持正常生理功能和从事劳动所需要的热量以及提供细胞组织生长发育与修复的材料的各种营养成分,即蛋白质、脂肪、碳水化合物、无机盐、维生素和水,其中蛋白质、脂肪和碳水化合物又称为产能营养素,无机盐、维生素和水又称为非产能营养素。为了满足学前儿童生长发育的需要,必须通过每日膳食向机体提供一定数量的各种营养素,这一数量称为每日膳食中营养素供给量。营养素供给量是根据机体对营养素的需要量而确定的。营养素的需要量是指维持人体正常生理功能、保持健康所必需的营养素的最低量。供给量不仅要考虑到机体的生理需要,而且要考虑到食物的加工制作和饮食习惯以及不同个体的吸收等因素。2008年初,我国卫生部发布《中国居民膳食指南(2007)》,该指南由一般人群膳食指南、特定人群膳食指南和平衡膳食宝塔三部分组成。

二、学前儿童对热量的需求

在机体新陈代谢的过程中,同时伴有各种形式的热量转换。长期能量供应不足,会使儿童生长减慢,体重减轻;而长期热量摄入过多,同样会引起生理功能的改变,甚至导致疾病的发生。因此,为学前儿童提供合理而适宜的热量是保证健康的必要前提。

热量单位用千卡($1 \text{ kcal} = 4.184 \text{ kj}$)表示,即在正常大气压下,将 1 千克水从 14.5℃加热到 15.5℃所需的热量。食物经体内氧化后可产生一定的热能,经测热器测定,每克蛋白质产生热量 4.1 kcal,每克脂肪产热 9.3 kcal,每克碳水化合物产热 4.3 kcal。但在消化过程中,热量稍有损失,故这三种营养素产热的实际值分别为每克 4 kcal、9 kcal、4 kcal(又称生热系数)。一般来说,学前儿童对热量的需要包括以下五个方面。

1. 基础代谢消耗热量。

基础代谢是指机体在清醒、安静、空腹的情况下,在气温为 20℃~25℃的适宜环境中,为维持体温、肌张力和内脏生理活动的代谢过程所需要的热量。基础代谢率随体表面积的增加而逐渐减少,婴儿期每日每千克体重约需热量 55 kcal,7 岁时每日每千克体重约需 44 kcal,12

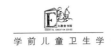
岁以后至成年每日每千克体重约需 30 kcal。不同器官在基础代谢中所占的比例也随年龄有所不同,例如,脑代谢占总基础代谢的比例在婴儿期为 1/3,到成年时减少到 1/4;而肌肉消耗的热量在婴儿期仅占总基础代谢的 8%,到成年期则占 30%。学前儿童基础代谢率相对较高,除了因体表面积相对较大,热量散失较多以外,还由于机体组织生长旺盛,从而参与新陈代谢的组织占有较大的比例有关。

2. 食物的特殊动力作用消耗热量。

食物的特殊动力作用是指机体由于摄取食物而引起体内能量代谢的增加。食物的特殊动力只是增加机体热量消耗,并非增加热量的来源。食物的特殊动力作用与进食的总热量无关,而与食物的种类有关。各种营养素或食物都表现出食物的特殊动力作用,其中蛋白质最强,相当于蛋白质所产生热量的 30% 左右,持续时间长达 10~12 小时;碳水化合物约为其本身所产生热量的 5%~6%,脂肪约为 4%~5%,持续时间约为 1 小时。对婴儿来说,食物的特殊动力作用约占总热量的 7%~8% 左右,而对采用混合膳食的儿童来说则为 5% 左右。

3. 儿童活动消耗热量。

肌肉运动需要消耗热量,不同的儿童用于肌肉活动的热量差异较大,活动量的大小、活动的时间及动作的熟练程度决定了热量消耗的多少。好哭多动的孩子比同龄的安静型的儿童,热量的消耗要高出 3~4 倍。初生婴儿只是啼哭、吮吸乳汁,因此这部分热量消耗不多,一般来说,婴儿每日每千克体重约需 15~20 kcal 热量。随着年龄的增长,儿童活动量、活动时间以及活动的复杂程度的增加,这部分的需要量也相应增加,到 12~13 岁时,每日每千克体重约需 30 kcal 热量。

4. 生长发育消耗热量。

儿童处于生长发育十分旺盛的特殊时期,生长所需的热量与儿童生长速度成正比,故婴儿期和青春期这部分的热量消耗更大。初生 6 个月以内的婴儿,每日每千克体重需要的热量可达 40~50 kcal;6 个月~1 岁,每日每千克体重需要的热量约为 15~20 kcal;1 周岁以后减少到每日每千克体重需要热量 5 kcal;青春期又增高。

5. 排泄消耗热量。

每天摄入的食物不能完全被人体吸收,在正常情况下,从食物不被吸收部分丢失的热量约占总热量的 10% 以下。

上述五个方面即为儿童所需热量的总和。实际应用时主要根据年龄、体重和生长速度加以估计,不同年龄儿童每日每千克体重所需的总热量如下所列:

新生儿第 1 周　　　　　60 kcal

新生儿第 2、3 周　　　　100 kcal

出生 2～6 个月　　　　　110～120 kcal

出生 6～12 个月　　　　100～110 kcal

4 周岁　　　　　　　　100 kcal 左右

7 周岁　　　　　　　　90 kcal 左右

15 周岁　　　　　　　　60 kcal 左右

一般来说,由于学前儿童基础代谢率高,生长速度迅速,活动量比较大,与成年人相比,需要消耗的热量相对较多,而且年龄越小,需要的热量越多。但值得注意的是,即使年龄相仿、体重相同的儿童,也会由于个体差异而使热量的消耗有所不同。

三、产能营养素

(一) 蛋白质

1. 蛋白质的生理功能。

蛋白质的生理功能主要有以下三种:

(1) 合成和修补机体组织。蛋白质是合成机体细胞原浆和体液的主要成分,在人体的化学组成中,其含量仅次于水,约占成人体重的 1/5。肌肉和神经组织内蛋白质成分最多,其他组织中含量也很丰富。人体内蛋白质处在不断合成和分解的过程中,旧的组织需要不断更新和修补。学前儿童不仅需要蛋白质补充损耗,还要满足生长发育的需求,故所需蛋

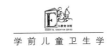

白质数量相对较多。

（2）调节生理功能。蛋白质是构成抗体、激素、酶等物质的基本原料，这些物质都参与调节机体的生理功能。蛋白质还促进某些无机盐和维生素的吸收和利用，调节细胞内、外液的渗透压和体液酸碱平衡。

（3）供给热能。在组织不断更新的过程中，有一小部分氨基酸不再被机体利用而分解产热，在一般情况下，人体每天所需要的热量大约有10%～15%来源于蛋白质，蛋白质不是热量的主要来源。但当机体从肠道中吸收的氨基酸数量过大（即摄入过量蛋白质）或其他产热营养素摄入不足时，体内蛋白质将作为人体热能的主要来源，这样既不经济，也影响蛋白质的利用。

2. 蛋白质的营养价值。

（1）蛋白质的组成。蛋白质由多种氨基酸组成。已经发现的氨基酸有二十余种，可以分成两类：一类是必需氨基酸，即必须由食物提供，人体自身无法合成的氨基酸；另一类是非必需氨基酸，即人体可以合成或可由其他氨基酸转化而来的氨基酸。人体内各种各样的蛋白质就是由氨基酸的不同组合形成的。

学前儿童在生长发育期间需要九种必需氨基酸，它们是：赖氨酸、色氨酸、蛋氨酸、苯丙氨酸、亮氨酸、异亮氨酸、苏氨酸、缬氨酸、组氨酸。必需氨基酸供应不足时，人体不能合成新生和修补机体组织所需的蛋白质，从而导致蛋白质营养不良。人体除了需要一定数量的必需氨基酸之外，还要求各种氨基酸之间的比例必须符合人体的要求，如果缺乏某种必需氨基酸，那么其他氨基酸也无法得到充分的利用，理想的氨基酸需要量模式如表4-1所示。各种食物的氨基酸比例不可能完全符合理想模式，但可以利用蛋白质的互补作用，提高食物的营养价值。所谓"蛋白质的互补作用"是指将几种营养价值较低的或营养价值不同的食物合理搭配、混合食用，使食物蛋白质之间相互补偿相对不足的氨基酸，使其比例接近理想模式，从而提高蛋白质的营养价值。

表4-1 理想的氨基酸需要量模式

名 称	含量(mg/g蛋白质)
异亮氨酸	40
亮氨酸	70
赖氨酸	55
蛋氨酸+胱氨酸	35
苯丙氨酸+酪氨酸	60
苏氨酸	40
色氨酸	10
缬氨酸	50

(2) 蛋白质的种类。根据营养价值的高低,蛋白质可分成三类:

完全蛋白质 含有的必需氨基酸种类齐全,且相互之间的比例适当,数量充足。例如乳类中的乳蛋白和酪蛋白、蛋类中的卵蛋白、黄豆中的黄豆蛋白等,其成分与人体蛋白相似,既能维持人体的生命和健康,又能促进儿童的生长发育。

半完全蛋白质 含有的必需氨基酸种类齐全,但相互之间的比例不适当,数量不足,例如小麦、大麦中的麦胶蛋白。当这类蛋白质作为膳食蛋白质的惟一来源时,仅能维持机体的生命,而不能促进儿童的生长发育。

不完全蛋白质 含有的必需氨基酸种类不全,例如肉皮中的胶质蛋白、玉米中的玉米胶蛋白。当这类蛋白质作为膳食蛋白质的惟一来源时,既不能维持生命活动,更不能促进生长发育,是一种营养价值很低的蛋白质。

(3) 蛋白质的利用率。食物蛋白质在机体内消化吸收后被利用的程度称之为蛋白质的利用率,一般用"生物价"(即蛋白质生物学价值)来表示。完全蛋白质的生物价较高,半完全蛋白质和不完全蛋白质的生物价较低。(见表4-2)

表 4-2　几种常用食物蛋白质的生物价

食物名称	生物价	食物名称	生物价
鸡蛋	94	小米	57
鸡蛋黄	96	白面粉	52
鸡蛋白	83	熟大豆	64
脱脂牛奶	85	生大豆	57
鱼	83	扁豆	72
牛肉	76	蚕豆	58
猪肉	74	白菜	76
大米	77	红薯	72
小麦	67	马铃薯	67
玉米	60	花生	59

3. 蛋白质的来源和供给量。

瘦肉、鱼、奶、蛋四类食物是动物性蛋白质的主要来源,豆类、硬果类和谷类是植物性蛋白质的主要来源。其中以动物性食物的蛋白质与豆类(主要是大豆)蛋白质所含的必需氨基酸比较齐全且比例适当,因此又称之为优质蛋白。各类食物的蛋白质含量见表 4-3。

表 4-3　各类食物的蛋白质含量(%)

肉鱼类	鲜奶类	蛋类	干豆类	硬果类	谷类	薯类
10~20	1.5~3.8	11~14	20~40	15~30	6~10	2~3

学前儿童生长发育旺盛,要求蛋白质的供给量相对比成人多。人乳喂养的婴儿,每日每千克体重需要蛋白质 2.0 g;牛乳喂养的婴儿,每日每千克体重则需要 2.5 g,这是因为牛乳蛋白质较人乳稍差,利用率稍低。学前儿童由蛋白质所供给的热量约占每日总热量的 8%~15%。为了满足机体生长的需要,每日摄取的蛋白质最好有一半是优质蛋白。学前儿童如果蛋白质摄入不足,就会导致生长发育迟缓,体重减轻,并易疲劳,易产生贫血,抵抗传染病的能力下降,创伤和骨折不易愈合,恢复缓慢。蛋

白质严重缺乏时,会出现营养不良性水肿。

摄入蛋白质的总需要量常以"能满足多数人的最小需要量"来表示,世界卫生组织称之为"安全水平"。由于发现当能量摄入足够时,可降低机体对蛋白质的需求,故近年来蛋白质需要的推荐量逐渐减少。

(二)脂肪

根据脂肪的化学构造,可分为单纯脂肪和复合脂肪两大类。单纯脂肪中的真脂是由甘油和三个脂肪酸构成的,故又称甘油三酯。食物所含脂肪大部分为真脂,游离脂酸、卵磷脂及胆固醇等仅占一小部分。构成真脂的脂酸,有饱和与不饱和两种。脂肪所含的几种不饱和脂酸,如亚麻二烯酸、亚麻三烯酸、花生四烯酸等不能在体内由碳水化合物及蛋白质合成,称为必需脂肪酸。

1. 脂肪的生理功能。

(1)脂肪是人体的重要组成部分。脂肪是神经组织、脑、心、肝、肾等组织的组成物质,摄入充足的磷脂对大脑的发育和代谢是有益的。

(2)供给热能。每克脂肪在体内完全氧化能产生 9 kcal 的热量,比碳水化合物及蛋白质的产热量高一倍以上。人体内的脂肪是热能的储存仓库,热能摄入超过消耗时就变成脂肪贮存体内,而当热能不足时就首先消耗脂肪。

(3)提供必需脂肪酸。必需脂肪酸是构成人体组织细胞的重要成分,一旦缺乏便会影响儿童的生长发育,表现为皮肤角化不全,伤口愈合不良,心肌收缩力降低,免疫功能发生障碍,血小板凝集,生长停滞等。

(4)提供脂溶性维生素,并促进脂溶性维生素的吸收。食物脂肪中常含有丰富的脂溶性维生素,如鲨鱼肝油中含有较多的维生素 A 和维生素 D,植物油中含有较多的维生素 E。脂肪还能促进脂溶性维生素的吸收,食物中的维生素 A、D、E、K 必须溶于脂肪后才能被机体消化吸收,故膳食中若长期缺乏脂肪,则容易患脂溶性维生素 A、D、E、K 的缺乏症。另外,脂肪还能促进儿童的食欲,增加菜肴美味。

（5）保护机体组织和器官。脂肪层犹如软垫，使机体各器官减少相互间的摩擦，并起固定和保护作用。例如，足底脂肪垫在人行走时可起到一定的缓冲作用。

（6）防止散热。脂肪不易传热，有助于机体保持体温恒定，并抵抗寒冷。

2. 脂肪的食物来源及供给量。

脂肪来源主要分动物脂肪和植物脂肪两大类。必需脂肪酸的最好来源是植物油类。乳类、蛋黄、猪油、肉类、奶油、肝类、鱼类、鱼肝油、植物油等，都是食物脂肪的重要来源。

人体储存的脂肪与食物供给有密切的关系。初生婴儿的脂肪与成人不同，不饱和脂肪酸少，经人乳喂哺后，脂肪的性质逐渐与成人相仿。

婴儿每日每千克体重需要脂肪约 4 g，6 岁以上的儿童每日每千克体重约需 2.5～3 g。以乳类为主食的婴儿，脂肪所供给的热量约占每日总热量的 35%～50%，随着年龄的增长，其比例逐渐下降，但仍应占总热量的 25%～30%。必需脂肪酸应占总热量的 1%～3%。

脂肪摄入过多也会对学前儿童的身心发展产生危害，不仅导致儿童消化差，大便多，而且会为以后的动脉粥样硬化埋下隐患。因此要控制脂肪的摄入，尤其要适当限制胆固醇含量过高的食物的摄入。

（三）碳水化合物

碳水化合物又名糖类，由碳、氢、氧三种元素构成。根据其分子结构，可分为单糖、双糖、多糖等数种。单糖有葡萄糖、果糖、半乳糖等；双糖有乳糖、蔗糖、麦芽糖等；多糖有五谷粉、淀粉、糖原、纤维素和果胶等。婴儿饮食中的糖类一般为乳糖、蔗糖及淀粉类。除单糖外，其他糖类必须先经过唾液、胰淀粉酶分解为双糖，再经肠道的消化酶分解为单糖后，才能被小肠吸收。其他未被吸收部分在回肠下部及结肠内受细菌作用而发酵分解，产生乳酸及其他低级脂酸，从而促进肠的蠕动。

1. 碳水化合物的生理功能。

（1）产生热能。每克碳水化合物在体内氧化后，可产生 4 kcal 热量，虽然低于脂肪,但它可以大量食用,且在体内释放能量较快,因此,碳水化合物是人体最经济、最主要的热能来源。葡萄糖则是脑组织惟一的能量来源。

(2)构成细胞和组织。正常细胞含有2%~10%的碳水化合物,这些碳水化合物与脂肪酸或蛋白质结合,构成糖脂、糖蛋白和蛋白多糖,它们主要分布在细胞膜、细胞浆以及间质中。

(3)抗生酮和解毒作用。当体内缺乏碳水化合物、以脂肪为供热的主要来源时,可能因氧化不全而产生酮体,酮体是一种较强的有机酸,在血液中达到一定浓度时即发生代谢性酸中毒。碳水化合物的解毒作用还体现在它能增加肝脏内肝糖原的储存量,从而加强肝脏的解毒能力。

(4)膳食纤维对胃肠的保护作用。膳食纤维是植物食物的一种成分,主要是不能利用的碳水化合物,它可刺激肠道蠕动,促使粪便排出,从而减少胃肠疾病,也有利于防治肥胖。

2. 碳水化合物的食物来源和供给量。

食物中碳水化合物的主要来源是谷类和块根类,这两类食物中含有大量的淀粉和少量的单糖或双糖;其次也来自各种食糖如蔗糖和麦芽糖等。蔬菜和水果是纤维素和果胶的主要来源,并含有少量的单糖。

婴儿所需碳水化合物的供给量比成人相对要多。1岁以内婴儿,每日每千克体重约需 12 g,2 岁以上儿童每日每千克体重约需 10 g。学前儿童膳食所供碳水化合物的热量约占总需热量的50%~60%。若碳水化合物供应不足,机体将动用脂肪和蛋白质来保证热量需求,这样既不经济,也会引起生理机能的紊乱。婴儿膳食中碳水化合物供给量的比例不宜太高,占总热量的 50%即可。若婴儿摄入了过多的碳水化合物,可在体内转变成脂肪储存起来,因此最初体重增长十分迅速,但因蛋白质相对供应不足,故易出现面色苍白,血浆白蛋白和免疫球蛋白降低,发生营养不良性水肿。(见表 4-4)

表4-4 水、蛋白质、脂肪、碳水化合物的功用、缺乏与过多的影响、需要量及来源

营养素	功 用	缺 乏	过 多	需要量	来 源
水	构成全身组织 协助体温调节 帮助全身各系统的新陈代谢 是各种物质的吸收、运输及排泄的携带体 协助维持体内一切体液的正常渗透压 通过胸腔、腹腔的浆液、呼吸道和胃肠道的黏液、唾液，发挥良好的润滑作用	脱水、酸中毒	在一般情况下增加尿量排泄；在有心肾疾病及内分泌疾病时，可发生严重症状，如水中毒、循环衰竭等		饮用水、各种食物
蛋白质	构造、增长、补充各种细胞组织 组成红蛋白、核蛋白、糖蛋白、脂蛋白的重要部分 内分泌、抗体等的组成 维持血浆渗透压 供给热能	肌肉柔弱，发育不良，易于感染疾病，血浆蛋白低下 水肿、贫血、消瘦，蛋白质缺乏综合征（夸希奥科）	在一般情况下无重要症状，易致便秘及食欲不振 长期摄入过多，则肾溶质负荷过多，可导致高血压等心血管病	约占总热量的8%～15%	乳、蛋、肉、鱼、禽、大豆、豆类、五谷、坚果、花生等

续 表

营养素	功 用	缺 乏	过 多	需要量	来 源
脂肪	热能主要来源 保护机体不受磨擦 供给脂溶性维生素 组成人体细胞中的要素,如:磷脂,胆固醇等 御寒	体重不增,食欲不振,发生干眼病及皮肤角化过度	消化差,大便多,胃口呆滞,体重减轻 长期摄入过多,可导致动脉粥样硬化症	约占总热量的35%或稍少	乳、蛋黄、猪油、奶油、肉、鱼肝、植物油、鱼肝油
碳水化合物	供给人体随时应用的热能 完成脂肪氧化 庇护蛋白质损失 抗酮 构成身体组织的成分	体重低、血糖过低,消化不良,酮病	肌肉松软,面色苍白,易受感染 长期摄入过多,可导致肥胖症和心血管病	约占总热量的50%或稍多	乳、五谷、淀粉类、糖、水果、豆类、根茎类、蔬菜

四、非产能营养素

（一）维生素

维生素是维持人体正常生活所必需的一类营养素。它们不能在体内合成或在体内合成的量不足，因此必须由外界供应。维生素不是热能来源，也不构成机体组织，其主要功能是调节人体的新陈代谢，尤其是与酶有密切关系。如果膳食中某种维生素长期缺乏，可引起机体代谢紊乱，出现病理改变，形成维生素缺乏症。维生素的种类很多（见表4-5），根据其溶解性，可分为脂溶性维生素和水溶性维生素两大类。

1. 脂溶性维生素。

脂溶性维生素的特点是：溶解于脂肪及脂肪溶剂中，可储存于体内，排泄缓慢，无须每日供应，缺乏后症状出现较迟，但过量易中毒。

（1）维生素A。维生素A的活性形态是维生素A醇（维生素A_1），它易氧化为相应的维生素A醛，这个氧化过程是可逆的。在视网膜杆体细胞中，维生素A醛与视蛋白结合成的视紫红质，为暗光中视觉所必需。因此，维生素A缺乏时可妨碍视紫红质的合成，从而导致夜盲。维生素A还与皮肤和黏膜的完整性有关，缺乏后可造成皮肤角化过度、黏膜干燥，外分泌腺的导管可被角化过度的细胞所阻塞，泪腺上皮不健全，分泌停止，发生干眼病，甚至失明，故维生素A缺乏症又有夜盲症、干眼症及角膜软化症之称。近来发现维生素A有免疫作用，可能因为维生素A与糖蛋白的合成有密切关系，而免疫球蛋白是糖蛋白的一种。

胡萝卜素是胡萝卜、红心白薯、西红柿等蔬菜中的一类植物色素，其中以β胡萝卜素最重要，其次为α、γ胡萝卜素。胡萝卜素进入人体后，在小肠壁及肝脏中经胡萝卜素双氧化酶的作用转变成维生素A。因胡萝卜素为维生素A的先导体，故被称为维生素A原。

维生素A主要存在于动物性食物中，以动物肝脏含量最丰富，其他如鱼肝油、蛋黄、乳类以及各种红、黄、绿色蔬菜和水果中也含有大量维生素A。

表4-5　维生素的代谢、功用、缺乏与过多的影响、需要量及来源

营养素	性质	代谢	生化功能	缺乏	过多	来源及每日需要量
维生素A：视黄醇（维生素A₁）是一种分子量很大的醇类。维生素A原α、β、γ-胡萝卜素和隐黄质	脂溶性、不溶于水、耐热，一般的烹调方法不被破坏。易被氧化、干燥或极高的热度所破坏	维生素A原的吸收需要胆汁。它主要在肝脏和黏膜，其次在小肠转变成维生素A。维生素A及A原皆储存在肝脏，应机体的需要向血浆中释放。血浆中的维生素A与特异的转运蛋白——视黄醇结合蛋白结合而被转运。维生素E可以保护维生素A在肠内不被氧化	1.维生素A在视网膜杆细胞与视蛋白合成视紫红质和视青紫质，对弱光敏感，在暗处对视物起作用。2.保护上皮组织结构的完整与健全。3.促进骨骼与牙齿发育。4.有免疫作用	暗适应能力降低，造成夜盲，泪腺上皮发生干燥全，分泌停止，甚至穿孔，角膜软化，造成失明。皮肤和黏膜角化，骨骼和牙釉发育障碍，生长发育受阻	维生素A原摄入过多可产生胡萝卜素血症，致皮肤黄染，对维生素A的敏感有个体差异。长时期每日服用A50,000IU则可致食欲减退，生长发育停滞，皮肤干燥、脱皮，肝脾肿大，四肢疼痛，长骨骨膜下新骨形成易高，骨折，肉压增高	肝、肾、鱼肝油、乳类、蛋黄。维生素A原存在于绿色蔬菜与黄色水果中
烟酸，烟酰胺（维生素PP）	水和醇溶性、性质比较稳定，不易被酸、碱、热所破坏，也不易被氧化	在小肠吸收，储存在肝脏，过量由尿排出，在体内可在维生素B₆作用下，由色氨酸合成	在体内与核糖、磷酸、腺嘌呤组成脱氢酶的辅酶Ⅰ和辅酶Ⅱ，这两种辅酶是辅酶结构中的烟酰胺具有可逆的加氢和脱氢的特性，在生物递氢中起着递氢的作用	皮炎（主要在身体裸露部位），腹泻，神经炎	血管扩张，面红	肉类、肝、花生、酵母

营养素	性质	代谢	生化功能	缺乏	过多	来源及每日需要量
硫胺素：维生素B₁，抗脚气病维生素	水与醇溶性，不溶于脂肪，在弱酸溶液中很稳定，在碱性溶液中，或遇热易被破坏	维生素B₁在小肠内易被吸收，在细胞内与磷酸尤其在肝细胞内合成焦磷酸硫胺素（辅羧酶）；体内储存有限；过多则由肾脏排出；若食含有硫素酶的生鱼或贝类，慢性胃肠道疾病可影响它的吸收	参与糖代谢过程中α-酮酸（如丙酮酸，α-酮戊二酸）的氧化脱羧反应；抑制胆碱脂酶的活性	早期出现易倦，健忘，不安，易怒，食欲不振等，以后出现消化不良，头痛，失眠，活动后心动过速；晚期，多发性心力衰经炎；心脏肥大扩张，可发展成充血性心力衰竭，水肿。运动后或哺用一定量的糖以后，血浆中丙酮酸增高，同时尿中硫胺素减低，婴儿可发生惊厥，猝哑等	无害	肝（特别是猪肉），肉类，乳类，米麦糠，麦麸，豆类，硬果壳
核黄素：维生素B₂	水溶性，在碱性溶液中和光照下易被破坏，耐热，耐酸，不易被氧化破坏	维生素B₂在小肠内易被吸收，在体内不易储存，大量摄入后，尿中排量增高。呕吐，腹泻呕吐，影响吸收，机体代谢增加时，消耗量增大	具有可逆的氧化还原特性，在组织中通过参与构成各种黄酶的辅酶（黄素单核苷酸和黄素腺嘌呤二核苷酸）而发挥其在生物氧化过程中的递氢作用，参与碳水化合物的代谢和细胞呼吸，脂肪的代谢，视网膜色素代谢和对光的适应	早期出现畏光，视物模糊，眼睛烧灼不耐羞感，口角糜烂，舌面光滑并呈鲜红色。病势进展，角膜血管充血，角膜损伤。生长障碍。多与其他B族维生素缺乏同时出现。	无害	蛋黄，乳类，肝，瘦肉，鱼，绿色蔬菜，全麦和豆类

续 表

营养素	性 质	代 谢	生化功能	缺 乏	过 多	来源及每日需要量
叶酸	微溶于水,易被酸、热和光所破坏	在小肠吸收,在维生素C还原型辅酶Ⅱ的参与下,转变成具有生理活动性的5,6,7,8-四氢叶酸,在肝脏内储存,过量由尿及粪便排出	体内1碳单位代谢的辅酶,参与嘌呤、嘧啶的合成,是核酸合成的主要原料	DNA合成障碍,巨幼红细胞贫血,抑制淋巴细胞的正常免疫功能	未明	绿色蔬菜
维生素B₆三种形式:吡哆醇、吡哆醛、吡哆胺	水溶性、对光和碱敏感,加热迅速破坏	在肠内吸收,经磷酸化后转变为辅酶。肠道细菌可以合成维生素B₆	作为氨基酸转氨酶的辅酶,也是某些氨基脱羧酶和半胱氨酸脱硫酶等的辅酶,作用于色氨酸使成烟酸,参与脂肪代谢。维生素B₆可以防止服用异烟肼而发生的周围神经炎	婴儿缺乏会惊跳不安,发生惊厥,低色素性贫血	未明 维生素B₆对妊娠反应有效,但有人报道,过量服用,可致胎儿畸形	蛋黄、肉、鱼、乳,谷物、蔬菜
维生素B₁₂钴胺素	微溶于水,在中性水溶液中较稳定,遇强碱、日光、氧化剂及还原剂易被破坏	与胃液中的内因子结合,在回肠远端吸收,储存在肝脏	参与1碳单位代谢,增加叶酸的利用,影响核酸和蛋白质的生物合成,促进红细胞的发育与成熟,参与许多重要化合物的甲	DNA合成障碍,营养性巨红细胞贫血,青年型恶性贫血,障碍正常免疫功能	未明	肝、肉类、蛋、鱼、乳

续表

营养素	性质	代谢	生化功能	缺乏	过多	来源及每日需要量
维生素C 抗坏血酸	水溶性，极不稳定，易被氧化，在中性或碱性溶液中尤甚，光、金属离子(Fe^{++}、Ca^{++})或荧光物质都能促进维生素C被氧化分解。在低温酸性溶液中较稳定	易在胃肠中吸收，血浆浓度反映每日吸收的量，白细胞中的含量反映组织中的含量，过量由尿排出，组织中储存很少，小在肾上腺中含量较高，肾上腺脱氧抗坏血酸具有生物活性	基化作用，参与胆碱的合成过程。在体内氧化与还原反应中发挥作用，促进铁的吸收和叶蛋白还原，使高铁血红蛋白，为血红蛋白，促使结络合成，参与酪氨酸等芳香族氨基酸代谢。并能促进肾上腺皮质，神经递质等的合成	坏血病。早期症状为烦躁不安，生长缓慢，容易发生感染，皮下及上骨，骨膜下出血，出牙后可见牙龈出血，伤口愈合慢，牙质和骨样组织形成停滞	每日超过2 g，可发生尿石等症	橘子、柚子、山楂、鲜枣等鲜果、番茄、辣椒、白菜、萝卜等新鲜蔬菜
维生素D_2 一组类固醇衍生物 维生素D_2(麦角钙化醇) 维生素D_3(胆钙化醇)	脂溶性，耐热、而酸和碱，不易被氧化	在肠道于胆汁盐作用下与脂肪一起吸收，维生素D_3原在人体内合成，贮存于皮下，在日光照射下转变为维生素D而被吸收。$1-25-$羟化酶系统的催化，变成$25-(OH)-$	1. 调节小肠钙、磷的吸收。$1-25-(OH)_2-D_3$在小肠黏膜的胞浆内，促进钙结合蛋白的合成，参与钙的运载而促进钙的吸收。$1-25-(OH)_2-D_3$尚能促进磷的吸收 2. 通过与甲状旁腺素	佝偻病（在骨有形态变化之前先有血浆碱性磷酸酶的升高），婴儿手足搐搦症，生长障碍，骨软化症	个体耐受性不同，一般每日服用20 000～50 000 IU数日可致中数周后或长期每日服用2 000 IU亦可中毒。表现为恶心、呕吐、腹泻，头痛、多尿、夜尿	肝、蛋、鱼肝油

续表

营养素	性　质	代　谢	生化功能	缺　乏	过　多	来源及每日需要量
		D_3 再经肾脏 1-羟化酶的作用转变为有活性的 1-25-$(OH)_2$-D_3，由肾脏以激素的形式排出	的协同作用促进骨钙的游离入血，转运到新骨使之钙化 3. 增加肾曲管对钙磷的回吸收		体重减轻，骨化过度，甚至软组织钙化，如心、肾、血管、气管可发生钙盐沉着，严重者可致肾功能衰竭	
维生素E：生育酚	脂溶性，在无氧条件下对热条定，极易被氧化，在紫外线照射下易破环	吸收受脂肪消化的影响，储存在脂肪组织中，但不储存在肝脏中	是一种有效的抗氧化剂，如保护胡萝卜素、维生素 A 和亚油酸在小肠不被氧化，并可保护红细胞膜的不饱和脂肪酸免予氧化破坏，抗血管硬化	早产婴溶血，共济失调，周围神经病，眼肌瘫痪	未明（动物实验发现沉着于主动脉）	麦胚油、豆类和蔬菜
维生素K：一组作用相似的萘醌，叶绿醌(K_1)	自然界的维生素 K 为脂溶性，合成的甲基萘醌亚硫酸氢钠为水溶性，耐热，对光、强酸、强碱敏感	吸收需要有胆汁盐和胰脂酶，由空肠吸收，少量储存在肝，可由肠道正常菌群合成	尚不完全清楚，主要促进凝血酶原合成，凝血因子 II、VII、IX、X 是依赖维生素 K 的因子	出血，肠道合成障碍（新生儿长时间应用磺胺类和抗生素）。肠道吸收障碍或合成障碍（肝损害）除后者外，用维生素 K_3 皆有效。双和胆汁盐和香豆素和水杨酸盐是维生素 K 的拮抗剂	早产婴服用正常剂量可致高胆红素症	绿叶植物及肝

维生素 A 的需要量与儿童的生长成正比,学前儿童的需要量相对比成人多。每日膳食中不同年龄儿童维生素 A 的供给量分别为:初生至 1 岁 200 μg,1 岁以上 300 μg,2 岁以上 400 μg,3～4 岁 500 μg,5～7 岁 750 μg。

摄入过量鱼肝油或注射维生素 A 300 000 IU 可导致机体维生素 A 中毒。表现为食欲减退,颅内压增高,多汗,脱发,皮肤干燥,肝脾肿大,四肢疼痛,易发生骨折,生长发育停滞。膳食中胡萝卜素过多,将导致胡萝卜素血症,表现为皮肤发黄,尤以手掌、足底明显。

(2)维生素 D。植物中的麦角固醇及人和动物的皮肤和脂肪中含有的7-脱氢胆固醇,经紫外线照射后,分别形成维生素 D_2 和 D_3。食物中的维生素 D_3 常与脂肪一起在小肠内被吸收。维生素 D_3［25(OH)D_3］为维生素 D 在血液的主要形式,也是判断人体维生素 D 营养状况的重要指标。

维生素 D 能够促进钙、磷的吸收,对骨骼的生成极为重要。婴儿缺乏维生素 D 易发生佝偻病及手足搐搦症(见图 4-1,4-2)。

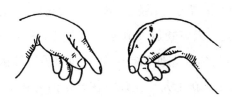

图 4-1 手足搐搦症病例的手痉挛

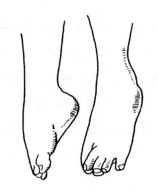

图 4-2 手足搐搦症病例的足痉挛

通过正常膳食和接触阳光,成人一般不会发生维生素 D 缺乏症,但对处于生长发育过程中的学前儿童和其他特殊人群来说,要注意多晒太阳,并以食物适当补充维生素 D。含维生素 D 丰富的食物有肝脏、禽蛋等,奶类及植物性食物含量均偏低。鱼肝油虽含有丰富的维生素 D,但在为以奶为主的婴儿补充鱼肝油时,要注意不可过量,否则易引起维生素 D 中毒,出现食欲不振、呕吐、便秘、血钙过高,甚至发生肾及其他脏器钙盐沉着,引起肾功能严重损害。学前儿童每日需要维生素 D10 μg。

(3) 维生素 E。又名生育酚,是一种黄色油状的脂溶性维生素,是细胞膜的稳定剂或保护剂。

保护红细胞膜的不饱和脂肪酸免于氧化破坏。维生素 E 缺乏时可导致新生儿溶血增加。维生素 E 的功能目前尚不十分清楚。

(4) 维生素 K。天然产物的维生素 K_1 和 K_2 是脂溶性的,化学合成的维生素 K_3 是水溶性的。维生素 K 能够刺激凝血酶原的形成,使凝血作用得以顺利进行。

菠菜、白菜、海带、栗子中维生素 K 含量较高,肝脏、蛋黄、黄豆、米糠中含量也比较丰富。人体肠道细菌也可合成维生素 K,这部分占机体总摄入量的 50%~60%,长期使用抗生素可抑制肠道细菌的繁殖,从而造成维生素 K 的缺乏。新生儿出血症往往就是因为新生儿肠道内细菌甚少,合成的维生素 K 不足,导致凝血失常而出现出血。

2. 水溶性维生素。

(1) 维生素 B_1(硫胺素)。维生素 B_1 是碳水化合物正常代谢的必要物质,能影响组织的能量供应,增强机体的心肌收缩力,有利于神经冲动的传导。维生素 B_1 不溶于脂肪,在弱酸溶液中很稳定,但溶于水,在碱性溶液中或遇热时极易被破坏。维生素 B_1 存在于肝、肾、瘦肉(特别是猪肉)、乳类、米糠、麦麸、豆类、硬果类等食物中。谷类加工过细会损失大量的维生素 B_1,食物中常含有抗硫胺素因子,故食物存放时间过长也会降低维生素 B_1 的含量。

维生素 B_1 的缺乏可导致消化、神经和心血管诸系统的功能紊乱。维

生素 B_1 缺乏症即脚气病,表现为容易疲乏,四肢无力,肌肉萎缩,感觉迟钝,甚至心力衰竭。乳母缺乏维生素 B_1,可导致乳儿脚气病的发生,一般表现是烦躁不安,哭声嘶哑,吸吮困难,颈肌和四肢肌肉无力,严重时可发生惊厥,易造成死亡。

人体全身约含维生素 B_1 30 mg,主要在小肠内吸收,多余部分从尿中排泄。

(2)维生素 B_2(核黄素)。维生素 B_2 是机体多种辅酶的组成成分,这些辅酶与特定的蛋白质结合形成黄素蛋白。维生素 B_2 在氨基酸、脂肪和碳水化合物的代谢以及细胞呼吸中起着重要的作用。维生素 B_2 溶于水,在碱性溶液中和光照下易被破坏,耐热,耐酸,不易被氧化。

鸡蛋、肝脏、乳类、瘦肉、鱼等动物性食物中含有较为丰富的维生素 B_2,绿色蔬菜中也有一定的维生素 B_2,但含量不高。因此,在以植物性食物为主的人群中,维生素 B_2 缺乏者较为常见。

维生素 B_2 缺乏症表现为口角糜烂,阴囊发炎,角膜溃疡,生长停滞。

(3)维生素 PP(烟酸、尼克酸)。维生素 PP 中具有生理活性的衍生物烟酰胺,参与辅酶 I 和辅酶 II 的形成,数百种脱氢酶需要辅酶 I 或辅酶 II 的协同作用才能发挥应有功能,故维生素 PP 具有广泛的生理作用。维生素 PP 易溶于水,性质比较稳定,不易被酸、碱、热破坏,也不易被氧化。

肉类、肝脏、花生、酵母等食物中含有较为丰富的维生素 PP,其他动植物食物中含量较少。

每 60 mg 色氨酸可在体内形成 1 mg 烟酸,但转换能力因人而异。

维生素 PP 缺乏可导致癞皮病,表现症状为皮炎、腹泻、精神抑郁。

(4)维生素 B_6。维生素 B_6 包括吡哆醇、吡哆醛和吡哆胺三种可以互相转换的形式,已经发现人体中有六十多种酶需要磷酸吡哆醛以构成其辅酶。维生素 B_6 参与蛋白质和脂肪的代谢,是人脑发育的重要物质。维生素 B_6 还作用于色氨酸使之成为烟酸,故维生素 B_6 的缺乏也可出现癞皮病。维生素 B_6 溶于水,对光和碱敏感,加热后极易被破坏。

蛋黄、肉、鱼等食物中含有较为丰富的维生素 B_6，谷物和蔬菜中也有少量。加工和烹调十分容易造成维生素 B_6 的损失。

婴儿缺乏维生素 B_6 会躁动不安，发生惊厥。学前儿童维生素 B_6 缺乏会导致生长停滞。孕妇缺乏维生素 B_6 会影响胎儿的脑发育。

（5）叶酸。叶酸是 B 族维生素的一种，广泛存在于绿叶蔬菜中，微溶于水，易被光、酸、热破坏。缺乏叶酸，可造成 DNA 合成障碍，导致巨幼红细胞性贫血，抑制淋巴细胞的免疫功能。维生素 C 对叶酸有保护作用。

（6）维生素 B_{12}（钴胺素）。维生素 B_{12} 的生理作用与叶酸有密切的关系，缺乏时红细胞成熟停滞，寿命缩短，降低叶酸的生理功能。学前儿童缺乏维生素 B_{12}，会出现记忆力减退、肌肉萎缩、运动失调。维生素 B_{12} 存在于肉、内脏、鱼、蛋、乳等动物性食物中，植物性食物含量很少。

（7）维生素 C（抗坏血酸）。在人体的结缔组织中，维生素 C 能催化原胶原纤维中脯氨酸和赖氨酸的羟化和交联，促进伤口的愈合；在体内氧化和还原反应中，促进铁的吸收和叶酸的代谢，对缺铁性贫血、巨幼红细胞性贫血有一定的治疗作用。维生素 C 易溶于水，且极不稳定，在氧化、高温、接触碱类和铜器的情况下，往往失去作用。

新鲜蔬菜和水果是维生素 C 的重要来源，西红柿、辣椒、芹菜、萝卜、橘子、山楂、柚子、枣子等含量特别丰富。植物中的有机酸及其他抗氧化剂可使维生素 C 免受破坏，而按一般的烹调方法，维生素 C 的保存率仅为 50%～60%。只要经常食用足够的蔬菜和水果，并注意科学的烹调方法，人体一般不会缺乏维生素 C。

维生素 C 缺乏会导致坏血病，即毛细血管通透性增大，引起皮下、黏膜、肌肉、牙龈等多处出血。维生素 C 的缺乏，还将出现伤口愈合缓慢，毛细血管壁脆性增加，骨质疏松，机体的抵抗力下降。

人乳喂养的婴儿若其乳母膳食平衡，一般不会缺乏维生素 C。学前儿童每日所需维生素 C 约 30～50 mg，年龄越大，每日的需要量越多。

（二）无机盐

存在于人体的各种元素，除碳、氢、氧、氮主要以有机化合物的形式出现外,其余各种元素统称为无机盐(矿物质)。无机盐是人体不可缺少的营养素,它们虽然不供给人体热量,但却是构成机体的组成成分,能够调节生理机能。现知人体必需的无机盐有二十余种,其中钙、磷、镁、钠、钾、氯、硫七种元素的含量超过了体重的万分之一,被称为宏量元素或常量元素;而含量少于体重万分之一的元素被称为微量元素或痕量元素,如铁、铜、锌、碘、氟、硒、锰、铬、钴、钼和镍等。(见表4-6)

学前儿童生长发育过程中比较容易缺乏钙、铁、锌、碘、铜、氟、硒等几种无机盐,下面分别加以介绍。

1. 钙。

钙是构成骨骼和牙齿的主要成分。成人体内钙含量约为1 200 g,占体重的2%左右,大约有99%的钙集中在骨骼和牙齿中,其余1%存在于血液、间质液及细胞内液中。钙的沉积和溶解一直在不断进行,骨钙和血钙不断地进行更新,学前儿童的骨钙每1～2年更新一次,即使在成年以后,每年也有2%～4%或更多的钙在进行更换,大约10～12年更新一次。

离子钙是多种酶反应的催化剂,在调节细胞膜的通透性和神经肌肉兴奋性、神经递质的释放、激素的分泌、血液的凝固、保持正常的心力和肌力等方面有着重要作用。较多的影响因素,使钙在小肠的吸收很不容易,通常只能吸收20%～30%,其余的随粪便排出。

乳糖和多种氨基酸均可促进钙吸收;维生素D可激活钙结合蛋白,从而也促进钙的吸收;而食物中的植酸、草酸可与钙离子结合成不溶性钙盐影响钙的吸收,食物中的纤维素也会妨碍钙的吸收;机体脂肪消化不良时,钙与未吸收的脂肪酸形成钙皂,从而降低钙的吸收率。钙的吸收率与机体对钙的需要量成正比,学前儿童、孕妇和乳母等对钙有特殊需要的人群,吸收率可达50%。

奶和奶制品不仅是食物中钙的最好来源,也是最有利于学前儿童吸收的钙源。小虾皮、海带等含钙特别丰富。另外,蔬菜、豆类及其制品中钙含量也比较多,但由于植物中又同时含有植酸、草酸,故吸收率较低,常见蔬菜中,苋菜、菠菜等含草酸较高。学前儿童每日钙的需要量为600～800 mg。

表 4 - 6　矿物质的功用、缺乏与过多的影响、需要量及来源

营养素	主要代谢	功　用	缺　乏	过　多	每日需要量	来　源
钙	肠内溶酸性和维生素 D 代谢物促进小肠吸收，食物内脂肪、草酸盐、磷酸盐等过多可减少吸收，摄入量的 10% 由尿排出，70% 由粪便排出；主要存储于骨骼，并由甲状旁腺素控制其代谢	构成骨骼、牙齿，供给离子化钙，与镇静神经、血液凝结、肌肉收缩舒张和腺体分泌有关	佝偻病、手足搐搦症	钙量过多可能沉淀磷盐	0.6～1.2 g	乳、蔬菜
磷	维生素 D 代谢物促进肠吸收，脂肪过多时使吸收减少；主要储存在骨、各组织及红细胞；经肾小球吸收，又被肾小管吸收，摄入量的 55% 由尿排出；血内有机磷=无机磷=20:1	构成骨骼、肌肉、神经，（与钙、钾、蛋白、脂肪等结合）协助糖和脂肪的吸收和代谢参加缓冲系统，维持酸碱平衡	佝偻病	消耗人体钙质	0.4～1.2 g	乳、肉、豆、五谷
铁	主要在胃及十二指肠吸收，胃液及维生素 C 促进其吸收；在代谢过程中，体内的铁可反复利用；大量由粪便排出，尿、肝中排出少量	缺乏血红蛋白及人体其他铁质氧化作用	小细胞性贫血	饮食含铁过多并无害处	15～18 mg	肝、蛋黄、血、红瘦肉、绿色蔬菜、桃、杏、黑枣

续表

营养素	主要代谢	功用	缺乏	过多	每日需要量	来源
锌	存在于肝、肌、骨及细胞中,主要从肠道排出	构成几种酶(如红细胞交换二氧化碳的酶、小肠和水解蛋白酶等)	矮小症、贫血、男性性腺发育不良、肠病性肢端皮炎、食欲不振、味觉差	可致胃肠道不适	5~15 mg	初乳、各种食物
铜	吸收机理尚不明了,存在于红细胞中,肝脏与中枢神经系统有较高浓度,排泄途径主要为小肠壁及胆汁	对血红蛋白的形成有触媒作用,为很多酶系统的重要成分	贫血	饮食含铜多并无害处	1~3 mg	肝、肉、鱼
钠与氯	胃肠吸收快,进入血液及细胞间质液;90%以上由尿排出,被肾上腺皮质激素控制,其余由汗排出	调节人体内液酸碱性,调节水分交换,保持渗透压的平衡	缺钠时酸中毒,缺氯时碱中毒	口渴,肾功能不全者水肿	NaCl 1~2 g,新生儿 0.25 g,2 mEq/kg	食盐、食物(一般饮食内不缺)
钾	肠吸收言储存全身细胞内;80%由尿排出,部分由粪及汗排出	构成细胞浆的要素,调节神经和肌肉活动维持酸碱平衡	肌肉无力或麻痹,心电图变化、心音低弱	心传导阻滞	KCl 1~2 g,新生儿 0.25g,1.5 mEq/kg	大多数食物含钾,橘汁、胡萝卜汁、乳、肉含量特多(一般饮食含量多)

续　表

营养素	主要代谢	功用	缺乏	过多	每日需要量	来源
碘	由肠吸收，集中到甲状腺后转成有机化合物（甲状腺素），大部分由尿排出，汗次之，粪仅含少量，乳可排泄少量	制造甲状腺素	甲状腺功能不足（甲状腺肿、地方性克汀病）	饮食含量无害	45～150 μg	海藻类
镁	肠吸收后进入血浆及细胞内，与钙的作用有关系；由尿排泄时大量回吸收	构成骨骼、牙齿；构成细胞浆要素；调节神经和肌肉活动，促进碳水化合物代谢中的酶作用	烦躁、震颤或惊厥，缺氧时心肌迅速失镁	饮食含量无害	100～300 mg，新生儿 40～70 mg	五谷、豆、乳、肉、坚果（胡桃等）
钴	吸收与排出速度都很快，肾脏为主要排出途径	构成维生素 B_{12} 分子的成分；存在于血红蛋白中	未明	饮食含量无害，药用过多可致甲状腺肿	未明	广泛存在
氟	日入量超过 0.6 mg 时，存储体内；由尿及汗排出	构成牙齿、骨骼	倾向于龋齿	牙齿出现斑釉及其他骨骼变化	0.5～1 mg（饮水中含氟量在百万分之一左右为适合的浓度）	水、海产品，一般食物（与水土的氟量有关）
硫	无机硫对身体无用，食物中以胱氨酸、蛋氨酸形式结合成蛋白质而吸收。代谢产物成无机硫酸盐或有机的硫酸酯，自尿及胆汁排出	构成细胞蛋白、组织液及辅酶等，调节神经及酶代谢，参加解毒作用	与蛋白质缺乏相关	无害，能从尿排出	0.5～1 g	蛋白质食物（约含硫 1%）

足月胎儿骨骼所需钙的 80% 是在妊娠期最后三个月中获得的,如果孕期的膳食缺钙,则新生儿储钙量偏低。学前儿童缺乏钙,会影响骨骼和牙齿的发育,容易发生佝偻病,导致骨骼变形;同时由于血钙偏低,神经和肌肉的兴奋性会大大增加,从而发生手足搐搦症。

2. 铁。

新生儿体内含铁 0.25~0.30 g,至青春期增加到 3~4 g。体内总铁量的 2/3 存在于血红蛋白中,铁缺乏影响血红蛋白的合成而导致贫血;体内 3% 的铁合成肌红蛋白,肌红蛋白与氧的亲和力较强,起到氧气的储存作用,当缺氧时可以放出氧以供肌肉收缩的急需;还有极少量的铁构成人体必需的酶,如各种细胞色素酶、过氧化氢酶等,是细胞代谢不可缺少的物质。其余的铁储存于肝、脾和骨髓中。铁在机体中参与氧的转运和交换。

人体内的铁主要来源于食物。食物中以动物肝脏、动物血、黑木耳、海带、肉类、蛋类、鱼类含量较高,乳类中较贫乏。日常生活中常用铁锅,也能得到相当量的铁盐。此外,红细胞在体内破坏后,从血红蛋白中分解出来的铁几乎全部重新合成血红蛋白或为其他组织提供所需要的铁。

植物性食物中的铁的吸收率很低,仅为 1% 左右,而肉类食品中的铁以血红素的形式存在,其吸收率较高,为 10%~22%。机体越需要铁,铁的吸收率越高,因此学前儿童、孕妇等人群体内铁的吸收率较高。若鱼类或其他肉类食物与植物性食物同时摄入,则可使植物性食物中的铁的吸收率增加。蛋中的铁吸收率较低,但由于含量丰富,仍然不失为学前儿童尤其是婴儿的重要的铁来源。维生素 C 能使三价铁还原成二价铁,有利于铁的吸收。一般来说,凡是与铁结合成可溶性小分子络合物的,均可促进铁的吸收,如各种氨基酸、葡萄糖、柠檬酸等;与铁结合成不溶性沉淀物的,均妨碍铁的吸收,如鞣酸、草酸、碳酸盐、磷酸盐等。

人体缺铁会发生缺铁性贫血,同时还影响各种含铁酶的活性,降低肌肉收缩力和机体免疫能力,影响消化吸收,损害神经系统的功能,使儿童注意力分散,记忆力减退,智能发展迟缓。

学前儿童每日铁的需要量为 10 mg。以乳类为主的婴儿要适时添加蛋黄及其他含铁丰富的食物。

3. 锌。

锌为人体必需的微量元素之一，是 100 多种酶的组成成分，因而与蛋白质的合成、激素的代谢、免疫功能的成熟等有着十分密切的关系。

成人体内的锌约有 2 g，60% 存在于肌肉中，30% 存在于骨骼中，另有一些存在于皮肤（包括头发）和内脏中，头发中的含锌量可以反映膳食中锌的长期供给量。

含锌较丰富的食物有牛肉、瘦肉、海产品、奶类、蛋类。谷类等植物性食物的含锌量较少。锌的吸收率较低，食物中的草酸、植酸可与锌形成不溶性络合物，降低吸收率。

缺锌的原因较多。儿童挑食、偏食，长期营养不良，造成锌摄入不足；各种原因所致腹泻均会减少锌的吸收，尤以慢性腹泻为重；学前儿童由于生长发育迅速，锌的需要量增大，也容易造成锌的相对不足。儿童感染、发热时，锌需要量增加，而食欲下降，摄入量减少，也易缺锌。

目前缺锌儿童较为常见。儿童体内缺锌时，味蕾功能减退，食欲不振，导致厌食。缺锌妨碍核酸和蛋白质的合成，影响生长发育，儿童往往身材矮小，严重者有侏儒症，而补锌后身高体重恢复较快。缺锌儿童可有异食癖，表现为喜食泥土、纸张、煤渣等异物。缺锌还表现为性成熟障碍、免疫功能低下、皮疹及脱发等。

婴儿每日锌的需要量为 5 mg，1～7 岁儿童为 10 mg。

4. 碘。

碘是构成甲状腺素的重要成分。它以有机碘和无机碘的形式从消化道吸收，然后很快被甲状腺摄取，能促进机体的生长发育和新陈代谢。

碘缺乏时，甲状腺素合成不足，引起甲状腺肿大。由于先天因素使甲状腺素分泌减少导致生长发育减慢、智力迟钝的疾病，称为呆小症或散发性克汀病。这类儿童生长发育迟缓，智力低下，表情呆滞，出牙、坐、站、走均落后于同龄儿童，身材不匀称，上、下部之比维持婴儿水平。地方性克

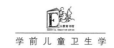

汀病大多出现在甲状腺肿流行区,这类地区自然环境中碘缺乏,患病率可高达地区人口的 5%～10%,此病是胚胎时期和出生后早期碘缺乏、甲状腺功能低下所造成的大脑与中枢神经系统发育障碍的结果。妊娠时母体甲状腺功能减退是地方性克汀病高发病率的一种危险指标。

含碘丰富的食物主要为海产品,如海鱼、海虾、紫菜、海带等。加碘盐对预防碘缺乏病有显著效果。

5. 铜。

铜参与三十多种酶的形成,为体内主要酶的构成原料。人体含铜100～150 mg,铜与铁的吸收、神经递质的合成等有密切关系。铜缺乏时出现贫血、肌张力低下、腹泻、厌食及智力低下。含铜较丰富的食物为鱼类、肝、贝壳类、硬果类(如核桃)等,谷类、蔬菜、水果的含铜量因土质不同而有差异,人乳及牛乳中含铜均不多。

6. 氟。

90%的氟存在于牙齿及骨骼中,氟在牙釉质及骨质中形成坚硬耐酸的氟磷灰石,防止龋齿并增加骨的强度。食物中氟含量与地方水质及土质有关,正常情况下,人体每日需要氟 1～2 mg,缺氟者易患龋齿;每日摄入超过4～8 mg 时,牙齿出现斑点,失去光泽,导致斑釉症,而且骨质变脆。

7. 硒。

硒参与人体酶的代谢,与心肌功能有关,也可能有节约维生素 E 的作用。谷类、肉、肾和海产品中含硒量都较高,一般膳食中不易缺乏。地方性缺硒与克山病(以心肌病变为主的地方病)有关,低硒为克山病共有的水土因素之一。儿童对硒的需要量较大,缺硒时发病率最高,表现为心肌实质的严重损害。硒摄入过多,可致脱发及指甲变脆。

(二) 水

水是人体的重要组成部分,是维持生命活动的重要条件,其重要性仅次于空气。

1. 体液的总量。

儿童体内水分相对较成人多,新生儿体液总量约占体重的 80%,生后 1 个月降至 75%,学前儿童约占 65%～70%。儿童体格的生长也与水分的蓄积有很大关系,如婴儿每日体重增加25 g,其中水分即占 18 g,蛋白质及脂肪各 3 g,矿物质 1 g,糖原微量。

2. 水的生理功能。

(1) 构成全身组织,是细胞的主要成分。成人体液约占体重的 60%,其中细胞内液约占体重的 40%,细胞外液约占体重的 20%。

(2) 调节体温,保持体温的相对恒定。人体通过血液循环,将体内代谢产生的热量均匀分布全身,并通过排汗散热调节体温。

(3) 加速化学反应,促进机体的新陈代谢。水是溶解物质的溶剂,机体内一切化学变化都必须有水的参与。

(4) 充当各种营养物质吸收、运输及排泄的携带体。即使不能溶解于水的蛋白质和脂肪,也必须以胶体形式混悬于体液之中。

(5) 是机体良好的润滑剂。通过胸腔、腹腔的浆液,呼吸道、胃肠道的黏液,以及泪液、唾液和关节滑液,发挥良好的润滑作用。

3. 水的需要量。

水的需要量决定于机体的新陈代谢和热量的需要。学前儿童新陈代谢旺盛,热量需要较多,而肾脏浓缩功能较差,故需水量较多。另外,儿童活动量越大,外界气温越高,机体散热越多,需水量越多;多食富含蛋白质的食物后,因排泄这些食物需水较多,故也增加水的需要量。

一般来说,年龄越小,需要的水分相对越多。婴儿每日每千克体重需水 110～155 ml,1～3 岁儿童每日每千克体重需水 100～150 ml,4～7 岁儿童每日每千克体重需水 90～110 ml。学前儿童如果摄取的水量低于每日每千克体重 60 ml,即可发生脱水症状。儿童若摄入大量的水而超过正常需要量,也会对身体产生危害。

4. 水的来源。

水不仅来自摄入的液体,还来自固体食物中的水分,混合饮食每生成 100 kcal 热量,产生水 12 g。

第二节
婴儿喂养

婴儿喂养是指 1 岁以内孩子的喂养。婴儿喂养的主食为乳类。婴儿喂养的方式包括：母乳喂养、人工喂养和混合喂养。

一、母乳喂养

1. 母乳喂养的概况。

母乳喂养是指对出生 4～6 个月的婴儿采用纯母乳喂养。

母乳喂养是我国的传统习惯，曾经被看作是母亲的天职。然而，从 20 世纪五六十年代到 80 年代初，母乳喂养率一直呈下降趋势。究其原因，主要有以下几个方面：①虽然过去母（人）乳喂养率几乎达到 100%（没有乳汁的母亲也会设法寻找"奶妈"），但全社会（包括一些儿科医生）并没有真正认识到母乳是其他任何营养品都无法替代的；②妇女广泛地离开家庭，扮演一定的社会角色，客观上使母乳喂养难以保证；③社会生产的发展，牛乳及各种代乳品大量涌现，人工喂养已经不像以往那样繁琐。据 1983～1985 年全国 20 个省、市、自治区统计，最初 4 个月的母乳喂养率城区为 42.5%，农村为 69.9%。个别现代化城市的母乳喂养率一度竟降低至 12% 左右。

80 年代以后，人们对母乳喂养的重要意义有了进一步的认识。在世界卫生组织的努力下，世界各国的母乳喂养率都有所回升。1981 年，我国卫生部与世界卫生组织合作举行了专门的母乳喂养研讨会，明确了母乳喂养是"母亲的天职，婴儿的权利"，认识到母乳喂养既可预防第三世界国家婴幼儿的营养不良性疾患，又可避免类似发达国家婴儿的肥胖症。

2. 乳汁的合成与分泌。

（1）人乳分泌机理。

① 泌乳。整个人乳分泌的过程是一个复杂且有多种内分泌参与的

生理过程。乳腺是一个庞大的外分泌腺体,所含有的乳腺小叶,被脂肪和结缔组织所包裹,并富有血液、淋巴组织,受神经系统的调节。每个乳腺小叶含有许多囊状的腺泡。妊娠以后,雌激素促使乳腺基质的发育,脂肪不断堆积,乳腺小叶、乳小管、腺泡结构发育增大,从而具备泌乳能力。

与此同时,垂体前叶分泌更多的催乳素,催乳素是维持乳汁分泌的重要激素之一,妊娠时,母血中催乳素的浓度日见上升,超过正常浓度的20倍以上,但因雌激素及由胎盘产生的孕酮能与催乳素竞争相应的受体,故此时乳腺极少分泌。分娩以后,雌激素及孕酮在血中的浓度迅速下降,致使受孕酮抑制的乳腺内催乳素受体失去抑制而开始泌乳。产后如不授乳,血中催乳素的浓度随即下降。而哺乳期,乳头受到新生儿吮吸的刺激,通过神经反射传达到垂体前叶,促使分泌催乳素。催乳素在血中的浓度随着吸吮的强度和频率的增大而增高。催乳素有抑制卵巢功能的作用,乳母往往因此推迟月经的恢复。

② 排乳。吸吮乳头及乳晕的刺激由神经传达到垂体后叶,促使催产素的分泌。催产素进入血液,达到乳房组织,促使围绕在腺泡及乳小管周围的肌肉细胞收缩,将乳汁挤到乳管及乳窦,从而产生射乳。催产素除了促使乳汁的喷射外,还能引起子宫平滑肌的收缩,有利于乳母排出恶露,促进子宫复原。

(2)人乳成分。

人乳的成分因产后的时期和取乳的部分不同而有较大的差异。从分娩当日到产后第5天期间的乳汁为初乳,5~10日为过渡乳,10日以后为成熟乳。

初乳色黄、量少、浓度高,其特殊成分对于婴儿来说具有特别的作用。初乳脂肪较少,蛋白质较多,其中含量较多的是分泌型免疫球蛋白A(SIgA)和乳铁蛋白等。乳铁蛋白和溶菌酶都在初乳以后的乳液中保持稳定水平,分泌型免疫球蛋白A等成分迅速下降,但SIgA在乳液中的浓度仍超过血清浓度。与抗大肠杆菌抗体有关的SIgA在婴儿时期大量供给,对避免此时容易发生的大肠杆菌感染十分有利。初乳的量并不多,但其中的抗体总量却不少。初乳中还含有较丰富的维生素 A 和维生素 E 以及微量元素锌。初乳有一定的导泻作用，促使胎粪的排出，以利于减轻新生儿黄疸。

人乳成分中有十分宝贵的 β-淋巴细胞和 T-淋巴细胞，能增强婴儿的免疫能力，但它们易被高热破坏，故若将人乳高温消毒，其生物作用消失。过渡乳含脂肪最高，蛋白质与矿物质比初乳少。成熟乳中含蛋白质 1.1%，脂肪 3.8%，碳水化合物 7.0%；矿物质占 0.2%，且以钙为主要成分，钾、氯、钠、磷、锰等依次减少；人乳含铁量极少，每 1 000 ml 乳汁仅含铁 1.5～2.0 mg，不及时添加辅食容易发生贫血。人乳内各种维生素的含量与乳母膳食中摄入的维生素密切相关。

每次分泌的乳汁，由于出乳的先后，其成分也有不同。最初挤出的乳汁，脂肪低而蛋白质高，以后挤出的乳汁脂肪含量越来越高，蛋白质含量越来越低，最后挤出的乳汁，其脂肪含量是最初乳汁的 2～3 倍。

与牛乳相比，人乳的营养成分更适合婴儿的需要。人乳蛋白质中乳白蛋白较多，与酪蛋白之比为 4∶1，凝块较牛乳小（牛乳乳白蛋白与酪蛋白之比为 1∶4），加上人乳脂肪的脂肪球较牛乳小，所含乳糖量较为合适，故人乳较牛乳更利于婴儿消化吸收。人乳所含的不饱和脂肪酸（花生四烯酸）为 7%，牛乳则为 3%。牛乳中的维生素 E 含量只有人乳的 1/6，牛乳含硒量较少，而硒与维生素 E 有协同作用，故人工喂养的早产儿特别容易发生维生素 E 缺乏。牛乳在成分上尽管与母乳相当，但因要加热消毒后方能食用，故许多营养成分被迫分解，从而降低了牛乳的营养价值。

（3）影响乳汁分泌及成分的因素。

许多人为因素都会影响乳汁的分泌及乳汁的成分，其中，影响较大的因素有：精神因素、哺乳方式、饮食、药品与毒物等。

① 精神因素。过分紧张、担忧、疲乏、闷闷不乐都会减少乳汁的分泌。这是因为泌乳是复杂的神经系统和内分泌系统作用于乳腺的过程，与泌乳有关的多种激素都直接或间接地受下丘脑的调节，任何精神因素均可通过神经反射而抑制催产素和催乳素的分泌，使奶量减少。乳母应

有愉快的情绪、充足的睡眠,以保持身体健康。

② 哺乳方式。尽早开奶既能使乳汁分泌有良好的开端,又能使婴儿获得更多的免疫物质,故新生儿开奶时间应提前至出生后 0.5～1 小时。婴儿满月前或乳母产假期间应按需哺乳,以后可定时哺乳。产后早期泌乳量往往不足,为此每次哺乳要左右两侧交替进行。当乳量较充足时,也要注意不让乳汁长时间贮存在乳腺内,否则会减少乳汁的进一步分泌。

③ 饮食。一般说来,孕期最后几个月及哺乳期间,母亲应比平时摄入大约多 1/4 的食物(见表 4 - 7),以保证母体对营养素的需求。母亲的饮食量决定了乳汁的脂肪和蛋白质的含量,若母亲摄入的蛋白质过低,会使乳汁分泌量减少。而每日膳食均衡,营养正常,则既可使乳汁维持一定的量,又能保证乳汁中含有各种营养素。乳汁中的维生素大多由饮食供应,故乳母应注意摄入各种维生素,母婴都要多晒太阳。

④ 药品与毒物。进入乳母体内的药物及毒物一般都可从乳汁排出,但各种药物在乳汁中的比例及对乳儿的毒性不同,如海洛因、可卡因、尼古丁等被列为禁用药。乳母用药应遵医嘱。

3. 哺乳要点。

掌握哺乳要点,有助于乳母顺利地哺乳。

(1) 心情愉快,对母乳喂养充满信心。

(2) 保持良好的精神状态,营养合理,睡眠充足。

(3) 保持乳头清洁,注意乳房保护,防止乳头皲裂和乳头凹陷。

(4) 0～6 月龄婴儿应该按需哺乳,每天喂奶 6～8 次以上;在 4～6 个月龄以前,如果婴儿体重不能达到标准体重时,需要增加母乳喂养次数。确有多余乳汁要随时挤出。

(5) 最少坚持完全纯母乳喂养 6 个月,从 6 个月开始添加辅食的同时,应该继续给予母乳喂养,最好能到两岁。若遇炎热或严冬季节可推迟到秋凉或春暖时分。

(6) 乳母若患有糖尿病、慢性肾炎、恶性肿瘤、心功能不全、精神病、癫痫等疾病,应停止哺乳;若患有急性传染病,可将乳汁挤出,经消毒后再

表 4-7 孕期最后三个月中及哺乳期乳母营养素每日需要量

营养素	孕后期	哺乳期	来源
蛋白质	+25 g	+25 g	肉、鱼、蛋、豆类
钙	1 500 mg	1 500 mg	牛奶、蛋壳粉、骨粉
铁	28 mg	28 mg	肝、瘦肉、动物血
锌	20 mg	20 mg	荤菜肉较多
硒	50 μg	50 μg	肝、鱼、瘦肉、硬壳果
维生素 A	3 000 IU (900 当量)*	4 000 IU (1 200 当量)	肝、胡萝卜、有色蔬菜
维生素 B$_1$	1.8 mg	2.1 mg	糙粮、豆类
核黄素	1.8 mg	1.8 mg	蛋黄、肝、肾
烟酸	18.0 mg	21.0 mg	肝、肉
维生素 C	80.0 mg	100.0 mg	新鲜果蔬
维生素 D	400.0 IU** (10 μg)*	400.0 IU (10 μg)	多晒日光、鱼肝油
维生素 E	12.0 mg	12.0 mg	种子胚油、绿菜
总热量	+200 kcal (+840 kJ)***	+800 kcal (+3 350 kJ)	主要由淀粉、脂肪供应

* 当量=视黄醇当量,1 IU 维生素 A=0.3 μg 视黄醇当量。

** 10 μg 胆钙化醇=400 IU 维生素 D。

*** 1 kcal=4.18 kJ。

喂哺婴儿。

4. 母乳喂养的优点。

从上述对人乳成分的分析,可以看出人乳对于婴儿的生长发育具有许多独特的生理作用,人乳营养成分不仅全面,而且符合婴儿消化吸收的特点,是牛乳及其他代乳品无法相比的。母乳喂养还具有以下优点:

(1) 减少婴儿过敏反应。牛乳常常使过敏体质的婴儿发生"奶癣(湿疹)",严重时只能停止食用牛乳,这既给婴儿带来痛苦,又会影响婴儿的生长发育。母乳喂养儿则极少发生过敏现象。

(2) 增进母婴感情。哺乳时,母婴肌肤相及,婴儿充分享受母体的温暖和爱抚,有利于心理健康。

(3) 有助于母体复原,减少某些疾病的发生。催产素能引起母体子宫平滑肌的收缩,有利于恶露排出,促进子宫复原。母乳喂养还可以使乳母减少乳腺癌及卵巢肿瘤发生的可能性。

另外,母乳喂养还具有经济、方便、安全、卫生等诸多优点。

二、混合喂养及人工喂养

混合喂养是指母乳与牛乳及其他代乳品混合使用的一种喂养方法。这只在人乳的确不够充足的情况下才采用,因混合喂养虽然比人工喂养更有利于婴儿的生长发育,但毕竟不如纯母乳喂养好。6个月以内的婴儿若采用混合喂养,母乳喂哺次数一般不变,这样乳汁的分泌仍可维持。增加牛乳及其他代乳品的量取决于婴儿的月龄及人乳缺乏的程度。

人工喂养是指用牛乳或其他合理的代乳品喂哺婴儿。常用代乳品除了牛乳外,还有羊奶、奶粉、奶糕、米粉糊等。

为实际应用方便,特将牛乳配制法介绍如下:

(1) 牛乳需要量。

牛乳需要量可按婴儿蛋白质需要量计算。已知牛乳内含蛋白质3.3 g/dl,故6个月以下婴儿牛乳需要量如按每日每千克体重100 ml计算,即可获得蛋白质3.3 g/kg。随着年龄的增长,辅食的增加,乳量可逐渐减少,1周岁时,婴儿每天一般需 600～700 ml 的牛乳。

(2) 糖需要量。

牛乳中碳水化合物浓度低于人乳,应加糖改变三大产能营养素的比例,促进婴儿的吸收。牛乳可加糖 5～8 g/dl,如加 8 g,则乳汁可得热量 100 kcal/dl,即 1 kcal/ml。一般加糖 5% 即可。

(3) 水分需要量。

一般按 150 ml/kg 计算。由牛乳供给大部分外,其余可将水加入乳中,或在两次喂乳之间另加。生后最初数天,牛乳中应加入水稀释,因牛乳中所含蛋白质和矿物质比人乳多 2～3 倍,要使之接近人乳,符合新生儿的吸收特点,必须稀释,牛乳与水的比例由 2∶1、3∶1、4∶1,逐渐过渡到婴儿满月后的不稀释全奶。

(4) 乳量的计算。

① 按乳儿每日所需的总能量和总液量来计算乳量。假设一 4 个月的乳儿,体重 6 kg,每昼夜需液量 150 ml/kg、能量 110 kcal/kg,则需总能量为 660 kcal。每 100 ml 牛乳的能量为 65 kcal,每 100 ml 牛乳中加 8 g糖,则 8% 糖牛乳 100 ml 热量为 100 kcal,每日摄入 8% 糖牛乳 660 ml 即可满足能量的需要。全天需要液量 150 ml/kg×6 kg＝900 ml,除去 660 ml牛奶外,全天共加水(900－660)＝240 ml。

② 按体重计算。

每日所需的奶量(ml)约相当于体重(g)的 1/10;

全天水量(ml)约为体重(g)的 1/20;

全天糖量(g)为体重(g)的 1/150～1/100。

(5) 注意事项。

为保证婴儿食具卫生,要选择便于消毒的奶瓶、奶嘴;奶液的温度应与体温相近,成人可先滴一滴于手背,以不感觉到烫为宜;奶嘴孔的大小以瓶内盛水倒置后,可连续滴出水滴为宜。

三、乳儿辅助食品的添加

对于婴儿来说,乳类虽然是最好的食品,但随着月龄的增加,必须按时添加辅助食品(简称辅食),以保证婴儿日益增长的营养需求。

1. 辅食添加的原则。

(1)大多数辅食添加的时间从出生4个月以后开始,但对母乳喂养的婴儿来说,如果母亲营养良好,乳量充足,可从出生后6个月开始添加。

(2)根据婴儿消化能力及营养需要逐渐添加食物品种,应先试一种,待试用3~4日或一周后,未发现大便异常时,可再添一种。如果发现大便异常或有其他情况时,应暂停喂哺此种食物,在大便恢复正常后,再从开始量或更小量进行。

(3)辅食添加应由少到多,由稀到稠,由淡到浓,逐步进行。

(4)辅食制作时,可适当放入富含不饱和脂肪酸的植物油,而不放或少放盐或糖。盐不但增加肾脏的负担,而且幼时摄入钠过多,会导致成年后的高血压;糖则容易导致龋齿的形成,经常吃过甜的食物,也会影响小儿的口味。

(5)婴儿个体差异比较大,应根据小儿平时的食欲及身高、体重的增长状况,灵活掌握辅食添加的时间、品种和数量。

2. 辅食添加的种类。

(1)菜汁果汁。由于人乳中维生素C的含量决定于乳母的饮食,消毒牛、羊乳或普通奶粉内维生素C的含量都不充足,加之摄入的维生素C也无法在婴儿体内长时间储存,故一般在新生儿期就开始添加菜水(将蔬菜切碎后放入水中煮)及新鲜的番茄汁、橘子汁等果汁。在4个月时可添加菜泥、果泥,补充婴儿维生素及无机盐的不足。

(2)蛋黄和肝泥。足月出生儿的肝脏存有一定数量的铁,但至五六个月时逐渐消耗完毕,加上乳类中普遍缺乏铁质(如母乳中的铁含量只及供给量的1/6左右),因此,从4个月开始,必须添加富含铁质的食物,如蛋黄(从1/4个开始)、猪肝泥(或猪肝汤)及动物血等。

(3)淀粉食物。婴儿在3~6个月时唾液腺发育较为完善,唾液量显著增加,并富有淀粉酶,因此,从4个月时,可逐步添加淀粉类食物,如米粉糊、烂面、稀粥、烂饭等,以增加婴儿的热量摄入。在婴儿六七个月出牙时,可提供烤馒头片、面包片、小饼干等,锻炼婴儿的咀嚼能力,促进牙齿的生长。

(4) 富含蛋白质的食物。8 个月以后,婴儿可逐渐食用全蛋、鱼肉、禽肉、豆腐、赤豆泥等,以增加辅食的品种,提高婴儿的食欲,为断奶作准备。断奶后的小儿每日仍应喝牛乳。

为保证婴儿的生长发育,除添加上述辅食外,婴儿自出生两周后,每日需服维生素 D400 IU,另要补充鱼肝油,以防维生素 D 及维生素 A 的缺乏。但要特别注意的是用量不能过大,否则易引起中毒。在阳光充足的夏季及光照时间较长的地区,应尽量通过日光浴产生维生素 D。

婴儿期辅助食品用量情况参见表 4-8。

表 4-8 婴儿期辅助食品每日用量大概情况表

开始应用月龄	①维生素D (IU)	菜汤或果汁 (ml)	②糠麸水	烂制品粥或米粉 (碗)	菜泥 (汤匙)	蛋黄 (个)	碎菜面条 (碗)	煮炖蛋鸡蛋或 (个)	鱼泥肉末肝末或 (汤匙)	豆腐 (g)	烤馒头包干片或 (片)	熟香蕉水果或 (个)
1	400 1次服	30 (分2次)										
2	同上	60 (分2次)										
3	同上	60 (分2次)	冲入牛奶、菜水或鲜果汁中									
4	同上	60 (分2次)		1/3 (分2次)		1/4						
5	同上	60 (分2次)		1/3 (分2次)	2	1/2						
6	同上	120 (分2次)		1/2 (分2次)	2~4	1						1
7	同上	120 (分2次)		1/2 (分2次)	4		1/2					1
8	同上	120 (分2次)		1/2			1(分2次)	1/2	1	20	2	
9~10	同上	150 (分2次)		1			1(分2次)	1	2	25	2	1
11~12	同上	150 (分2次)		1			1(分2次)		2	25	2	

① 在日光充足的地区如果尽量利用日光,可以免补维生素 D,但如不能充分利用日光,仍应每日供给维生素 D 预防量 400 IU。如给浓缩鱼肝油或维生素 D 制品时,必须按每日 400 IU 计算,由医生指导,忌过量以免中毒。

② 糠麸水制法:用麸皮一碗,水二碗半,加 10% 盐酸数滴,浸 1~2 小时后煮沸,滤去渣,稍加糖,每日分 2~3 次饮用。清糠代麸皮,功效相同,但糠味稍苦涩。

第三节
学前儿童的膳食

一、学前儿童膳食的特点

1. 1岁以上的小儿，奶类已不是主要食物，但仍然是重要的食物，每日最好有牛乳（或羊乳）500～600 ml，条件较差时可选用豆奶粉或豆浆，以防蛋白质供应不足。

2. 食物形式由流质、半流质逐渐过渡到软食，食物种类越来越多，烂饭、瓜、菜均能食用。特别是3岁以后，除了含脂肪、糖过多的食物，以及辣椒、酒、浓茶等刺激性较强的食物外，一般食物均可食用，只是在食物烹调时，注意尽量细、软些。

3. 逐步适应一日三餐外加1～2次点心的膳食安排。

4. 3岁以下小儿不宜食用颗粒状的食物，如花生、梅子、枣子等，其他像果冻等食品也不宜食用，否则容易造成气管堵塞或引发气管炎。

5. 一些学前儿童有挑食或偏食的倾向，成人应积极创设愉快的进餐气氛，经常改变烹调方法，增强儿童的食欲，切不可强迫儿童进食，否则易引起儿童的逆反心理，严重时可形成神经性厌食。

二、学前儿童膳食的配制原则

学前儿童膳食的配制必须符合以下原则：

1. 膳食平衡，比例适宜。

必须为学前儿童提供各种营养素，保证能量需求，满足各年龄阶段儿童的生理需要。

（1）1～6岁儿童每日能量的供给量分别为1 100 kcal、1 200 kcal、1 350 kcal、1 450 kcal、1 600 kcal、1 700 kcal。

（2）1～6岁儿童每日蛋白质供给量应分别为35 g、40 g、45 g、50 g、

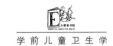
55 g、55 g,其中优质蛋白(动物蛋白和豆类蛋白)应占总蛋白量的 1/2 以上。

(3)蛋白质、脂肪和碳水化合物所产热能分别占总热能的 8%～15%、25%～30% 和 50%～60%。

2. 食物的配制应符合学前儿童的消化功能。

食物的配制应以小儿的咀嚼能力和消化能力为依据(见表 4-9),对于 3 岁以下尤其是进入托儿所的小儿来说,混合在一起的饭菜食用较为方便。油炸食物儿童不宜多吃。

表 4-9　各年龄组的食物烧法

| 年龄(岁) | 切法 | | | | | | | | | | 烧法 | | | | | |
---	蔬菜	鲜豆	干豆	豆腐干	鸡鸭	鱼	虾	肉	内脏	血	饭	面食	粗粮	荤菜	蔬菜	点心
1～2	泥或碎末	泥	泥	碎烂	去骨切末	去刺碎末	碎末	碎末	同左	同左	烂用荤素煨饭	蒸煮烧煨	粉糊	烧煮煨炖	同左	烤蒸煨煮
2～3	细丝小片小丁	煮烂整食	碎烂	细丝小片小丁	同左	去刺小片小丁	虾仁	细丝小片小丁	同左	同左	同上	同上,加饺子包子	烂粥	同上加炒	同左	同上
3～6	大块	整食	整食煮烂	大块	过渡由去骨至带骨大块逐渐	过渡由去刺至带刺大块逐渐	带壳整食	大块	同左	同左	同成人	同上,可加油煎	烂饭	同上,可加油煎	同左	同上,可加油煎

3. 食物的品种应丰富多样。

食物品种单一、缺少变化,只能降低学前儿童的食欲,应在保证各种营养素供应的前提下,变化食物的品种。

4. 注意烹调方法,讲究食物的色、香、味、形。

食物的色、香、味、外形、温度等刺激能够引起机体的兴奋,有利于学前儿童增强食欲,促进机体消化吸收。

三、学前儿童饮食卫生

1. 选择食物的要求。

为学前儿童选择食物,主要应符合卫生、安全、富有营养、利于消化的总要求,有下列情形之一的食物均应排除在选择范围之外:

(1)腐烂变质的食物。霉变的粮食、溃烂的蔬菜或水果、有异味的鱼、肉、蛋等,由于已被细菌污染,腐败变质,故营养素被大量破坏,营养价值降低,并产生致病因素。

(2)刺激性过强的食物。酒、咖啡、浓茶等食物会使儿童大脑过度兴奋,妨碍儿童正常作息,过多摄入酒精会引起中毒。

(3)含有致癌因子的食物。腌制、烘烤和熏制的食物,如咸菜、火腿、熏鱼等含有亚硝胺和多环芳烃致癌因子。

(4)含有农药、人工色素等有害物质的食物。蔬菜、水果必须洗净浸泡后才能食用,防止农药中毒。

(5)天然有毒食物。如发青的西红柿、发芽的土豆、新鲜黄花菜、未炒熟的四季豆等,含有天然毒素。畸形的动植物一般都受到污染也不宜食用。

(6)天然补品及人工营养品。人参及各种营养液会导致儿童的性早熟。

另外,有些食物应尽可能少选用,如糖果、冷饮、罐头食品等。

2. 烹调制作的要求。

烹调制作的总要求是既能改变食物的分子结构以利于机体消化吸收,又能最大限度地保存食物中含有的营养素,并能杀灭细菌,增加色、香、味,刺激儿童食欲。

为尽可能保存食物中的营养素,食物加工过程中应注意以下几点:

（1）为减少食物中维生素B的损失，淘米次数不宜过多，面食不放碱或少放碱、不用油炸，煮面条、下馄饨和饺子的汤应充分利用。

（2）为减少维生素C的损失，要将蔬菜先洗后切，急火快炒，且不用铜锅；做好的菜要及时食用，不留隔日菜。

（3）烹调食物时，可加适量的醋，醋能减少食物中维生素的损失，又能促进肉类及骨中钙的溶解吸收，还能去除动物性食物的腥味。

3. 厨房和炊事人员的卫生要求。

（1）厨房卫生。

① 厨房要有足够的面积，各室既方便工作程序安排，又要避免其中各种食物的交叉感染。

② 防蝇、防鼠、防蚊、防蟑螂的设施，排烟、排气的设备，污物处理设备，消毒设备等均齐全。

③ 水源充足、清洁；生、熟刀具、砧板要严格分开。

④ 餐具要及时消毒。

（2）炊事人员的卫生要求。

① 定期体检。炊事人员上岗前必须体检，不合格者不得参与厨房工作；以后每年必须重新体检一次。传染病患者在痊愈前不得参加厨房工作。

② 炊事人员要讲究个人卫生，勤洗澡、洗头，勤剪指甲，勤换衣服。

③ 烧菜、分菜时要戴口罩，不对着食物说话、咳嗽、打喷嚏；不直接从锅中取菜品尝。

第四节
托幼机构的膳食管理

一、膳食管理的要求

对托幼机构进行膳食管理，旨在用科学的方法向学前儿童提供合理

的营养,保证促进其生长发育。膳食管理的要求是:

1. 为学前儿童提供平衡膳食。所谓平衡膳食是指能满足热能及各种营养素的需要,且各营养素相互之间有正确的比例关系的膳食。蛋白质、脂肪、碳水化合物三大营养素之间的重量比值应接近 1∶1∶4～5(其他比例关系参见本章第三节中"学前儿童膳食的配制原则"部分)。

2. 充分考虑膳食标准,作出合理预算。托幼机构应根据膳食标准、当地食品供应情况、饮食习惯、儿童年龄等因素计划各类食品的数量,并综合一段时间的实施情况,合理地加以调整,使膳食管理更为科学。

3. 建立合理的膳食制度。合理地安排就餐时间,规定两餐之间的时间间隔不少于 4 小时,每日进食 3～4 次;合理地分配食物数量,早餐食物供应要充足,晚餐不宜过多,1～6 岁儿童三餐一点热能分配为:早餐 20％～25％,午餐 30％～35％,晚餐25％～30％,午后点心10％～15％。

二、膳食计划的制订

各地托幼机构应根据膳食管理的要求,因地制宜地制订膳食计划。

(一)食谱拟订

为保证膳食计划的顺利进行,托幼机构必须每周拟订下周食谱,以利工作安排。食谱拟订除了要符合膳食配制的原则,遵守膳食制度的规定之外,还应做到如下几点:

1. 按照早餐吃好、午餐吃饱、晚餐吃少的原则,恰当分配三餐一点的食物。

2. 注意食物品种的多样化,尽可能使不同食物中的营养素得到互补。

3. 尽量选择营养丰富的食物,例如,绿叶蔬菜或鲜豆比淡色的或根茎类蔬菜营养价值要高;经常选用粗粮比单一选用细粮要好。

4. 一周食谱中,一日各餐的主、副食品不应重复;一周副食品不应有两次以上的重复。食物的更换可用同类食物的不同品种轮流进行。

(二)食谱审核。

为了检验所订食谱的合理性和科学性,必须对食谱进行审核。一般从以下几方面进行：

1. 检查全园每日伙食费的收支是否平衡，如不平衡，应查明原因，及时调整，要保证伙食费充分运用在本园儿童的伙食上。

2. 平时注意观察儿童的进食情况，定期进行形态指标和生理指标的测量，分析儿童的生长发育现状。

3. 定期进行营养计算，并参照各年龄儿童的营养素供给量标准加以分析，迅速调整。

三、膳食调查

膳食调查是根据儿童每日摄入食物种类及其数量，计算所摄入的各种营养素的数量，并参照国家规定的相应年龄儿童的营养素供给量标准，分析其膳食平衡状况。

（一）调查方法。

1. 称量法。

称量法是一种较精确亦较复杂的膳食调查法。称量的步骤，是将被调查单位一日中每餐各种食物所消耗的数量在烹调以前的生重、烹调以后的熟重以及所吃剩的重量都加以称量记录，调查的时间至少要3～5天。将这几天内所消耗的各项食物加以分类，求得每人每日的食物消耗量，然后按食物成分表中 100 g 食品的可食部分计算，所求得的结果即为这几天内平均每人每天所摄取的各种营养素和热能的数量。

2. 记账法。

记账法较为简便，但不够准确，要求托幼机构有清楚准确的账目。方法是查阅过去一段时间食物的消费总量（即食物实际消耗量＝调查开始时食物结存量＋调查期间新购入食物量－调查末该食物剩余量），然后根据这段时间的进餐人数，计算每人每日各种食物所供给的营养素和热量。

3. 询问法。

询问法不准确，但很方便，常用于散居儿童的膳食调查，有时也可用来了解日托幼儿的早、晚餐情况。方法是调查近1～3日儿童的进食情况,可先了解儿童每日较固定的食物,如牛奶、鸡蛋等;其次为辅食,可按调查表格中谷类、肉类、蔬菜类、豆类等顺序一一询问,并以食物频率表辅助,即某食物为每日食用,或每周、每两周、每月食用,或偶尔食用。

(二)营养计算与评价。

虽然目前不少托幼机构在评价膳食时使用了现成的电脑软件,但负责学前儿童平衡膳食的有关人员仍然应当知晓营养计算与评价的基本原理。下面介绍营养计算的具体方法。

1. 计算儿童就餐人日数。

调查期记录每日各餐实际就餐人数。调查末计算出各餐总人数。如果各餐人数相同,则一餐总人数为调查期的人日数(即每日吃满三餐的人数);如果各餐人数不同,则取三餐总人数的平均数作为人日数;如果三餐间就餐人数差别过大,则以每餐食物能量的分布比例来折算人日数。

[举例]某全托园膳食调查期间三餐一点各班就餐人数为:

早餐　280 人　　　　午餐　440 人

午点　440 人　　　　晚餐　180 人

人日数=280×25%+440×35%+440×10%+180×30%
　　　 =322(人)

2. 计算实用食物量。

计算公式为:

实用食物量=实用量(生)-〔实用量(生)÷熟后总量〕×剩余量(熟)

　　　　　 =实用量(生)×〔1-剩余量(熟)÷熟后总量〕

[举例]某幼儿园共有 240 人,早餐用去大米 20 kg,煮成稀饭100 kg,食后剩余稀饭 4 kg,则实用大米量为:20×(1-4÷100)=19.2(kg)

3. 计算每人每日各种食物的消耗量。

将在调查期间所用各种食物全部重量分别相加,得出各种食物的总消耗量;然后除以人日数,得出每人在调查期间的总消耗量;再除以调查的总天数就是平均每人每日各种食物的消耗量。计算公式如下:

每人每日某种食物的消耗量=该种食物总消耗量÷(总天数×人日数)

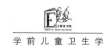

4. 计算每人每日热量和各种营养素的摄入量。

在已知儿童每人每日各种食物的摄入量的基础上,按营养成分表计算(参见本书附录二),即得每人每日摄入的热量和各种营养素的量。

[举例]每人每日消耗大米 250 g,营养成分表中大米 100 g 含蛋白质 8.2 g,则 250 g 大米中蛋白质含量为:$250 \times (8.2 \div 100) = 20.5$(g)

在用同样方法计算出大米的热量及其他营养素的含量后,再把摄入的各种食物的计算结果分别对应相加,就得出每人每日热量和各种营养素的摄入量。每人每日的热量摄入也可以根据每人每日蛋白质、脂肪和碳水化合物的摄入量和生热系数计算。

5. 计算蛋白质、脂肪、碳水化合物的供热比例。

蛋白质(%)=〔蛋白质摄入量(g)×4 kcal/g〕÷总热量摄入量(kcal)×100%

脂肪(%)=〔脂肪摄入量(g)×9 kcal/g〕÷总热量摄入量(kcal)×100%

碳水化合物(%)=〔碳水化合物摄入量(g)×4 kcal/g〕÷总热量摄入量(kcal)×100%

6. 计算优质蛋白质占总蛋白质的比例。

将动物性蛋白质的量加上豆类及其制品的蛋白质的量,除以一日总蛋白质的量,再乘以 100%。以结果大于或等于 50% 为佳。

第五章

学前儿童生活与教育过程卫生

第一节
学前儿童教育过程的卫生原理

一、学习的生理机制

学前儿童受教育的过程从感知觉开始,经历信息的接受、编码储存、密码运演和提取等一系列在大脑皮层直接参与和调节下的神经活动,从而产生注意、记忆、思维、想象等复杂的生理心理过程。学习活动与大脑三个基本功能联合区的参与有关,这三个基本功能联合区是指:①保持调节紧张度和唤醒状态的联合区;②接受、加工和保存外部信息的联合区;③制定程序、调节和控制心理活动的联合区。因此,学习活动是在大脑许多部位分工合作的前提下完成的。例如,丘脑和脑干网状上行激活系统

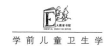
保证学习时大脑皮层适宜的唤醒状态;注意和记忆主要依靠颞叶→海马回→海马→穹隆→下丘脑→乳头体→丘脑前核→扣带回→海马所构成的海马环路来完成。

大脑皮质内生化代谢的活跃也是提高学习效率的关键。研究表明,学习过程中大脑皮层不断合成新的复杂的蛋白质分子,这些蛋白质的含量越高,学习效率也越高。一些中枢神经递质对于学习的顺利进行也起到重要作用。例如,乙酰胆碱是神经冲动的主要突触传递物质;5-羟色胺的内抑制作用促使注意力高度集中和记忆痕迹的大量再现;肾上腺素促使大脑皮层全面兴奋,去甲肾上腺素维持大脑唤醒状态。学前儿童学习的效果在很大程度上取决于大脑皮层的机能状态。

二、大脑皮层的活动规律

大脑皮层活动有两个对立统一、相互协调的基本过程,即兴奋和抑制。大脑皮层的活动具有以下规律:

1. 优势法则。

人能从作用于自身的大量刺激中,选择出最强的或最重要的符合本身目的、愿望和兴趣的少数刺激,这些刺激在皮层所引起的兴奋区域称为优势兴奋灶。优势兴奋区域的兴奋性高于其他区域,并且能把其他兴奋点的兴奋性吸引过来,进一步加强自身的兴奋度,从而使其他部位得到抑制。优势兴奋灶的形成,使机体具有良好的应激功能,条件反射容易形成,学习效率高。

学前儿童大脑皮层优势兴奋灶的形成与其对活动的兴趣有关,因此,在教育活动过程中,激发儿童的好奇心,使之对事物有浓厚的兴趣是十分重要的。幼教实践证明,游戏中的学习,儿童注意力保持的时间相对比较长久,思维更加活跃,记忆效果好。然而,儿童时期的优势兴奋灶较易消失,表现为年龄越小,有意注意的时间越短,因此,对托幼机构不同年龄的儿童,要采取不同的教学形式和教学方法,充分吸引儿童的注意,增强儿童的兴趣,提高教学效果。

2. 始动调节。

活动开始时,大脑皮层工作能力低,以后逐渐提高。这是因为神经细胞本身的功能启动及神经系统对其他器官、系统的调节,需要一定的时间;同时,在活动开始后的一段时间内,由于工作而增加了的功能损耗会引起恢复过程加强,所以工作能力逐渐上升。始动调节现象在每日、每周、每学期开始时都有所反映。因此,在教育过程中,要注意学习或其他活动的难度和强度由易到难进行,将难度最大的任务安排在儿童大脑皮层高度兴奋时完成。

3. 镶嵌式活动。

整个大脑皮质约有 140 亿个神经元,在进行某项活动时,只有相应部分的神经元处于工作状态,其他部分则处于休息状态,而且在工作区也存在着部分神经元处于兴奋过程、部分神经元处于抑制过程的现象。因而大脑皮质经常呈现兴奋区与抑制区、工作区与休息区互相镶嵌的活动方式。同时,由于脑的功能定位不同,随着活动性质的改变,兴奋区和抑制区、工作区和休息区不断轮换,新的镶嵌形式不断形成。镶嵌式活动不仅使大脑皮质上各个区域轮流休息,而且由于新的兴奋区对其周围的负诱导(即兴奋过程能导致或加强抑制过程),可使原先工作的部位加深抑制,从而恢复得更快。根据镶嵌式活动的原理,在安排儿童活动时,应注意脑力活动与体力活动的相互交替、不同性质的学习活动的相互交替、同一活动过程中的不同形式的交替,使大脑皮质保持较长时间的工作能力,减少疲劳的发生。

4. 动力定型。

当身体内、外部的条件刺激按照一定的顺序多次重复不变以后,大脑皮质的兴奋和抑制过程在时间、空间上的关系就固定下来,前一种活动成为后一种活动的条件刺激,条件反射的出现越来越恒定和精确,这就是动力定型。大脑皮层动力定型的形成,使神经细胞能以最经济的损耗收到最大的工作效果。学前儿童一切技能和习惯的训练和培养,都是动力定

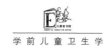

型的形成过程。

动力定型的形成通常分三个时相:第一时相的特征是兴奋过程扩散,例如儿童初学写字时,会出现许多多余的动作。第二时相的特征是兴奋过程逐渐集中,各种负诱导(如安静的教学环境以及教师对儿童的语言提示)会加快其他皮层无关区域的内抑制,而使兴奋性向优势兴奋灶集中。第三时相的特征是动力定型的巩固、完善和自动化,这一过程的形成需要长时间的反复训练,而且越是复杂的动作需要反复的次数越多,时间也越长。

儿童年龄越小,可塑性越大,动力定型越容易建立。因此,托幼机构应制定合理的生活制度,使学前儿童的生活有规律地按时进行,这样反复多次,就可以养成到什么时间做什么事的良好习惯,增强儿童对生活的适应能力,并形成健康的生活方式。对于已经建立起来的动力定型,要注意不要轻易改变,否则会使儿童大脑皮层的负担加重。

5. 保护性抑制。

人在从事体力和脑力活动时,大脑皮层兴奋区域会因兴奋时间过长或刺激强度过大而进入保护性抑制状态,这时细胞、组织或全身的机能降低。诸如疲劳和睡眠都是保护性抑制的表现方式。保护性抑制是机体特有的生理功能,它能使大脑皮层避免功能衰竭,赢得迅速恢复的时机,而强迫性的兴奋过程会与保护性抑制过程发生矛盾,久而久之,会影响人的身心健康。

儿童年龄越小,大脑皮层越容易进入抑制状态,越容易产生疲劳。因此,在教育过程中,要及时注意到儿童疲劳的早期表现,让儿童得到休息和恢复。一般来说,对儿童作业方面的简单的惩罚,只能使儿童大脑皮层加快进入抑制状态。

三、疲劳、疲倦和过劳

1. 疲劳。

疲劳是指在过强、过长刺激下,因大脑皮层细胞功能损耗超过限度而引起的一种保护性抑制。疲劳时人体各器官、各系统及全身的功能减退，甚至处于不能继续工作的状态。疲劳是一种生理现象，人经过短期休息便能消除。儿童在学习过程中也不可能不发生疲劳，关键是应延缓疲劳的发生，并及时休息尽早消除。卫生学认为，学习过程中出现的早期疲劳是学习生理负荷达到临界限度的重要指标。

疲劳通常分为两个阶段。第一阶段称为早期疲劳，有两种不同的表现：一种表现是优势兴奋灶的兴奋性降低，无法实行对周围区域的抑制，即出现内抑制障碍，从而大脑皮层各区域出现兴奋的泛化，引起许多不应有的反应，例如，儿童上课时随便说话、做小动作，作业中的错误增多等；另一种表现是兴奋过程出现障碍，对条件刺激的反应时间延长，脑力工作效率降低。疲劳的第二个阶段称为显著疲劳，此时大脑皮层的保护性抑制全面加深和扩散，兴奋过程和内抑制过程同时减弱或出现障碍，诸如儿童上课时打哈欠、做作业时不仅速度慢而且错误率高等表现均属显著疲劳。年龄越小的儿童，早期疲劳的表现越明显，但体质较差儿童往往很快进入显著疲劳阶段，早期疲劳表现并不明显。

一般来说，当儿童高级神经活动或行为表现出现早期疲劳现象时，即应暂停学习而转入休息。而当出现显著疲劳现象时，即说明负荷过重。

产生疲劳的原因比较多。活动和作业时间过长且难度过大、环境条件不符合卫生要求、营养与健康状况较差、缺少休息和睡眠等都有可能导致疲劳的发生。

2. 疲劳与疲倦。

疲劳与疲倦既有区别又有联系。疲劳有客观指标，可以直接测定；而疲倦是人的主观感觉。疲劳时伴有疲倦感，两者的生理机制都与大脑皮层的保护性抑制有关。但有时疲倦的感觉在不疲劳时也可能出现；相反，有时已有客观指标说明机体的疲劳，人却没有疲倦感。例如，在周围环境单调乏味的情况下，儿童会因为大脑缺乏刺激，对事物没有兴趣，从而很快产生疲倦感；相反，在儿童玩兴正浓的时候，大脑神经处于高度兴奋状

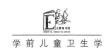
态,尽管疲劳早已产生,但儿童并不感到疲倦,此时若不加注意,往往会影响儿童的身体健康。因此,在评价儿童的负荷时,特别要注意疲劳的客观指标(见表5-1)。

表5-1 活动后的疲劳表现

指 标	轻度疲劳	中度疲劳	过度疲劳
面 色	稍 红	相当红	苍 白
汗 量	不 多	较 多	大 量
呼 吸	中速较快	显著加大	急促、表浅
动 作	欠准确	摇 摆	失调、颤抖
注意力	可集中	不稳定	分散、转移
精 神	较愉快	倦 意	疲乏、恍惚
食 欲	增 加	略降低	恶心、呕吐
睡 眠	入眠快	入眠慢	入眠难、睡不安

3. 过劳。

过劳是指慢性疲劳,是因机体长期负荷过重引起的,属病理状况。过劳使人注意力不集中,记忆力减退,思维出现障碍,精神不振,工作速度减慢,错误率上升。学前儿童往往表现为萎靡不振、注意分散,幼小孩子常常还会无故哭闹。经常处于过度疲劳状态,会使儿童身体抵抗力全面下降,引发疾病,影响生长发育。

第二节
托幼机构生活制度的卫生

根据学前儿童身心发展的特点,制订合理的生活制度,不仅能使儿童劳逸结合,充分满足生理和生活方面的需要,养成良好的生活习惯,提高各个生活环节的效率,同时也有利于托幼机构各项工作有计划、有步骤地进行。

一、制订托幼机构生活制度的卫生原则

1. 要符合学前儿童的年龄特点。

托儿所孩子的年龄一般为 1.5～3 岁,幼儿园孩子的年龄则为 3～6 岁,有条件的情况下,还要将这两个年龄段的孩子进一步分成各个年龄班,即小托班、大托班、小班、中班和大班。托幼机构生活制度的制订,必须符合儿童的不同年龄特点,一般来说,年龄越小,同一类型的活动持续的时间越短,活动量越小,户外活动、休息和睡眠的时间越长。

2. 要根据季节变化作适当调整。

秋、冬季节日照时间短暂,早晚气温偏低,中午较为暖和,应安排儿童早晨迟一点起床,缩短午睡时间,晚上早一点上床;春、夏季节日照时间较长,早晚较为凉爽,中午气温较高,应安排儿童早晨提早起床,延长午睡时间,晚上迟一点上床。进餐和其他活动的时间也应作相应调整。

3. 根据家长需要安排入园(所)和离园(所)的时间。

托幼机构既要促进儿童的身心发展,又要解决家长的后顾之忧,因此,在制订生活制度时,也应适当考虑家长的需要,安排儿童入园(所)和离园(所)的时间,使儿童的家庭生活与托幼机构的生活相衔接。

二、托幼机构生活制度的卫生要求

1. 学年的安排。

根据学前儿童的年龄特点和教育要求,合理安排学期和假期是非常必要的。相对于中、小学而言,托幼机构的学期应稍微短些,避开盛夏和寒冬,假期则稍微长些。但隶属工矿企业的托幼单位可根据生产特殊情况,进行合理调整。

在每学年开始之际,一般要着重做好新生的入托、入园工作,稳定儿童的情绪,让儿童逐步适应托幼机构的集体生活是组织工作的关键。

每学年都要庆贺若干重大节日,六一节更是儿童容易兴奋的日子,托幼机构应注意在节假日期间,安排适合学前儿童身心特点的各项活动,尽

可能不打乱正常的生活秩序,避免儿童过度的兴奋和疲劳。

由于幼儿园的生活制度与小学有着较大的区别,故每学年都要做好大班幼儿向小学生的过渡工作,在生活与学习的安排上,要尽量缩小两者之间的差距,如适当延长集体活动及作业的时间,缩短午睡时间,尽可能地培养儿童的小主人意识和自我服务能力等。

2. 每周的安排。

有关研究表明,一周中,儿童的机能活动水平是不相同的。例如,周日的休息使儿童前一周的疲劳在一定程度上得到消除,但由于始动调节的规律,新的一周开始时(尤其是周一上午),儿童一般不可能有较高的机能活动水平,脑力活动效率明显较低,因此,这段时间不宜安排负荷较重的学习任务或有特殊要求的活动,而应以稳定儿童的情绪为主。儿童的机能活动水平一般在周二开始上升,周三、周四达到高峰,周五以后又呈下降趋势。托幼机构应根据学前儿童的生理特点,将一周的主要活动按负荷轻重作妥善安排。

3. 一日生活各个环节的卫生要求。

托幼机构一日生活制度的安排实际上是对学前儿童一日生活的各个环节,科学合理地规定其时间分配和交替顺序。学前儿童的一日生活环节主要包括来园(所)、晨间锻炼、学习、游戏、进餐、盥洗、入厕、睡眠、散步、户外活动、离园(所)等。

(1)来园(所)。在儿童来园(所)之前,教师要先做好活动室的通风和清洁工作。每一个儿童来园(所)时,都要接受晨检,保健老师要掌握全园儿童的健康状况,发现可疑情况要及早诊治,必要时应采取隔离措施。家长带来的药应标明儿童姓名、所在班级、用法及每次用量,交给保健老师,保健老师按时给儿童服药。

(2)晨间锻炼。晨间锻炼有助于儿童尽快进入大脑皮层的兴奋状态,精神抖擞地开始一天的生活。要注意晨间锻炼的形式变化,激发每一个儿童参加锻炼的积极性。晨间锻炼的运动量由小开始,不宜过大,让儿童逐步从安静状态过渡到一定程度的兴奋状态,运动量过大会使儿童很快产生疲劳,反而妨碍一天的正常生活。

(3) 学习与游戏。托幼机构应为学前儿童安排多种多样的学习活动,促进儿童的全面发展。

每次学习或作业的时间随儿童年龄的增长逐渐延长,但一般情况下,小托班不超过 10 分钟,大托班不超过 15 分钟,小班不超过 20 分钟,中班不超过 25 分钟,大班上学期不超过 30 分钟,下学期可延长至 35 分钟左右,注意与小学每节课时间的衔接。学前儿童的学习形式以游戏为主,寓学于乐。应培养儿童正确的读、写、画姿势,防止用眼过度和脊柱弯曲异常。唱歌能促进儿童的声带和肺部的发育,但要注意持续时间不宜长,避免大声喊叫,否则,很容易造成呼吸道充血肿胀。舞蹈和体操活动应教给儿童一些基本动作,不提倡学习高难动作,严禁因竞赛而打乱日常生活秩序,对儿童进行机械的强化训练。

游戏不仅是学前儿童学习的主要形式,也是他们一日生活的基本活动形式,游戏的开展要尊重儿童的意愿,并尽可能在户外进行;游戏过程中要动静交替;游戏材料不应对儿童造成潜在危险,应避免游戏中儿童的过度兴奋。

(4) 进餐。学前儿童胃排空时间约为 3～4 小时,两餐间隔时间不少于 3.5 小时,不超过 4～5 小时,保证儿童进餐时既有食欲,又不至于过分饥饿。进餐前可组织儿童进行安静的游戏,也可对当日的菜肴作一简要介绍,激发儿童的食欲,鼓励儿童不偏食、不挑食。就餐室必须符合卫生要求。餐具用过后即洗净消毒。

(5) 盥洗。要教给儿童洗手、刷牙和洗脸的方法,提醒儿童饭前便后要洗手;盥洗用具专人专用,毛巾、杯子每天消毒。

(6) 如厕。培养儿童每天定时大便的习惯,不强制儿童大、小便,不应让儿童蹲或坐的时间过长,严禁以坐盆惩罚儿童。对中、大班儿童,可教其便后擦拭干净的方法。

(7) 睡眠。儿童年龄越小,需要睡眠越多。托幼机构应安排一次午睡。一昼夜总的睡眠时间,托班要有 13～14 小时,小班和中班要有 12～

13小时,大班要有11～12小时。要根据季节和气温的变化,及时更换被褥。被褥要经常曝晒。

(8)散步。饭后散步,有利于食物的消化吸收,也能提高睡眠的质量,因此,在天气许可的情况下,应坚持户外散步。饭后散步时,要提醒儿童不要奔跑。

(9)户外活动。儿童年龄越小,越需要清新的空气,保证氧的供应,减少呼吸道感染。儿童若成天呆在室内,没有足够的紫外线照射,也容易发生佝偻病,机体的抵抗力会下降。因此,学前儿童每天至少要有3～4小时在户外,全日制幼儿园应组织2小时以上的户外活动,寄宿制幼儿园应组织3小时以上的活动。户外活动不仅要在温暖季节进行,而且要在寒冷季节进行。

(10)离园(所)。儿童离园(所)时,教师应提醒其穿好衣服,并把儿童交给家长。如儿童当日或当周有身体不适或其他特殊情况,应立即向家长汇报。儿童全部离园(所)后,教师与其他工作人员应将室内打扫干净,关闭电源,关好门窗。

第三节
学前儿童体育锻炼的卫生

体育是学前儿童全面发展教育的重要组成部分。体育锻炼能促进儿童的生长发育,增强体质,提高对疾病的抵抗能力,培养勇敢坚强的心理品质。但由于学前儿童有着不同于成人的身心特点,故学前儿童的体育锻炼不仅有着特殊的意义,而且有着特殊的卫生要求。

一、体育锻炼对学前儿童身体的影响

1. 对运动系统的作用。

体育锻炼可明显改善骨骼和肌肉的血液供应,使其得到更多的营养物质,因而肌纤维变粗,体积增大,弹性增加,肌肉活动的能力和耐力也相应得以提高。长期锻炼以后，韧带更坚固，关节活动更灵活。同时，体育锻炼加速了机体的新陈代谢，这有利于骨细胞的增殖，促进骨骼发育，加速钙化，使骨密质增厚，骨质坚实。由于经常锻炼的人骨骼肌肉发育良好，因此，瘦体重增加，体脂肪减少。

2. 对呼吸系统的作用。

通过肌肉活动所产生的二氧化碳能刺激呼吸中枢，使呼吸加深加快，以促进二氧化碳的排出及氧气的吸收，这样，呼吸量可逐渐增大，肺泡剩余的气体也减少。长期锻炼，使呼吸肌发达，肺活量增大，能促进儿童的胸廓发育，加强呼吸系统的功能，同时还能减少呼吸道疾病的发生。

3. 对循环系统的作用。

体育锻炼使心率适当增加，血流量增大，促使全身血流量改善，长此以往，心脏的每搏输出量增加，而安静时的心率变慢，心肌发达增厚，收缩力加强。经常锻炼还可增大心脏储备力量，使心脏在必要时能够加大工作量，维持身体健康。学前儿童的心脏发育不够完善，更需要通过体育锻炼，促进心脏形态与功能的全面发育。

4. 对神经系统的作用。

体育运动能够使机体的兴奋与抑制过程加强，神经细胞反应灵活。根据大脑皮层镶嵌式活动规律，体育运动可以使因脑力劳动产生的疲劳得以消除。有关研究表明，运动性休息能把因疲劳而降低的视觉或听觉感受力提高30%，因而人在运动后往往感觉精神饱满，做事效率高。运动还可提高大脑皮层有关区域的紧张度，有助于形成良好的情绪，促进心理健康。体育锻炼有助于增强学前儿童神经系统对身体其他系统或器官的调节功能，促使神经细胞反应灵活，加强儿童动作的平衡性和灵活性，以及对周围环境的适应能力。

5. 对内分泌及免疫系统的作用。

体育锻炼能使儿童生长激素的分泌量增加，有助于体格的发育。体育锻炼还能增强机体的非特异性免疫功能，提高儿童的免疫力。

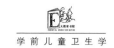

6. 对消化系统的作用。

体育锻炼时由于呼吸运动加强,膈肌活动范围因此加大,从而对腹壁、胃肠起到按摩作用,故锻炼可增强消化功能。同时,由于运动后恢复过程中需要补充能量,机体有吸取更多营养物质的需求,故又能增强吸收功能。另外,体育运动使人心情愉快,这也有利于消化吸收。生活中常常发现,儿童运动后食欲有所增加。

7. 对能量代谢的作用。

体育锻炼对能量代谢的影响非常显著,锻炼时能量有所消耗,锻炼后要补充能量才能使机体得以恢复。因此,经常锻炼的人体内新陈代谢较为旺盛。研究表明,人体具有"超量恢复"规律,即体育锻炼时的能量消耗要在锻炼后得到恢复,恢复水平往往能超过原有水平;消耗越多,超过量越大。学前儿童的体育锻炼不同于成人或青少年,一方面,要重视体育锻炼对儿童机体新陈代谢的促进作用,要及时供应充足的营养,保证身体的恢复;另一方面,也要注意到学前儿童身体各种机能都还不够成熟,过量运动带来的过量消耗有可能导致恢复的困难,从而影响其健康。

二、学前儿童体育锻炼的卫生原则

1. 经常锻炼。

一方面,一个动作从不会到会,再到技巧熟练,必须经过多次重复才能实现,只有通过反复练习,才能使大脑皮层建立巩固的条件反射,形成动力定型,如果以后不再经常练习,已经建立的动力定型又会消失;另一方面,体育锻炼增强机体的防御机能,也是通过不断形成暂时性的神经联系而逐渐适应经常变化的外界环境来实现的,所以,体育锻炼必须经常进行。学前儿童正是长身体的时候,每天都应有 1 小时以上的户外体育锻炼。

2. 全面锻炼。

学前儿童身体各个器官、各个系统的发育均不成熟,而大多数的体育运动项目只对身体的某一方面有特别的促进作用,因此,必须选择对学前儿童有益的多种项目进行科学的锻炼,只有这样,才能达到全面促进儿童身体发展的目的。同时,由于平衡性、灵敏性的提高是发展多种动作的基础,而学前儿童因神经系统对机体的调节功能不够完善,身体的平衡性和灵敏性都比较差,故在全面锻炼的同时,又要注重这些方面的发展。

3. 循序渐进。

进行任何一项体育运动时,都要经历动作的由简到繁或运动量的由小到大的过程;对于学前儿童来说,其接受能力不及成人,学习生疏而复杂的动作需要一定的时间逐步适应,而如果突然承担很大体力负荷或一下子进入高难动作的训练,容易导致过度疲劳,或因神经系统及某些器官的高度紧张而发生运动创伤;随着儿童年龄的增长,体育运动的内容和要求也需要相应地发生变化,以便更有利于儿童身体的发展。正是由于以上原因,学前儿童的体育锻炼必须循序渐进,要有计划、有步骤地增加运动量和动作的复杂程度。

4. 注意个体差异。

学前儿童的体育活动应使每一个儿童得到锻炼,但是,由于每个儿童的体质条件、营养状况、家庭的教养方式、健康现状等方面的差异,不同儿童的运动承受能力是不同的,因此,在组织活动时,要随时观察儿童的反应,对体质较弱的儿童要格外关心,降低要求,如发现异常,要分析原因,并作适当调整。心脏病及肾脏病患儿一般不宜进行锻炼。

5. 注意准备活动和整理活动的组织。

锻炼前的准备活动和运动结束时的整理活动是进行一般性体育项目所必须的。锻炼前作适当的准备活动,使运动量逐渐增加,对于逐步提高心血管系统的活动水平、消除肌肉及关节的僵硬状态、减少外伤的发生是有益的。而在大运动量的锻炼以后,为了使躯体和内脏比较一致地恢复安静状态,必须进行一些整理活动逐步减轻运动量,通常可为儿童选择慢跑、散步、放松体操来达到这一目的。

6. 注意运动与休息的适当交替。

学前儿童的神经系统和运动系统都易产生疲劳,锻炼过程中必须安

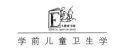
排适当的休息,避免因运动时间过长而导致身体机能不能及时恢复,防止因生理负荷过重而引起的运动创伤。

三、学前儿童体育锻炼的基本途径及卫生要求

学前儿童体育锻炼的基本任务是增强儿童体质,发展基本动作。体育锻炼的形式以游戏为主。

1. 体育活动。

学前期的体育活动,应着重发展儿童大肌肉群的协调运动能力,多进行增强背肌、颈部肌肉、肩胛带和腹肌的运动,以及提高儿童的心肺机能、增强身体的平衡性和反应的灵活性方面的运动。由于儿童骨骼、肌肉和韧带较为柔软,所以在组织体育活动时,应注意培养儿童正确的姿势。

体育活动的内容因年龄而异,体操、户外自由活动、体育游戏等对学前儿童的身体锻炼都有好处,而自由地挥臂踢腿则是襁褓中的婴儿最合适的运动,故不宜用衣物将婴儿包裹过紧。

学前儿童的体育活动应有合适的运动量,运动量过大或过小,对儿童身体发展都不利,而在适宜的时间范围内,低强度、高密度、形式多样化的活动有利于达到锻炼目的。

学前儿童体育活动所用设备和器具在材料性质、内部构造及大小比例等方面都应符合儿童的身心特点及其他卫生要求(详见第六章《幼儿园建筑与设备卫生》)。

2. 利用自然条件的锻炼。

利用阳光、空气和水等自然条件进行锻炼,能够很好地起到促进学前儿童对外界环境的适应能力、提高机体抵抗力的作用。

(1) 利用空气的锻炼。

空气锻炼既可使儿童呼吸到新鲜空气,又可增强机体对外界环境的适应能力。当儿童身体暴露在空气中时,体内外温差对身体构成刺激,皮肤血管收缩调节散热,空气锻炼的目的就在于加强儿童身体对寒冷的反应性。许多事实证明,衣着过多的儿童,呼吸道感染率反而高。

空气锻炼必须掌握以下原则：

① 暴露皮肤。当儿童裸身时，人体对气温变化更为敏感，而穿衣不易达到空气浴锻炼的目的。

② 在无风的正常气象条件下进行。对健康人来说，空气大致可分为温暖的（20℃～27℃）、凉爽的（14℃～20℃）和偏冷的（7℃～14℃），人体对空气的感觉不仅仅决定于空气的温度，还与气湿、气流有关。风吹时增加了身体的散热，与无风时锻炼的强度不同。儿童的适应力、抵抗力都较低，空气锻炼宜在无风的正常气象条件下进行。

③ 注意年龄特点及个体差异。年龄较小、体质较差、营养不良者开始锻炼时要特别谨慎。

④ 从气温较高时开始锻炼。气温越低、时间越长，刺激越大，对于学前儿童来说，必须遵守循序渐进的锻炼原则，故宜从气温较高时开始。

空气锻炼的具体做法是：

① 户外呼吸新鲜空气。婴幼儿可穿衣到户外接触新鲜空气；夏季，满月后婴儿可用童车推到户外。

② 空气浴。空气浴最好从夏季开始，这样机体能较好地逐步适应热、温、冷空气。空气浴宜选择在绿化好、无日光直射、空气清新的场所进行。出生后2～3个月的婴儿就可开始空气浴，或白天在户外睡眠1～2小时（寒冷天气除外）。空气浴的气温，对于3岁以下的婴儿来说应不低于15℃，对于3～6岁的儿童来说应不低于14℃～12℃。每次空气浴的持续时间依个体特点而定，从几分钟到长于1小时不等，冬季20～25分钟左右为宜。锻炼时，除体质较差的儿童穿上背心外，其余儿童均只穿短裤，以不起"鸡皮疙瘩"为宜。

（2）利用日光的锻炼。

日光中的紫外线使皮肤中的7-脱氢胆固醇转变为维生素 D_3，因而具有抗佝偻病的生物学作用；日光中的红外线使机体周围血管扩张、血流通畅，因而具有促进机体新陈代谢的作用。

气温在22℃以上无大风时均可进行日光浴，应避免日光照射过强，夏季可在上午 8～9 时进行。儿童应头戴凉帽及暗色防护眼镜,让胸部、腹部、后背、四肢均匀地接受日光浴,每面 1～2 分钟,每次日光浴时间以 25～30 分钟为宜。由于日光锻炼对机体的作用较空气浴强,故进行时必须注意儿童的反应,一般在开始直接日光浴前,先进行 7～10 天的空气浴。儿童也可结合游戏、玩耍进行日光浴。日光锻炼时应注意饮水;空腹和饭后 1 小时内不宜进行;注意儿童睡眠、食欲、情绪等是否良好,反应不良者会出现精神萎靡、头晕头痛甚至血压改变。

(3)利用水的锻炼。

在同样温度下,水对体温的调节影响比空气更大,因水导热性强,约为同温度空气的 28～30 倍,它能从体表带走大量的体热。健康儿童在水温低于 20℃时感觉到冷,水温 20℃～32℃时感觉到凉,水温32℃～40℃时感觉到温,40℃以上时感觉到热。利用水进行锻炼,开始时宜温水,逐渐过渡到冷水。

身体受冷水的刺激后产生的反应分为两个阶段。冷水作用于体表,立即引起皮肤血管的急剧收缩,血流入内脏,引起血压上升和心脏激烈的活动,皮肤苍白,感觉寒冷,这是第一阶段。经过 0.5～1 分钟,由于体内激烈地产热,皮肤血管重新舒张,血液又流向皮肤,皮肤由苍白转为发红,并发热,这为第二阶段,一般称为"主动充血期"。但当冷水作用时间过长,皮肤颜色又变得苍白,出现"鸡皮疙瘩",或因血管张力低下,血流迟缓而口唇发青,全身发冷,出现"第二次寒战",这表明寒冷作用过强。锻炼过程中不能使儿童出现第二次寒战。患心脏病、肾脏病、贫血及风湿病的儿童禁止冷水锻炼。

利用水的锻炼方式包括以下几种:

①冷水洗脸、洗手脚。适用于 2 岁以上儿童,开始水温35℃～34℃,两周内逐渐降到 26℃～25℃,夏天可降到 16℃。长期坚持冷水洗脸、洗手脚,能加强体内血液循环,特别是能提高鼻腔黏膜对冷刺激的抵抗力,预防感冒。

②擦浴。这是最温和的水锻炼,适合于体弱者及年龄较小的儿童。

开始前最好先有两周时间的干擦准备,即用柔软的厚毛巾分区轻轻摩擦全身,到发红为止,但要防止擦伤皮肤。6～12 个月的婴儿擦浴的水温,开始时可为 35℃～34℃,以后每隔几天降低温度,逐渐降低到 26℃～25℃。

擦时应将上肢、胸、腹、背、下肢等部位轮流擦到,每擦一次均以另一条干毛巾吸干,然后干擦至皮肤发红,总时间约为 6 分钟。

③ 淋浴。淋浴是较强烈的冷水锻炼,因其既利用了水的温度,又利用了水的冲力,刺激性强。水温在开始时为 33℃ 左右,以后逐渐降至 28℃～20℃。淋浴时可先用湿毛巾擦遍全身,再依次冲淋上肢、背部、下肢、胸、腹等部位(但不宜用冲击量较大的水流冲淋头部),边淋边擦,时间约为 20～40 秒钟;淋后用干毛巾擦干,使皮肤发红。儿童如有寒战、躲闪、面色苍白等情况,应立即停止锻炼或适度调高水温。

④ 游泳。游泳是全面的锻炼。游泳可在气温 25℃、水温不低于 23℃、晴朗无风的天气进行,空腹及饭后 1.5 小时内不宜游泳。初次下水的时间不要超过 5 分钟,以后可逐渐延长至 15 分钟;儿童离开水后要立即擦干全身,穿好衣服,并做些跑步、跳跃动作。游泳要特别注意安全,儿童必须有成人带领,一般在水质较好、水温较高的浅水区进行,禁止在受污染的水域游泳。

第四节
特殊儿童教育卫生

卫生学中的"特殊儿童"是盲、聋哑、智力低下和肢体残障等各类残疾儿童的总称。据调查,我国 0～14 岁儿童中,有残疾儿童 950 余万人,占全国同龄儿童总数的 2.66％。残疾儿童中,智力残疾 627 万人,占 65.96％,听力语言残疾 135 万人,占 14.2％,综合残疾 94 万人,占 9.87％,肢体残疾 71 万人,占 7.58％,视力残疾 21 万人,占 2.22％,精神残疾 2 万人,占 0.17％。残疾儿童在地区分布上呈现出山区高于平原、内陆高于沿海、乡镇高于城市的态势,城市残疾儿童占人口总数的3%,占残疾儿童总数的4.9%,农村残疾儿童的数量平均为城市残疾儿童的3倍,占残疾儿童总数的95.1%,残疾儿童中,智力残疾超过75%,这其中7岁以上残疾儿童占残疾儿童的70%以上。残疾儿童中的大部分为先天因素致残,我国每年先天残疾儿童总数达80~120万人,约为每年出生儿童总数(2 000万人)的4%~6%,贫困落后地区近亲婚育导致的出生残疾是致残的重要因素,意外伤害是儿童伤残不可忽视的原因,碘缺乏病是导致智力残疾的主要症结,职业危害导致了出生缺陷儿的多发。

为了保护特殊儿童的合法权益,也为了让这些特殊儿童能与正常儿童一样受到良好的教育,我们有必要对特殊儿童进行专门的教育研究,这里我们简要地对特殊儿童的教育卫生加以探讨。

一、特殊儿童的身心特点

由于各类特殊儿童在体格、智力及社会适应能力等方面存在着不同的缺陷,同时,他们又有不同的身心发展潜力,因此,为了促进特殊儿童的健康,提高特殊教育的效果,我们必须首先了解特殊儿童的身心特点。

1. 盲童。

盲童视觉受损,感知能力差,日后其想像力、逻辑思维能力的发展严重受阻;同时,由于盲童的活动受到很大的限制,故骨骼肌肉发育差,体质弱,患病率高。但如果盲童在听觉、触觉、嗅觉等方面的潜力能得以发挥,他们也能较为顺利地度过生长发育的各个阶段。盲童往往表现出自卑、孤僻、沉溺于幻想等心理问题。

2. 聋哑儿童。

真正耳聋口哑的儿童是少数,临床上发现大多数聋哑儿童的发音器官是正常的,他们往往是因为耳聋而导致发音障碍,不少先天性聋儿还伴有其他体格缺陷,如斜颈、胸廓畸形等。聋哑儿童由于无法与常人进行必要的言语交流,故内心十分压抑,同时又非常固执任性,往往以敌对的态度对待他人,反社会行为的发生率较高。因此,尽可能地恢复和发展聋哑儿童的言语能力十分必要。

3. 肢体残障儿童。

这类儿童由于体格方面的缺陷导致活动范围的局限,故体格发育迟缓,生理功能水平较低,体质较弱。体格方面的缺陷亦使儿童的正常学习变得困难,许多人不能完成学业。肢体残障儿童往往暴露出自卑、消极、任性、自我中心等性格弱点。

二、特殊儿童的生活与教育过程卫生

1. 特殊儿童的生活制度卫生。

由于特殊儿童各方面的发展水平都比较低,特别是大脑皮层的兴奋和抑制过程比较弱,且转化机制易出现紊乱,所以他们对外界环境的适应比较困难。根据这一特点,为特殊儿童制订的生活作息制度就不宜随意更改,而应严格执行。

由于特殊儿童的体质较弱,故需要更多的睡眠和休息,尤其是每天的智力活动时间不宜过长,应少于同龄的正常儿童。

对于特殊儿童来说,科学合理的营养更为重要,按时进餐不仅是身体生长发育的必要条件,而且是锻炼和提高生活自理能力的重要途径。特殊儿童的进餐时间可比同龄正常儿童长 1~2 倍。

体育锻炼对特殊儿童具有特别的意义,也有难以想象的困难,应帮助他们每天坚持 1~1.5 小时的适合自身特点的锻炼,并注意培养他们顽强的意志力。

减轻负担、增强营养、增加睡眠、科学锻炼、矫正身体缺陷是制订和执行特殊儿童生活制度的关键。

2. 特殊儿童的教育过程卫生。

特殊儿童的教育应充分考虑其身心特点,既要尽力弥补其先天不足,又要注意发展其正常器官的代偿能力,教育活动的进度可适当放慢。

盲童由于缺乏视觉形象,认知范围受到极大限制,应通过点字盲文的学习,强化概念与实物的联系;熟悉生活环境,提高生活技能,促进言语交

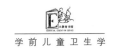

流,发展思维能力;应尽快发展盲童听觉、触觉、嗅觉、方位知觉等方面的代偿能力,通过音乐活动促进听觉的发展,通过体育活动提高盲童的动作协调能力。

聋哑儿童应借助助听器着重进行各种听力训练,逐步进行发音、说话、看话、读写的学习,促进言语能力的发展。教育过程中,可注重聋哑儿童视觉和精细动作能力的发展。由于聋哑儿童不善交往,故应为他们创造交往条件。

肢体残障儿童大多无智力障碍,学习中虽然因肢体残疾,困难多于正常儿童,但如有坚强的意志力,往往能够取得与正常儿童一样的成绩,故应积极鼓励他们身残志不残,培养生活和学习的毅力。体育活动不仅能增强其体质,更有利于磨练意志。应为发展肢体残障儿童正常器官的代偿能力创造良好条件。

生活与教育过程中,对特殊儿童应有极大的耐心,要及时安抚他们经常出现的不良情绪,帮助他们正确对待自己和同伴,对他们取得的点滴进步,都要及时进行表扬。

第六章

幼儿园建筑与设备卫生

　　学前儿童身心健康的发展离不开良好的外部环境,因此,在新建、改建或扩建幼儿园的园舍时,必须严格遵守国家和有关部门规定的相应的卫生标准和卫生要求,充分考虑各种环境因素对学前儿童生长发育的影响。

第一节
幼儿园的建筑卫生

一、幼儿园的规划及园址的选择

1. 幼儿园的规划。

　　为了广大儿童能够接受学前教育,同时也为了解决家长的后顾之忧,在居民区适中的地方应设置幼儿园。一般来说,幼儿园的服务半径为

400～500 m,以方便家长接送。

幼儿园的规模分为大、中、小三种基本类型。5 个班以下为小型,6～9 个班为中型,10～12 个班为大型。小班 20～25 人/班,中班 26～30 人/班,大班 31～35 人/班。规模以中型为宜,过大难以管理,特别是在发生传染病时不能很好控制,而规模过小,易造成设备、人力等的浪费。

幼儿园的用地面积包括建筑占地、室外活动场地、绿化及道路用地等;建筑占地按主体园舍建筑为三层楼房计算,厨房、晨检、接待、传达室等为平房计算;建筑密度不宜大于 30%。城市幼儿园用地面积定额及园舍建筑面积定额参见表 6-1 及表 6-2。

表 6-1　城市幼儿园园舍用地面积定额

规　　模	园舍用地面积(m²)	用地面积定额(m²/生)
6 个班	2 700	15
9 个班	3 780	14
12 个班	4 680	13

表 6-2　城市幼儿园园舍建筑面积定额

规　　模	园舍建筑面积(m²)	建筑面积定额(m²/生)
6 个班	1 773	9.9
9 个班	2 481	9.2
12 个班	3 182	8.8

备注:表 6-1、6-2 中每班人数均以 30 人计算。

2. 园址的选择。

幼儿园园址的选择应符合以下要求:

(1) 环境安静。噪音污染既对学前儿童的听力和神经系统产生有害影响,又会干扰幼儿园正常的生活与学习秩序,为此,园址应远离喧闹的交通要道、车站、码头、机场、工厂、市场等场所。

(2) 空气清新。新鲜的空气是儿童利用自然因素进行体育锻炼的重要条件之一,大气污染容易引发学前儿童呼吸道疾病,因此,园址应远离医院和工业区,如属这类单位的自建园,则应将园址定于上风地带,以减少粉尘、有害气体等的污染。

(3) 地势平坦。园内场地应平坦、干燥,保证儿童活动时的安全,地下水位较低则渗水较快、排水通畅。

(4) 日照充分。幼儿园主体建筑物与四周的建筑物保持一定的距离,在东、南两个方向,距离不得小于最高建筑物的 2 倍;在西、北两个方向,距离不得小于最高建筑物的 1.5 倍。

二、园内布局及各室配置

(一)园内布局的卫生要求

幼儿园应设有生活用房、服务用房及供应用房,另有足够的绿化场地和室外游戏场地。生活用房是园内的主体建筑,它包括活动室、寝室、卫生间(含厕所、盥洗、沐浴)、衣帽贮藏室、音体活动室等。一般将小、中班安排在一楼,大班可安排在二楼,音体活动室可安排在较高层次。楼梯台阶深度不应小于 0.26 m,宽度不应小于 1.2 m;每一踏步的高度以 0.12~0.14 m 为宜,不应大于0.15 m;两侧都应安装儿童扶手,扶手高度不应大于 0.60 m。每一生活用房应有较好的朝向和日照,通风良好。

服务用房与供应用房是园内的附属建筑物。其中服务用房包括医务保健室、隔离室、晨检室(宜设在主出入口)、教职工办公室、会议室、值班室、教职工厕所等;供应用房包括厨房、消毒室、洗衣用房及库房等。附属建筑物应与主体建筑物分开,但厨房与生活用房不宜距离太远,应有走廊连接,以便遮雨。厨房及隔离室应有单独的出入口。

幼儿园应有足够的绿化面积。绿色植物对净化空气、调节气候、减少噪音、美化环境都十分有利。幼儿园外周可以乔木和灌木植成绿化林带;园内以花草为主,不宜种植高大的树木,以免影响室内的自然采光,园内严禁种植有毒、带刺的植物。幼儿园绿化面积的理想标准是达到全园总面积的 40%~50%。

幼儿园必须设置各班专用及全园共用的室外游戏场地。每班的游戏场地面积不应小于 60 m²，为防止园内流行传染病，各游戏场地之间应有分隔措施。全园共用的室外游戏场地，供设置大型游戏器具、30 m 跑道、沙坑、洗手池和贮水深度不超过 0.3 m 的戏水池等，以便于儿童进行体育活动、户外活动及休息，其最小面积可按下列公式计算：

室外共用游戏场地面积(m²)＝160＋20N（N 为班数）

（二）各室配置的卫生要求

1. 幼儿园各室配置的卫生原则。

（1）为保证儿童一日生活的正常进行提供便利条件。各室的配置应以儿童为中心，要有利于儿童的游戏、睡眠、进餐、盥洗、作业等各项活动的顺利开展。

（2）应能有效控制传染病的流行。各班应有一套单独使用的房间，组成独立的单元，主要包括活动室、寝室、贮藏室及卫生间。

（3）应有安全防范措施。

注意防火。生活用房在一、二级耐火等级的建筑中不应设在四层及四层以上，在三级耐火等级的建筑中不应设在三层及三层以上，在四级耐火等级的建筑中不应超过一层。

注意用电安全。设置带接地孔的、安全紧闭的、安装高度不低于 1.70 m 的电源插座。注意防止外伤。室内避免明显凸出的物件，墙角、窗台、暖气罩、窗口竖边等棱角部位必须做成小圆角；1.30 m 以下的墙面以及地面不应粗糙，而应采用光滑且易清洁的材料；平屋顶可作为室外游戏场地，但要有防护措施，阳台及屋顶平台的护栏净高不应低于 1.20 m，所采用的垂直线饰的净空距离不应大于 0.11 m；儿童经常出入的门应在距地面 0.70 m 处加设儿童专用拉手，在距地 0.60～1.20 m 高度内，不应装易碎玻璃，不应设置门槛和弹簧门。

2. 幼儿园各室的卫生要求。

（1）活动室。

活动室每班一间，是儿童开展各种室内活动及午睡、进餐的主要场所，使用面积 90 m²，如果寝室与活动室分开，活动室的使用面积不宜小于 54 m²。

活动室和音体活动室的窗应向南,不应向北或向西,窗台距地面高度不宜大于 0.60 m,窗高不低于 2.8 m,以保证足够的采光;室内噪声级不应大于 50 dB;楼层无室外阳台时,应设护栏,距地面 1.30 m 内不应设平开窗。

(2)寝室。

寄宿制幼儿园或有条件的全日制幼儿园应设专门的儿童卧室。为了避免儿童卧床时的紧密接触,减少飞沫感染的机会,方便教师和儿童在床间行走,床头间距应为 0.5 m,两行床间距应为 0.9 m。寝室墙面的色调宜用淡色;窗帘颜色应深些,质地可厚些;地面宜铺地板;室内注意防潮,尽量开窗通风,冬季也应每天定时开窗;被褥应经常清洗、曝晒,根据气候及时更换。

儿童生活用房最低净高参见表 6-3。

表 6-3　儿童生活用房最小净高

房　间　名　称	净　　高(m)
活动室、寝室、乳儿室	3.0
多功能活动室	3.9

(3)卫生间。

每班一间,使用面积 15 m²,内设大小便槽、盥洗池和淋浴池。为方便儿童的生活,卫生间应临近活动室和寝室。厕所和盥洗池应分间或分隔,并应有直接的自然通风。无论采用沟槽式还是坐蹲式大便器,都应有 1.20 m 高的架空隔板,并加设儿童扶手;每个厕位的平面尺寸为 0.80 m× 0.70 m,沟槽式的槽宽为 0.16~0.18 m,坐式便器高度为 0.25~0.30 m。盥洗池应适合儿童使用,一般高度为 0.50~0.55 m,宽度为 0.40~ 0.45 m,水龙头的间距为 0.35~0.40 m,每班至少有水龙头 6~8 个。炎热地区各班的卫生间应设独立的冲凉浴室;热水洗浴设施宜集中设置,集中浴室的使用面积一般为 20~40 m²。

（4）厨房。

因厨房是进行主副食加工的主要场所，不可避免地会产生油烟、气味和噪音，故应将厨房和生活用房分开单独设置，但又不宜过远。厨房内应有各种必备的烹调设备，洗切食物、贮存生熟食物和洗刷食具的设备以及防蝇、防鼠、防蟑螂等卫生设备。如果厨房内设有主副食品加工机械时，应注意适当增加主副食加工间的使用面积。

（5）保健室和隔离室。

为便于保健老师开展园内的卫生保健工作，全园应设保健室一间，其使用面积按幼儿园规模大小，一般为 14～18 m²，保健室内应有盥洗设备和简单的医疗器械及常用药品。

隔离室供隔离传染病患儿及临时观察治疗病儿所用，故出入口要远离活动室，其使用面积一般为 10～16 m²，设有 1～3 张床位，并有专用的盥洗用具和独立的厕所。

保健室和隔离室宜相邻设置，与儿童生活用房应有适当距离。

城市幼儿园园舍面积定额分项参考指标见表 6 - 4。

表 6 - 4　城市幼儿园园舍面积定额分项参考指标

名　　称	每间使用面积（m²）	6 个班（180 人）		9 个班（270 人）		12 个班（360 人）	
		间数	使用面积小计（m²）	间数	使用面积小计（m²）	间数	使用面积小计（m²）
一、活动及辅助用房							
活动室	90	6	540	9	810	12	1 080
卫生间	15	6	90	9	135	12	180
衣帽教具贮藏室	9	6	54	9	81	12	108
音体活动室		1	120	1	140	1	160
使用面积小计			804		1 166		1 528
每生使用面积（m²/生）			4.47		4.32		4.24
二、办公及辅助用房							
办公室			75		112		139

名　　称		每间使用面积(m²)	6个班(180人)		9个班(270人)		12个班(360人)	
			间数	使用面积小计(m²)	间数	使用面积小计(m²)	间数	使用面积小计(m²)
资料兼会议室			1	20	1	25	1	30
教具制作兼陈列室			1	12	1	15	1	20
保健室			1	14	1	16	1	18
晨检、接待室			1	18	1	21	1	24
值班室		12	1	12	1	12	1	12
贮藏室			3	36	4	42	4	48
传达室		10	1	10	1	10	1	10
教工厕所				12		12		12
使用面积小计				209		265		313
每生使用面积(m²/生)				1.16		0.98		0.87
三、生活用房								
厨房	主副食加工间(含配餐)			54		61		67
	主副食库			15		20		30
	烧火间			8		9		10
开水、消毒间				8		10		12
炊事员休息室				13		18		23
使用面积小计				98		118		142
每生使用面积(m²/生)				0.54		0.43		0.39
使用面积合计(m²)				1 111		1 549		1 983
每生使用面积(m²/生)				6.17		5.74		5.51

三、室内的采光及照明

1. 光的物理量。

（1）光通量。表示光源在每秒钟内发射的光的总数量,单位是流明(lumen,lm)。光通量是光源的基本参数。

（2）发光强度。表示光通量在空间的密度的量称为发光强度,单位是坎德拉(candela,cd)。不同光源发出的光通量在空间的分布是不同的，即使是同一光源，其光通量在空间各个方向的分布也不一样，如果加上灯罩，其分布情况又有所变化。

（3）照度。表示被光照射平面上的光通量密度，即被照平面上单位面积所接受的光通量数值，单位是勒克斯(lux,lx)，其公式为：

$$E = F/S$$

其中，E—照度，F—光通量，S—被照平面面积。

（4）亮度。表示发光表面明亮程度的量，单位是尼特(nit)，通常用 cd/m^2 表示，有时也用熙提(stilb,sb)表示，1熙提等于10 000尼特。一个漫反射表面的亮度可用下式求得：

$$B = \rho E/\pi$$

其中，B—亮度（尼特），ρ—该表面的反射系数，E—照度（勒克斯）。

2. 自然采光。

（1）采光。

采光又称自然采光，是指利用太阳光为光源，室内所得到的光线。活动室内自然采光的卫生要求是使桌面和黑板面有足够的照度，自然光分布均匀，避免产生眩光现象，形成柔和、舒适的生活与学习环境。

（2）影响采光的因素。

除了太阳光的强弱与室内自然采光有关外，以下因素也对自然采光产生重要影响：

① 玻地面积比。窗的透光面积与地面积之比称为玻地面积比，主要儿童用房的玻地面积比值不应低于1∶6（见表6-5）。故为了提高室内自然采光的效果，采光窗应适当地加大，窗的上缘应尽可能高些。窗户越小，窗框遮光的面积比率越大，实际测量时应以实际的透光面积来计算，而在建筑规划时，木窗的实际透光面积与窗洞面积之比以65％计，钢窗的实际透光面积与窗洞面积之比以80％计。

表 6-5 玻地面积比

房 间 名 称	玻地面积比
活动室、音体活动室	1/5
寝室、保健室、隔离室	1/6
其他房间	1/8

注:单侧采光时,房间进深与窗上口距地面高度的比值不宜大于2.5。

② 室深系数。窗上缘距地面高与室深之比称为室深系数。单侧采光时,室深系数不应小于1∶2,或投射角(室内桌面一点到窗侧所引的水平线与该点到窗上缘之间的夹角)不小于20°~22°。窗上缘尽可能高些,有利于加大室深系数。

③ 室外遮挡物。室外的建筑物、围墙或高大树木等遮挡物对室内的采光影响很大。一般来说,对面建筑物(遮挡物)至活动室之间的距离最好不小于该建筑物高的2倍。活动室附近不应种植高大树木或安置大型运动器械。

④ 窗玻璃的清洁度。普通玻璃的遮光率为10%左右,而被尘埃污染的玻璃的遮光率可达20%~30%以上。

⑤ 墙壁、家具及天花板的色调。墙壁宜刷成白色,家具及天花板宜为淡色,因颜色越深,光反射率越小,如白色是0.8~0.9,淡米黄色是0.7~0.8,浅黄色是0.5~0.6,黄色是0.4,浅蓝色是0.3,浅褐色是0.15,黑色是0.01~0.02。

⑥ 活动室朝向。我国大部分地区的建筑物以南向(或南向偏东、偏西)为宜。幼儿园主体建筑物不应采用东西朝向,最好采用南北向的双侧采光;南外廊北活动室,应以北向窗为主要采光面,教师应将小黑板、贴绒板等置于室内东面,以使儿童作业时大部分桌面能形成左侧采光。

(3)采光评价。

由于采光受多种因素的影响,为了综合地评价活动室的采光情况,一般用采光系数来表示。采光系数是指室内工作面一点的照度与同时间开阔天空散射光的水平照度的比值。一般要求离窗最远的桌面上的采光系数不低于 1‰～1.5‰。

3. 人工照明。

(1) 人工照明。

人工照明是指利用人工光源获得光线的方法。人工照明可以弥补自然采光的不足。采光条件较好的活动室，白天一般不需要人工照明；但在冬季、阴雨天或室外有遮挡物时，白天也需开照明灯。

(2) 人工照明的卫生要求。

总体来说，人工照明应保证桌面及小黑板面有足够的照度，且照度分布均匀，不产生或少生阴影，没有或尽量减少眩光作用，在儿童视野内看不到强烈的发光体（如裸露的灯泡），安全可靠，并有良好的空气条件（不因人工照明而使室内气温过度增高或使空气受到污染）。

为保证室内最低限度的照度以及光线的柔和舒适，利用人工照明应注意以下方面的问题：

① 工作面照度的大小对儿童的视觉功能以及作业效率有直接影响。照度的大小决定于灯的数量、功率及种类。如果暂时无法改变室内照度不足的情况，就应缩短儿童作业时间，增加休息次数，以防视觉疲劳过度。

② 为形成良好的视觉环境，室内照度应均匀。照度的均匀度与灯的数量、悬挂高度、布置方式等有关，一般来说，均匀度是随灯的悬挂高度的升高而加大的，但要注意桌面的照度会因悬挂高度的增加而降低。

③ 减轻或消除室内眩光。眩光分直接眩光和反射眩光，前者是指在观察物体的方向或接近这一方向的发光体而引起的眩光，后者是由视野内的定向反射表面反射的高亮度影像所产生。眩光会形成视觉范围内的不舒适，极易造成视觉疲劳。降低光源亮度或降低视野范围内的亮度对比，以及在视野范围内尽量减少形成眩光的光源面积或光源尽量避开视野，都可以减轻或消除室内眩光。

四、室内的通风及采暖

由于季节和天气的变化影响着室内的气温、气湿和气流，而儿童的身体调节机能不够完善,需要在室内得到必要的新鲜空气,在适宜的微小气候中生活和活动,故幼儿园必须有科学合理的通风、采暖设备。

1. 通风的形式和设置。

通风是通过室内空气和室外空气的流通,排出室内的污浊空气,送入室外的新鲜空气。为防止因气温的骤然变化而引发疾病,保证身体健康,儿童不仅时刻需要新鲜的空气,而且需要适宜的微小气候,例如,寒冷季节室内需要流速较小、温度较高的空气,炎热季节室内则需要流速较大、温度较低的空气。室内微小气候的调节与通风的形式和设置密切有关。

通风的形式可以分为自然通风和人工通风两种。

自然通风是由于风力和室内外气温差的大小,引起空气的流动,风力和室内外温差越大,气流速度就越快。幼儿园生活用房应有良好的自然通风。建筑物的墙壁气孔,天花板、地板、门、窗的缝隙等均能通风,但据测定,在室内外温差为 1℃时,$1\ m^2$ 的墙壁每小时仅能通过 $0.25\ m^3$ 的空气,因此,必须尽量开窗换气,以保证儿童室内活动时空气新鲜。如果几十名儿童长时间在紧闭门窗的室内活动或休息,或者冬季使用煤炉取暖不当时,空气中二氧化碳的成分会很快增加,当其浓度超过 0.1% 时,室内产生异味,人体就会有不舒适感,儿童的注意力也容易分散,甚至产生头晕症状。

为了加强自然通风,可采取以下措施:

(1) 平时尽可能打开门窗,冬季即使用火炉取暖,也必须利用儿童室外活动时间,及时开窗换气。一般风速和温差越大,室内每次换气所需时间越短。

(2) 活动室及寝室设气窗,其总面积不应低于地面积的 $1/60$。最好的形式是在窗户的上部设斗式小窗(见图 $6-1$、$6-2$),它以小窗底部为轴,向室内开启,回转角度为 $30°$ 左右,小窗窗框两侧有铁制或木制夹板。室外气流经风斗式小窗流向天花板呈弧形下降,这样可避免冷气直接吹向儿童头部,室内气温也不至于骤然下降。如果室内有合理的供暖和通风小窗设备时,即使在寒冷季节也可整日打开小窗,这样能够在保持一定室温的前提下,使室内具有较好的空气条件。

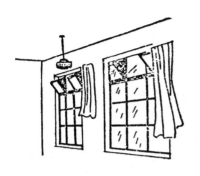

图6-1 风斗窗构造
（据王锦江等,1959）

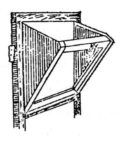

图6-2 教室内通风小窗的设置
（据王锦江等,1959）

在自然通风的情况下,室内气温仍然达到30℃时,应采用人工通风,即利用动力设备(如电扇、空调、排风扇等)使室内外空气得以交换,弥补自然通风的不足。厨房与卫生间应安装排风扇,活动室和寝室可安装电扇或空调。

2. 采暖。

严寒季节,既要保持室内空气新鲜,又要维持室内一定的气温,因此,幼儿园在注意通风换气的同时,还必须考虑合理的采暖方式。

采暖方式一般有集中式采暖和局部式采暖两种。

(1)集中式采暖。包括热水式采暖和蒸汽式采暖。热水式采暖,经加热的水温不超过95℃,散热片表面温度不高于70℃,当停止供热时,散热片中的热水逐渐冷却,室内温度波动较小。儿童活动室内以集中的热水式采暖为宜。蒸汽式采暖时散热片表面温度较高,容易引起儿童的烫伤,并由于有机尘埃的燃烧而产生臭味;当停止供气时,散热片很快冷却,室温波动较大。集中式采暖所用的散热片应平滑以便清扫。如果幼儿园经济条件许可,可采用效果较好的空调设备取暖。

(2)局部式采暖。规模较小的或经济条件较差的幼儿园可进行局部式采暖,如北方的火墙和地炕、其他地区常用的火炉等都是较好的局部采暖方式。烧炕在室外,并要防止墙面和地面漏烟,以免烟和灰尘进入室内。用火炉采暖时一定要安装烟筒,以便排烟,防止一氧化碳中毒;炉周围应安放隔热铁板或栏杆,防止儿童烫伤。

幼儿园冬季采暖的卫生要求是:

(1) 应使儿童在室内生活和活动时感觉舒适,活动室和寝室的气温以 16℃～18℃为宜,相对湿度 40％～60％,最好是 50％,风速不超过 0.3米/秒。年龄小的,室内气温可略为调高。

(2) 室内温度应尽量保持均匀,水平面各点的气温差及垂直各点(足部和头部)的气温差最好不超过 2℃,一昼夜气温差不应超过2℃～6℃。

第二节
幼儿园的设备卫生

幼儿园的基本设备是组织儿童开展生活与教育活动的物质前提,各项设备只有符合一定的卫生要求,才能有利于儿童身心健康的发展。

一、家具的卫生

总体来说,幼儿园的家具在材料性质、款式、大小等方面都应适合儿童的生理特点,以便儿童使用时感觉舒适;要杜绝导致外伤的各种因素。房间内各种家具要合理布置,家具的数量以满足日常生活和活动的需要为宜,过多的家具既占据空间、缩小儿童活动范围,又不便于打扫,故应及时清理。

(一)桌椅

桌椅是儿童在幼儿园使用时间最多的家具之一,桌椅的构造是否符合一定的卫生要求,与儿童身体的正常发育有着密切的关系。构造科学而合理的桌椅是培养儿童良好的作业姿势的重要条件,有利于控制脊柱弯曲异常及近视眼的发生。

桌椅的卫生要求是:适合就座儿童的身材,有利于良好坐姿的形成,减少疲劳的产生,有助于保护视力,不妨碍儿童正常的生长发育;安全、坚固、美观、造价低廉,不妨碍教室的彻底打扫。其中以良好的坐姿为最基本的卫生要求。

1. 坐姿。

当儿童呈坐姿时,脊柱、骨盆、腹部、胸部及膈肌等的神经肌肉以及下肢的神经肌肉,形成一个统一和谐的系统,其中,维持躯干平衡的各肌肉群的协同工作起主要作用。前位坐姿(上体重心落在两坐骨结节上或其前方的姿势)时,伸直躯干的骶棘肌、背阔肌、背长肌以及斜方肌等持续紧张,很快出现疲劳;而有倚靠的后位坐姿(上体的重心落在坐骨结节之后的姿势)则少有这种情况。一般来说,后位坐姿适用于休息、听讲和看书,写字、作画时必须采取上体稍微前倾的体位,但不要求过度前倾。

正确的坐姿是脊柱正直,写字时头部不过分前倾,不耸肩,不歪头,两肩之间的连线与桌缘平行,前胸不受压迫,大腿水平,两足着地,它是保持身体稳定而不易产生疲劳的体位;血液循环通畅,呼吸自如,下肢的神经干不受压;看书、写字、作画时,眼睛与桌面上书本的距离一般为30~35 cm。

2. 桌椅的尺寸。

应根据儿童的身高及其上、下部量的比例确定。桌椅的尺寸主要包括以下几方面:

(1)椅高(或椅面高)。椅高是指椅面前缘最高点至地面的垂直距离。适宜的椅高应与小腿高相同,使脚掌能平放在地板上,大小腿成直角。椅面过低或过高都容易使儿童坐姿不稳定,促使疲劳的产生。

(2)椅深。椅深是指椅面前后方向的有效尺寸。儿童就座时大腿的后3/4应置于椅面上,小腿的后方应留有空隙。

(3)椅宽。椅宽是指椅面前缘左右方向的尺寸。椅宽应能足以支撑臀部和大腿,一般比儿童骨盆宽5~6 cm。

(4)椅靠背。椅靠背最好具有与腰部外形相吻合的形式,靠背以向后斜倾3°~7°为宜,靠背上缘高达肩胛骨下角之下。幼儿园不应采用无靠背板凳。

(5)桌椅高差。桌椅高差是指桌近缘高与椅高之差。适宜的桌椅高差约为儿童坐高的1/3。当椅高确定后,再加桌椅高差即为桌高。在桌椅尺寸的配合关系中,桌椅高差是最重要的因素,它对就座姿势的影响最大。如果桌椅高差太大,眼睛与书的距离必然缩短,两肩上提,或以单侧臂横架在桌面上,致使脊柱呈侧弯状态;如果桌椅高差太小,作业时上体必然前倾,或以单侧臂支持上体的重量于桌面,致使脊柱呈侧弯状态。(如图6-3)

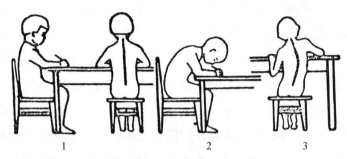

图6-3 儿童坐着时身体的姿势取决于高差

1. 高差充分 2. 高差过小 3. 高差过大

(6)桌下净空。由于儿童用桌桌面较低,为保证儿童就座时下肢在桌下自由移动,桌面下一般不设抽屉或横木,如有特殊用途,需要设置抽屉,则大腿上面与屉箱底之间应留有空隙,一般桌面至箱底的高度不大于桌椅高差的1/2。

(7)桌面。桌面有平面和斜面两大类,由于幼儿园活动室用桌往往兼顾作业、游戏及就餐,故应采用平面桌。如园内图书角用桌采用斜面,则斜度不宜过大,以10°～12°为宜,并在桌面远侧有大约9 cm宽的水平部分。平面桌往往又有矩形、正方形、圆形及多边形等多种形式,可根据儿童活动需要加以选择和拼接。桌面的宽度不宜小于书写时两肘间的距离。

(8)桌椅距离。桌椅距离是指桌与椅之间的水平距离,包括椅座距离和椅背距离两种。椅座距离即椅面前缘与桌近缘向下所引垂线之间的水平距离(如图6-4)。在椅深适宜的条件下,正距离和零距离都不能使儿童保持良好的读写姿势,最好有4 cm以内的负距离。椅背距离是指椅背与桌近缘之间的水平距离,就座儿童的胸前(穿衣情况下)应有3～5 cm的自由距离,避免挤压胸部。

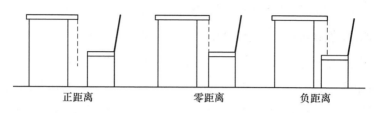

正距离   零距离   负距离

图 6－4　桌椅距离

(二) 儿童床

寄宿制幼儿园和有条件的全日制幼儿园应给每个儿童配备固定的小床,其他条件较差的幼儿园至少应保证儿童有专门的寝具,避免传染病的传播。床的大小应符合儿童的要求,床长应比身长长 15～25 cm,一般为150 cm 左右,大、中、小班儿童用床长度可略有区别;床宽应为儿童肩宽的2～2.5 倍,一般为 70 cm。为了儿童的安全以及便于儿童自己整理被褥,床不宜太高,一般为 30～40 cm。(见表 6－6)儿童用床四周应有栏杆。

表 6－6　幼儿园桌、椅、床的基本尺寸(cm)

年龄		3～4 岁	4～5 岁	5～6 岁
身高		94～103	102～109	108～117
桌	高	48	52	56
	长	100	106	106
	宽	65	70	70
	双人桌宽			38
椅	坐高	24	27	30
	坐深	28	29	31
	坐前宽	29	30	31
	坐后宽	27	28	29
	背高	25	28	31
	背倾斜度	3°	3°	3°
床	高	30	35	40
	长	140	150	160
	宽	70	70	70

儿童用床必须坚固结实,同时还应注意床绷的通气性和软硬度。一般来说,以条形木板床为最好,既透气又有利于儿童脊柱正直;其次,以棕绷、藤绷床为好,但随着使用时间的延长,绷床有可能松弛,要注意及时修理;帆布床具有轻便、便宜的特点,可供条件较差的全日制幼儿园儿童午睡使用,但必须扯紧绷布,否则时间一长,容易造成儿童脊柱弯曲异常。儿童用床的排列应避免床头对床头,以防飞沫传染疾病;床与床之间应留有过道,以便教师能够照顾到每个儿童。

（三）橱柜

为了儿童生活方便及活动环境内的整洁,幼儿园应配备多种橱柜,如教具柜、玩具柜、碗具橱和被褥橱等。为节省空间,留给儿童更大的活动余地,在适宜的地方可设置壁橱。主要供儿童使用的橱柜其高度应与儿童的身高相适应,一般为 100～115 cm;柜内搁板的宽度一般不超过前臂加手长,约为 20～50 cm。橱柜里外应经常打扫,定期曝晒,防止蛀虫。橱柜的外形及尺寸(单位:cm)见图6-5～6-9。

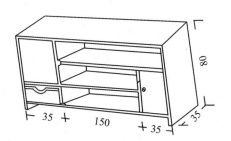

图 6-5　玩具柜（图书柜）外形及尺寸图（cm）

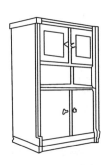

图 6-6　餐具柜

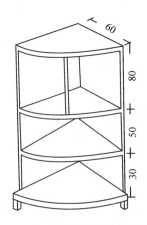

图 6-7　三角玩具柜外形及尺寸图（cm）

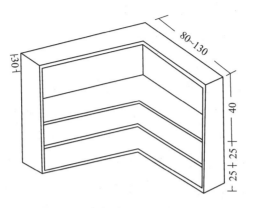

图 6-8 角柜外形及尺寸图（cm）

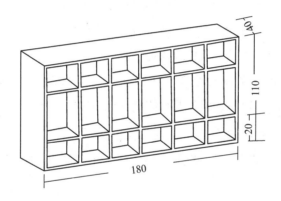

图 6-9 衣帽鞋柜外形及尺寸图（cm）

二、教具、文具及玩具的卫生

教具、文具和玩具是儿童经常接触到的物体,故必须符合一定的卫生要求。

1. 教具卫生。

活动室内的小黑板表面应由耐磨材料制成,如磨砂玻璃黑板经磨砂处理后,长期维持表面磨砂状态而不产生眩光现象。常用的黑绿色磨砂玻璃黑板及木制涂面黑板使用效果较好,而普通木制黑板易膨胀造成表面凹凸不平,且易脱色,书写困难,不宜采用。书写时应尽量少用五彩粉笔,因其中大多含有有毒物质。擦黑板宜用湿布或吸尘黑板擦。

教师使用的挂图(或范画)其卫生要求与下述儿童用书的卫生要求基本一致,只是尺寸应放大,足以使室内最后一排的儿童看清。

2. 文具卫生。

供儿童阅读的书籍、图片等,其画面应清晰、不宜过小,文字、插图、符号等与纸张颜色之间要有鲜明的对比,同时色调柔和、色彩协调,避免对儿童视觉造成过度的刺激。书本大小适宜,纸质结实,纸面平滑而不反光,厚薄适中。儿童用书由于翻阅的人数较多,很容易磨损和受污染,因此要及时修补、定期消毒,对太破、太脏的图书要及时废弃。如果发现儿童有用手指蘸唾液翻书页的坏习惯,要及时纠正。

儿童使用的画笔、铅笔、蜡笔及绘画颜料等不能含有毒物质,笔杆上所涂颜料应有不易脱落、不溶于水和唾液的透明漆膜。儿童作业所用纸张要求质地结实,色彩以白色或淡色为宜。

幼儿园一般不要求儿童来园时背书包。如为大班儿童准备书包,以双肩背包为好,一般不宜超过儿童体重的1/10。

3. 玩具卫生。

儿童离不开游戏,游戏离不开玩具,玩具对于儿童的全面发展有着积极的促进意义。

玩具应符合下列卫生要求:

(1) 结实耐用。使用幼儿园玩具的人数多,容易损坏的玩具不仅造成经济损失,而且会影响儿童的活动,甚至对儿童的安全造成潜在危险。

(2) 不含有毒物质。禁止利用有毒材料制作玩具,如含有未充分缩合的酚和醛的酚醛塑料、加入有毒增塑剂的聚氯乙烯塑料等都不能用作玩具材料,除此之外,由于儿童喜欢将玩具放入口中,玩具所涂颜料含有的铅、汞、砷及其他有毒物质都必须低于有关卫生指标,一般还应在有色颜料的上层涂抹2~3层透明漆,以形成牢固的保护薄膜,而颜料和透明漆都必须无臭无味,不溶于唾液、胃液和水。

(3) 容易清洗和消毒。由于玩具的使用率高,故特别容易弄脏,需要经常清洗和消毒。一般来说,聚乙烯塑料玩具最易清洗,经过太阳曝晒即可达到消毒目的。其他玩具,可根据材料性质,选择清洗、湿布或酒精棉擦拭、曝晒等清洁消毒方法。

（4）安全可靠。对儿童身体容易产生危害的玩具应禁止使用。有的玩具性能不适合儿童,如玩具钢珠手枪、喷水手枪等,对儿童的眼睛会直接造成威胁,幼儿园不应购买。有的玩具由于使用破损后,出现锐利的棱角而构成危害,必须经过修理才能使用。有的玩具会产生噪音,损害儿童的听觉,应避免使用。有的玩具体积过小,儿童易误吞,教师应提醒儿童注意并采取有效措施。

根据上述卫生要求,应在种类繁多的玩具中加以挑选,一般首选塑料玩具,其次亦可选择金属、木制及橡胶玩具。

三、体育设备卫生

学前儿童体育锻炼以发展动作为主,故体育设备大多为平衡设备、攀登设备、跳跃设备及投掷设备。大型体育器械有平衡板、攀登架、荡船、转椅、滑滑梯、秋千等（如图6-10、6-11）,小型体育器械有木马、手推车、大小皮球、沙包、藤圈、哑铃、体操棒等。幼儿园体育设备应能适合学前儿童

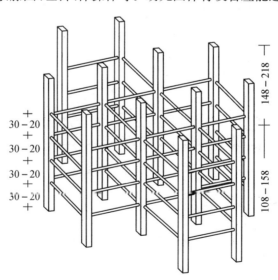

图6-10 攀登架外形及尺寸图（cm）

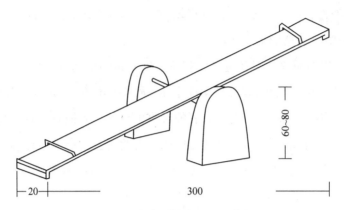

图 6‑11 固定式压板外形及尺寸图(cm)

身心发展的特点,促进儿童动作的平衡性、协调性及灵敏性,各种体育器械应坚固、耐用,指定专人定期检查维修;大型体育器械的使用应有专门的保护措施,如设有沙坑或软垫,以确保儿童的安全。

学前儿童体育活动场地以草地或泥地为宜,必须清洁、平坦,不得留有任何会给儿童带来损伤的异物,如玻璃、石块、碎砖、木桩等,场地内也不得留有积水。

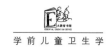

第七章

学前儿童疾病及其预防

学前儿童虽然具有人体的基本结构,但由于其各系统、各器官的发育很不完善,对外界环境的变化较成人敏感,极易受到不良环境的伤害,对某些微生物的免疫能力差,故容易发生各种疾病,托幼机构应做好预防工作。

第一节
学前儿童常见病及其预防

一、学前儿童常见病的一般检查

由于学前儿童年龄小,大多数情况下对于自己身体的不适不可能清楚准确地表达出来,只有成人细心地观察,才能及时地发现病情,作出诊断。学前儿童常见病的一般诊断可从对以下方面的观察和检查入手。

1. 神情及行动表现。

正常儿童活泼好动，对外界环境充满兴趣，而病儿往往烦躁不安、嗜睡、疲倦、表情呆滞、哭声异常。

2. 皮肤。

健康儿童面色红润，但红中带微紫表示高热，苍白或黄色可能显示营养不良性贫血，皮肤与眼巩膜同时染黄说明黄疸。当用手指将腹部皮肤捻起再任其落下，正常儿童随即恢复原状，脱水者弹力减低。出汗过多常见于结核与佝偻病患儿。皮下脂肪的厚薄则表示儿童营养状况的好坏。

3. 体温。

正常儿童腋下体温为36℃～37.4℃，体温波动的幅度为1℃，腋下测温时应将体温计放到腋窝深处，并帮助儿童让上臂贴紧胸旁，体温37.5℃～38℃为低烧，体温39℃以上为高烧。4～5岁以下儿童由肛门测体温较为安全、准确。让儿童卧床，蜷起大腿在腹股沟处测体温更为方便。测肛温一般不需超过3分钟，腋下、腹股沟需5分钟。腋温、腹股沟温比肛温低0.5℃左右。冬天户外寒冷空气可使高热儿童体温暂时下降很多，测体温宜在进屋10分钟后进行。

4. 囟门。

前囟尚未闭合的小儿，可以因脱水导致囟门凹陷，也可因高热及脑膜炎、脑炎等颅内压增高的疾病导致前囟凸出。

5. 淋巴结。

淋巴系统在学前期发育较快，检查学前儿童表浅淋巴结有着十分重要的意义。正常儿童在颈旁、枕部、腹股沟处可摸到单个的软软的淋巴结，大小不超过1 cm，但颏下、锁骨上、肘部淋巴结不应摸及。

6. 眼。

如眼睑是否肿胀、下垂或出血，眼球是否突出，两瞳大小是否相等，结膜是否充血，角膜有无溃疡、浑浊或不透明点等。

7. 耳。

拉动外耳时有无痛感，耳道有无耵聍、脓液。小儿哭闹、发热，应考虑是否患了中耳炎。

8. 鼻。

慢性黏脓性分泌物可能预示着鼻窦炎,鼻翼扇动是缺氧程度较重的征象,异物塞入会导致鼻腔单侧血性分泌物的出现。

9. 口腔。

有无口臭,口腔黏膜是否干燥、发红或出血,有无溃疡,扁桃体是否肿大,吞咽困难与否,牙齿的数目、排列等是否正常,有无龋齿。地图舌(舌面不规则上皮剥脱,绕有灰白色膜样边缘)可反复出现,但临床上无重要意义。口角炎(口角皮肤黏膜慢性溃烂)表示维生素 B_2 缺乏。

10. 颈部。

颈是否后倒、强直,甲状腺有无肿大。

11. 胸部。

新生儿胸廓前后径与横径基本相等,呈圆筒形。1 岁半时,胸围与头围基本相等,应注意胸廓有无畸形。肋串珠、佝偻沟和鸡胸是佝偻病的重要体征。

12. 肺部。

婴儿为腹式呼吸,啼哭、深呼吸时可见腹壁起落。应注意肺部扩张是否均匀,叩诊有无浊音。

13. 四肢。

注意其大小、长短及对称性,粗短的手见于呆小症,鸡爪性手痉挛或向掌性足痉挛常见于手足搐搦症。

14. 脊柱骨。

脊柱有无弯曲异常,脊柱长度与四肢的比例是否正常。

二、学前儿童常见病及其预防

(一)新生儿窒息

1. 病因。

凡能使血氧浓度降低的任何因素都可引起窒息,窒息是新生儿最常见的症状和主要死亡原因。新生儿窒息的母体因素有妊娠高血压综合征、急性失血、严重贫血、心脏病、肺结核、糖尿病、休克等。其他胎内因素有胎盘早期剥离或过期产的胎盘功能障碍,脐带脱垂、打结、绕颈等。新生儿窒息的产时原因有产程延长、宫缩过强、盆腔狭小、臀位牵引、使用产钳等。产后窒息则由新生儿本身呼吸道阻塞、颅内出血、肺发育不成熟、严重的中枢神经系统和心血管系统的疾病引起。

2. 症状。

胎内缺氧早期为兴奋期,胎动增加,胎心增快,如持续缺氧则进入抑制期,胎心减慢,最后停搏,肛门括约肌松弛,排出胎粪。新生儿窒息的程度可用 Apgar 评分法来判断。(见表 7-1)

表 7-1 新生儿 Apgar 评分标准

体 征	0 分	1 分	2 分
心率/分	0	<100	>100
呼 吸	无	浅表,哭声弱	有力,哭声响亮
肌 张 力	松弛	四肢屈曲	四肢活动好
弹足底或导管插鼻反应	无反应	有些动作	反应好
皮 色	紫或白	躯干红,四肢紫	全身红
总 分			

注:5 项总和 10 分者表示情况良好;出生后 1 分钟内评分 7 分以下,或 5 分钟时评分为 8 分以下为异常;低于 4 分为重度窒息;4～6 分为中度窒息。

3. 预防。

做好产前定期检查,避免早产及手术产,对高危胎儿采取产时宫内监测措施,及早发现缺氧状态。

(二)新生儿生理性黄疸

1. 病因。

新生儿黄疸是新生儿最常见的症状,病因较为复杂,主要由于新生儿胆红素产生偏多,或肝细胞对胆红素的摄取、结合与排泄障碍,肝内或肝外胆道阻塞等原因造成,有时也可因为几种原因同时造成。

2. 症状。

新生儿黄疸可分为生理性和病理性两类。生理性黄疸的基本症状是大部分新生儿在出生后 2～3 天出现黄疸,在第 4～6 天达到高峰,出生 24 小时以后血清胆红素由出生时的 1～3 mg/dl 逐步上升到 5 mg/dl。足月儿的黄疸在生后 7～10 天消退,早产儿的黄疸可持续到第 3 周,在此期间新生儿一般情况良好,不伴有其他临床症状。生理性黄疸能够自愈,多喂糖水可使黄疸加快消退,不必治疗。

(三)尿布皮炎

1. 病因。

由于被大小便浸湿的尿布未及时更换,尿中的尿素被粪便中的细菌分解,产生的氨刺激皮肤引起炎症,有时继发细菌感染。

2. 症状。

先在接触尿布的皮肤处发生边缘清楚的红斑,以后出现丘疹、水泡并糜烂,细菌感染时则出现脓疱。

3. 预防。

应为新生儿选择柔软的棉布做尿布,并勤换尿布;每次大便后用温水清洗臀部并擦干,使皮肤保持清洁、干燥。

(四)鹅口疮

1. 病因。

又名雪口病,大多由白色念珠菌感染所致。新生儿中发病率高,有的是由产妇阴道白色念珠菌感染引起,有的则由食具消毒不严或乳母奶头污染引起。

2. 症状。

口腔黏膜出现白色点状或片状物,开始见于舌面或颊黏膜,逐渐蔓延至牙龈、上腭并可融合形成大片白膜,形似乳凝块,不易拭去,底部潮红,一般无全身症状。

3. 预防。

注意乳母奶头的卫生和食具的消毒,加强营养,提高机体防御能力。

（五）维生素 D 缺乏性佝偻病

佝偻病是一种学前儿童常见病,它虽然不直接危及生命,但因发病缓慢,易被忽视,一旦发生明显症状时,机体的抵抗力下降,易并发肺炎、腹泻、贫血等疾病,故应引起足够的重视。维生素 D 缺乏性佝偻病占总佝偻病的 95% 以上,此病主要由于维生素 D 不足引起全身性钙、磷代谢失常,以致钙盐不能正常沉着在骨骼的生长部分,最终发生骨骼畸形。

1. 病因。

（1）紫外线照射不足是维生素 D 缺乏的主要原因。日光中紫外线易被玻璃、尘埃、烟雾、衣服等遮挡,影响机体的吸收,学前儿童如果缺少户外活动,则会减少体内维生素 D_3 的合成,从而导致佝偻病的发生;冬季紫外线较弱,故本病在冬、春季多见。

（2）食物中维生素 D 摄入不足。乳类中维生素 D 含量很少,如不晒太阳或未及时补充鱼肝油、蛋黄等含维生素 D 丰富的食物,则极易患佝偻病。人乳、牛乳中维生素 D 含量均较低,但人乳中钙、磷比例适宜(为 2∶1),易于吸收;而牛乳中钙、磷含量虽然较高,但磷过高,钙、磷比例不适宜(1.2∶1),故母乳喂养儿患佝偻病者较牛乳喂养儿少。另外,过多的含有大量植酸的谷类食物,可与小肠中的钙结合形成不溶性植酸钙,从而降低了人体对钙的吸收。

（3）生长速度过快,所需维生素 D 更多。骨骼的生长速度与维生素 D 和钙的需要量成正比,婴儿生长速度快,维生素 D 的需要量大,佝偻病的发生率也高,早产儿及双(多)胎儿最易发生佝偻病。2 岁以后的儿童生长速度逐渐减慢,维生素 D 的需要量也相应减少,佝偻病的发生率降低。

（4）其他疾病影响。慢性呼吸道感染、胃肠和肝胆疾病等都会影响维生素 D 和钙、磷的吸收与利用,从而亦导致佝偻病的发生。

（5）某些药物的影响。长期服用抗惊厥药物如苯妥英钠或苯巴比妥,可导致维生素 D_3 加速分解为无活性的代谢物,若用此类药物的小儿未能接受足够的紫外线照射,则极易患佝偻病。

2. 症状。

(1) 一般症状。当维生素 D 缺乏到一定程度时,小儿会出现一系列神经精神症状,如多汗、夜惊、烦躁、睡眠不安。多汗一般与室温、季节无关,由于头部汗水的刺激,小儿经常摇头擦枕,致使枕部秃发。这类儿童大脑皮层兴奋性降低,条件反射形成缓慢,动作和语言发育迟滞。

(2) 骨骼病变体征。

头部 早期可见囟门加大,颅缝加宽,边缘软,囟门闭合延迟,出牙迟。7~8 个月时可出现方颅(如图 7-1)。

胸部 婴儿期可出现肋软骨区膨大,以第 5~8 肋软骨部位为主,因几个相连的肋骨都有隆起,故呈"串珠"样突起,如"串珠"向胸内扩大,可使肺脏受压造成局部肺不张。肋骨软化后,因受膈肌附着点长期牵引收缩,造成肋缘上部内陷,肋缘外翻,形成肋软沟。在第 6~8 肋骨与胸骨柄相连处内陷时,可使胸骨前凸,形成鸡胸。以剑突为中心内陷的漏斗胸亦可见到。(如图 7-2)

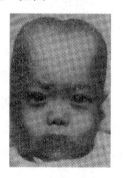

图 7-1 佝偻病的方颅

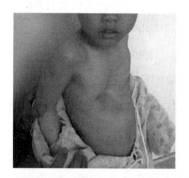

图 7-2 漏斗胸

四肢 7~8 个月以后的佝偻病儿,四肢各骺部均显膨大,在腕关节的尺、桡骨远端常可见钝圆形环状隆起,即佝偻病"手镯"(如图 7-3)。小儿开始行走以后,由于骨质软化及肌肉关节松弛,下肢常因负重而弯曲造成"O"形腿或"X"形腿(如图 7-4、7-5)。"O"

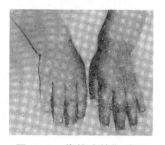

图 7-3 佝偻病的"手镯"

形腿小儿立位、两足跟靠拢时,两膝关节间距离在 3 cm 以下者为轻度,3～6 cm为中度,6 cm以上为重度;"X"形腿小儿两膝关节靠拢时,两踝关节间距离在3 cm以下者为轻度,3～6 cm为中度,6 cm以上为重度。

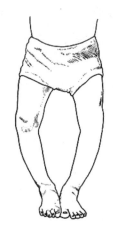

图 7‑4　佝偻病的"O"形腿

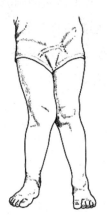

图 7‑5　佝偻病的"X"形腿

其他部位的病变活动性佝偻病患儿,久坐后可引起脊柱后弯,偶有侧弯者,重症者骨盆的前后径变短形成扁平骨盆。

3. 预防。

孕妇及小儿应多做户外活动,多接触阳光,遵医嘱补充维生素 D。对婴幼儿进行合理喂养,坚持母乳喂养至 8 个月,及时添加辅食。近年来有关单位研制成功的维生素 AD 强化牛奶(AD 奶)能较好地防止小儿维生素 A 及维生素 D 的缺乏。应特别注意早产儿、双胎儿及消化道疾病患儿的保健工作,可酌情增加维生素 D 的预防量。

(六)维生素 D 缺乏性手足搐搦症

1. 病因。

维生素 D 缺乏性手足搐搦症又称婴儿性手足搐搦症,绝大多数见于婴儿时期,发病原因与佝偻病相同,主要是由于维生素 D 缺乏,以致血清钙下降,神经肌肉兴奋性增强。

2. 症状。

(1)惊厥。惊厥是婴儿时期最常见的症状,其特点是患儿没有发热,也无其他原因而突发惊厥,此时大多知觉丧失,手足节律性抽动,面部肌肉痉挛,眼球上翻,大小便失禁。大多数患者有多次惊厥,屡发屡停,每日发作的次数 1～20 次不等,每次时间为数秒至半小时左右;不发作的时候患儿神情几乎正常。

(2)手足搐搦。手足搐搦是本病的特殊症状,表现为腕部弯曲,手指伸直,大拇指贴近掌心(如图 7-6),足趾强直而跖部略弯,呈弓状,往往见于较大小儿,6 个月以内的婴儿很少发生此症状。

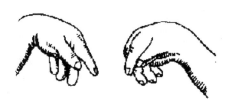

图 7-6 手足搐搦症的手痉挛

(3)喉痉挛。由于声门及喉部肌肉痉挛引起吸气困难,吸气时发出喉鸣,重者可突然窒息,甚至死亡。喉痉挛并不多见,但由于情况极严重,故应特别注意。

3.预防。

与预防佝偻病的方法相同。对于婴幼儿的腹泻应及时治疗,防止发生电解质紊乱;婴儿患各种病毒性肝炎时,容易并发低血钙症,应及早补充维生素 D_2 或 D_3。

(七)缺铁性贫血

缺铁性贫血是学前儿童的常见病,主要发生在 6 个月至 3 岁的婴幼儿中,由于体内缺乏足够的铁,致血红蛋白合成减少,导致贫血。缺铁性贫血具有小细胞低色素性,血清铁和运铁蛋白饱和度降低,铁剂治疗效果好等特点。

1.病因。

在生长发育最旺盛的婴儿时期,如果体内储存的铁被用尽而饮食中铁的含量不够,消化道对铁的吸收不足以补充血容量和红细胞的增加,即可发生贫血。发病原因主要有以下几方面：

（1）生理需要的增加。新生儿体内铁的含量主要取决于血容量和血红蛋白的浓度，血容量与体重成正比。正常新生儿其体内铁含量约为 70 mg/dl，胎儿最后 3 个月储铁量最多，故早产儿体内储铁量比足月儿少，早产儿及出生低体重儿体内的铁量与其体重成正比。生后生理性溶血所放出的铁储存在肝、脾等的网状内皮细胞中，加上胎儿期储存的铁足够满足生后体重增长一倍的需要。因此正常情况下，在体重增加一倍之前，不应有明显的缺铁性贫血。但当足月儿长至 1 岁时，体重增至出生的 3 倍，而血循环中的血红蛋白增加 2 倍，1 年内需补充铁大约 156 mg，早产儿则大约需要补充 276 mg。如果铁的补充不及时，必然造成缺铁性贫血。

（2）饮食缺铁。由于婴儿以乳类食物为主，这类食物含铁量极低。母乳铁的含量与母亲饮食有关，一般含铁为 1.5 mg/L，牛乳为 0.5～1.0 mg/L，母乳中铁的吸收率高于牛乳，如果 6 个月内的婴儿有足够的母乳喂养，则一般不会发生缺铁性贫血。但若婴儿 6 个月后未及时添加辅食，或辅食中铁的供应不充分，即可发生贫血。较大儿童往往因饮食习惯不良或营养供应较差而导致贫血。

（3）长期少量失血。因胃肠道畸形、溃疡病、钩虫病、鼻衄等原因而长期慢性失血时，每失血 4 ml，约等于失铁 1.6 mg，虽然失血量不大，但铁的消耗量已超过正常的 1 倍以上，即可发生贫血。近年来发现，每日以大量（>1 L）未经煮沸的鲜牛奶喂养的小儿，可出现慢性肠道失血，这类患儿血中可发现抗鲜牛奶中不耐热蛋白的抗体；也有人认为肠道失血与食入的未经煮沸的鲜牛奶的量有关，2～12 个月的婴儿若每日摄入的鲜牛奶的总量不超过 1 L（最好不超过 750 ml），或改用蒸发奶，失血即可停止。

（4）其他原因。长期腹泻、呕吐、肠炎和急慢性感染皆可造成铁吸收障碍。

2. 症状。

本病在 6 个月至 3 岁的小儿中常见,一般起病缓慢,开始不被家长注意,而当就诊时多数病儿已为中度贫血。

(1) 一般表现。患儿常烦躁不安,精神不振,食欲减退,体重增长减慢,皮肤黏膜变得苍白,以口唇、口腔黏膜、甲床和手掌最为明显,容易疲乏,注意力不集中,理解力降低,反应迟钝。

(2) 造血器官的表现。由于骨髓外造血反应,肝、脾和淋巴结常轻度肿大。年龄越小、贫血越重,病程越长,则肝、脾肿大越明显,但肿大程度很少超过中度。

3. 预防。

应坚持母乳喂养;如不能用母乳喂养,应选用强化铁配方奶喂养。足月儿从 4～6 个月开始(早产儿及低体重儿从 3 个月起)添加含铁丰富的食物,如蛋黄。人工喂养儿在 6 个月以后,若喂不加铁的牛奶,其总量一般不可超过 750 ml,以免降低含铁食物的摄入。及时治疗钩虫病及各种感染性疾病。定期进行贫血检查,及早发现轻症病儿。对于血红蛋白在 110 g/L 的正常低限的婴儿,应补充铁剂,每日每千克体重 3 mg,共服 3 个月。

(八) 淋巴结肿大

病因及症状:学前儿童淋巴结轻度肿大(特别在颈前部位置)属正常范围,许多健康小儿的颈、腋、腹股沟淋巴结可能有轻到中度肿大,是因这些淋巴结曾受到轻微感染所致。淋巴结肿大可分局限性淋巴结肿大和普遍性淋巴结肿大两种。

局限性淋巴结肿大往往是由于局部的炎症所引起,例如,常见的下颌淋巴结肿大,大多由口炎、龋齿或牙龈周围脓肿引起;颈前淋巴结(位于胸锁乳突肌之前)肿大,大多由扁桃腺炎引起;颈后淋巴结(位于胸锁乳突肌之后)肿大,常由鼻咽、咽后部炎症引起;腋窝或腹股沟淋巴结肿大则与上、下肢感染有关。局部淋巴结特别肿大者,除考虑炎症外,应注意是否有肿瘤的可能。

普遍性淋巴结肿大的原因应结合年龄因素加以考虑。在新生儿期，要注意是否有败血症、单纯疱疹病毒感染等疾病的发生；在婴幼儿期应注意病毒性疾病，细菌性感染中应注意结核病、伤寒、白血病等。

（九）湿疹

1. 病因。

湿疹是婴幼儿常见的过敏性皮肤炎症，病因较为复杂，可由小儿的遗传过敏体质引发；也可由致敏食物引起，如鱼、虾、牛羊肉、鸡蛋、牛奶；还可由接触丝织品、人造纤维、外用药物等引起。

2. 症状。

湿疹常见于婴儿期，幼儿期也时有发生。皮疹多见于头面部，亦可能出现在身体其他部位，如额、颈、肩、背等处，最初为细小的疹子，以后有液体渗出，干燥后形成黄色痂皮。由于患儿时感奇痒，故往往烦躁不安，脾气急躁。多数可以自愈。

3. 预防。

应回避致敏原，如对牛奶过敏，可暂时以其他乳类或乳制品代替；婴幼儿不宜用化纤、毛织品做贴身的衣服和帽子，宜用棉织品；不宜使用碱性较强的肥皂为婴幼儿洗脸、洗澡、洗衣服或洗尿布。乳母应多食含维生素丰富的食物，尽量不吃刺激性强的食物。

（十）鼻出血

1. 病因。

鼻出血（又称鼻衄）的原因较多，鼻外伤、鼻炎、鼻腔异物、上呼吸道感染等都能导致鼻衄的发生。儿童期较为常见。

2. 症状。

鼻出血可发生在鼻腔任何部位，但绝大多数患儿的流血区在鼻中隔前下方，出血量多少不一，立位或坐位时多由鼻前孔流出，卧位时多流向鼻后孔。

3. 预防与护理。

注意安全，防止鼻外伤，及时治疗呼吸道疾病。儿童发生鼻衄时，用

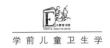

1‰肾上腺素和1%地卡因棉片填入鼻腔,捏紧患侧鼻翼,数分钟后出血多可停止。患儿需口服维生素 K 和维生素 C。

（十一）鼻腔异物

1. 病因及症状。

小儿玩耍时常常把小玩具、果核、豆类、小纽扣等塞入鼻腔而未被家长及时发现,时间一长,患侧鼻腔产生臭味,并有脓血性分泌物排出。有时虽被家长及时发现,但因处理方法不当,反把异物推向鼻腔深处,引发感染。鼻腔异物在男孩中发生的比例高于女孩,右侧鼻腔多于左侧鼻腔。

2. 预防。

3 岁以内的小儿,如无成人的看护,不能玩体积过小的玩具,不宜边吃东西边玩耍。对于年龄稍大的儿童,应加强教育,使其知道异物进入鼻腔的危害性。当儿童一侧鼻塞、鼻臭、流脓血性分泌物时,应首先考虑有无鼻腔异物,如有,应在医务人员的帮助下尽早取出异物。

（十二）气管、支气管异物

1. 病因。

多见于学前儿童,5 岁以下约占 80%～90%。小儿臼齿未萌出,咀嚼功能差;喉头保护性反射功能不良;进食时哭闹说笑等。因上述原因都会导致将整块食物或其他异物吸入气管。偶有重症或昏迷病儿,由于吞咽反射减弱或消失,将呕吐物、血液等呛入气管。

2. 症状。

因异物进入气管后,气管黏膜受刺激而引起咳嗽,因异物大小及滞留部位的不同,症状的严重程度也不一样。如异物较大,卡在喉头,会立即窒息死亡;如异物滞留于气管,人多随呼吸移动而引起剧烈的阵发性咳嗽;如异物停于一侧支气管,患儿仅有轻度咳嗽,但随着时间的延长,症状会加剧,会并发慢性支气管炎、慢性肺炎或肺脓肿等症。

3. 预防。

儿童进餐时应保持安静,不能说笑哭闹,食物要细嚼慢咽;3 岁以下小儿(或臼齿尚未萌出者)不宜食用整粒瓜子、花生米、黄豆、玉米、栗子等;诸如图钉、发卡、小球等不应放在儿童能够取到的地方;玩具体积不宜太小,否则应在成人的照看下玩耍。

（十三）急性上呼吸道感染

急性上呼吸道感染是学前儿童最常见的疾病,每人每年可发病数次,一年四季均可发生。由于主要侵犯鼻、鼻咽和咽部,因此常用"感冒"、"急性咽炎"、"急性扁桃体炎"等名称,也可统称为"急性上呼吸道感染",简称"上感"。

1. 病因。

由于以病毒为主的病原体的侵犯,以及因营养不良、缺乏锻炼或过敏体质等造成的机体防御能力的下降,儿童容易发生上呼吸道感染。另外,居住拥挤、被动吸烟等因素也会导致此病的发生。

2. 症状。

轻症潜伏期约1～2天,有时可延长至5～7天,主要为流水样鼻涕、鼻塞、打喷嚏、微咳、咽部不适,患儿多于3～4日内自愈。若病变范围较广,鼻咽部或咽部的症状更明显,并伴有发热,时间可延长至1周以上,儿童烦躁不安、呕吐、腹泻、腹痛,有时颈部淋巴结肿大。重症者在起病时即有高热,可达40℃,甚至更高,持续1周左右,高热初期可发生惊厥,患儿全身无力,食欲不振,睡眠不安,鼻涕很多,咳嗽频繁,咽部充血,颈部或耳后淋巴结肿大。

3. 预防。

应使学前儿童尽量避免接触急性上呼吸道感染者,隔离患者,以防传染他人;及时为患者治疗,防止并发症的发生(如中耳炎);加强营养,坚持"三浴"锻炼,增强儿童体质;注意室内通风换气,保持居室空气新鲜;注意根据气温的突然变化,及时增减儿童所穿、所盖的衣物;小儿不宜穿着过多,以防出汗后吹风受凉。

（十四）肺炎

肺炎是学前儿童的常见病、多发病,一年四季均可发生,但以冬、春季

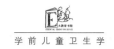
节及气候骤变时多见。各种年龄都会患肺炎,但在1～2岁以下小儿中特别多见。

1. 病因。

主要由细菌或者病毒自上呼吸道、气管、支气管下降,侵入肺泡而引起,因此肺炎常发生在上呼吸道感染或气管炎之后,但也可以一开始就患肺炎,最常见的是细菌感染,如肺炎球菌、金黄色葡萄球菌、溶血性链球菌、肺炎杆菌等。近年来病毒性肺炎发病率逐渐增加。患有营养不良、佝偻病、先天性心脏病、脑发育不全、麻疹及百日咳等疾病的儿童,因免疫力低,更易得肺炎。

2. 症状。

临床表现有轻有重,开始时可有发热(可高达39℃～40℃)、咳嗽、气急,严重者可见鼻翼扇动,鼻、唇周围出现青紫,由于患儿缺氧,面色青灰,胸部出现吸气性凹陷。肺炎还可伴有呕吐、腹泻。患儿烦躁不安,精神萎靡,肺部听诊有细湿罗音。

3. 预防及护理。

应注意学前儿童的体格锻炼,增强体质,预防感冒、麻疹、百日咳、佝偻病等疾病,加强营养,这些均可减少肺炎的发生。患儿卧室应通风,保持空气新鲜,改善缺氧状况;患儿衣着要宽松,以免加重呼吸困难;患病期间及恢复期的饮食应易消化且富有营养,并保证有充足的维生素。

(十五)厌食

1. 病因。

厌食是指较长期的食欲减退或消失,在学前儿童中较为常见。厌食主要有以下原因:局部或全身性的疾病(如肝炎、肠炎、腹泻、贫血、锌缺乏等)影响消化功能,使胃肠平滑肌张力减低,消化液分泌减少,消化酶活性降低;中枢神经系统受人体内外环境刺激的影响,削弱了对消化系统的调节,如家长对儿童进食采取的不适当的态度,反而引起神经性厌食;不良的饮食习惯也是厌食的主要原因,如高蛋白、高糖的饮食,两餐之间的零食、冷饮,以及进餐不定时等都会严重影响儿童的食欲;另外,夏季气温过高也对消化液的分泌构成影响。

2. 症状。

长期厌食可导致营养不良、体质减弱、生长发育速度迟缓,引发或加重贫血、佝偻病等各种疾病。

3. 预防。

应使学前儿童从小养成良好的饮食习惯,注意膳食平衡,多吃含锌丰富的动物食品;为进一步增加锌的摄入量、提高食欲,可在 100 g 食盐中掺入 1 g 硫酸锌,使锌的摄入达到标准用量(约每日 10 mg)。如有慢性疾病,应及早治疗。

(十六)婴幼儿腹泻

婴幼儿腹泻是以腹泻为主的综合症状,可由不同病因引起,多见于 3 岁以下小儿,是我国婴幼儿最常见的消化道疾病。近年来由于卫生与营养条件的改善、治疗措施的改进,婴幼儿腹泻的发病率和死亡率均有明显下降。

1. 病因。

喂养不当是引起腹泻的原因之一,如喂养不定时、食物的量过多或过少、新添某种食物成分不适宜等,有时由于少数婴儿对牛奶过敏或不耐受,也会于喂后发生腹泻。气候的突然变化使腹部受凉,导致肠蠕动增加,天气过热使消化液分泌减少,消化道负担增加,这些因素都易诱发腹泻。食物或食具被细菌污染后也会引发婴幼儿腹泻。

2. 症状。

每天大便次数增多,轻者 10 次以下,重者 10~40 次,呈黄色或黄绿色,稀糊状或蛋花汤样,有酸味,有时含少量黏液。由于大便中流失水分较多,小儿容易出现不同程度的脱水情况。轻度脱水时,体液丢失占体重的 5% 以下,患儿精神稍差,面色略苍白,皮肤稍干但弹性尚好,眼窝稍陷,小便较平时略少;中度脱水时,体液丢失约占体重的 5%~10%,患儿萎靡烦躁,皮肤苍白发灰、干燥、松弛、弹性差,捏起后不能展平,口唇发

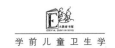

青,前囟和眼窝明显下陷,小便明显减少;重度脱水时,体液丢失约占体重的 10%～15%,患儿萎靡、淡漠,对周围环境无反应,皮肤苍灰,弹性极差,捏起后不易平复,前囟与眼窝深陷,哭而无泪,角膜无光,黏膜干燥,口唇干裂,舌苔干厚,尿极少或无尿。

3. 预防与护理。

加强水源及食品卫生的管理,鼓励母乳喂养,避免在夏季断奶,添加辅食要采取逐渐过渡的形式,注意喂养方式和饮食卫生。培养学前儿童良好的卫生习惯,饭前便后要洗手,对食物、食具、衣物、玩具、便器等要做好日常性消毒工作。注意气候变化,防止小儿受凉或过热。对患儿要多喂水,防止脱水。联合国世界卫生组织提倡并推广的口服补液盐,我国自 1980 年以来广泛使用后已取得较好的效果。

(十七)肠套叠

1. 病因。

肠套叠是一部分肠管套入相邻的肠管中,婴幼儿发病率较高,主要由于饮食改变和辅食刺激而引起。婴幼儿期是肠蠕动规律处于较大变化的时期,易发生肠蠕动紊乱,诸如增加辅食、食物性质的改变、环境与气温的变化、肠炎等因素都会引发肠套叠。

2. 症状。

患儿阵发性哭闹、屈腿、面色苍白、拒食,每次发作数分钟,过后患儿全身放松或安静或入睡,约数十分钟后再发作。腹痛发作后不久频频呕吐。8～12 小时以后可出现红果酱样便(暗红色血便或血黏液的混合物)。偶尔也有患儿一开始即出现大量鲜血便及休克症状的。

3. 预防与护理。

在为婴幼儿(尤其是婴儿)添加辅食时,应由少到多,逐步进行,并随时观察小儿的大便是否正常。如小儿出现红果酱样便,应及早进行灌肠复位。

(十八)痱子

1. 病因。

痱子是由于汗液排泄不通畅潴留于皮内引起的汗腺周围发炎,大多发生在出汗过多时。但出汗多的人不一定都生痱子,还决定于皮肤抵抗力的强弱以及汗液排除是否及时。此症夏季婴幼儿中多见,脾气急躁、经常啼哭、衣服过多的小儿最易生痱子。

2. 症状。

小儿发生在面部、颈部、躯干、大腿内侧、肘窝处居多。初起时为针头大小红色或白色丘疹,继之出现成群红色丘疹或小水泡,有发痒或烧灼感,患儿烦躁不安。天气转凉后可立即消退,但遇热后症状加重,继发感染时形成小脓肿即为痱毒。

3. 预防。

婴幼儿应勤洗澡,保持皮肤干燥清洁,夏季宜穿透气吸汗的纯棉衣服,要给婴儿多喂水、勤翻身。儿童应避免在烈日下玩耍。

(十九)冻疮

1. 病因。

冻疮是指在寒冷潮湿的条件下肢体末端、耳鼻等暴露处的局部皮肤血液循环不良引起的不同程度的皮肤炎。寒冷潮湿或气候的突然变化、儿童体弱、贫血、手脚或耳郭末端的血液循环差、保暖不够等都可诱发冻疮。

2. 症状。

手指、手背伸面外侧,足跟、外耳、面部等为好发部位,表现为大小不等的紫红色或青紫色的肿胀块,边界不太清楚,往往又痒又胀,有时发麻或有烧灼感,遇热时痒感加重,个别的还可发生水泡,泡破后形成溃疡,伴有疼痛。

3. 预防。

经常进行体育锻炼,保持局部温暖,鞋袜、手套应较为宽松,保证血流通畅。高热量、高维生素饮食既能预防发病又能限制冻疮的发展。

(二十)外耳道异物

1. 病因。

小儿玩耍时自行放入或由其他小儿放入诸如小玩具、小块砖头、植物种子等,偶有蛾、蚊等昆虫进入外耳道。

2.症状。

异物性质不一,症状也不完全相同。体积小而光滑的异物可无症状,易被忽略;异物移动触及鼓膜可伴有耳鸣、阵痛或反射性咳嗽;植物种子遇水胀大,压迫外耳道引起堵塞及疼痛;昆虫爬动产生耳鸣。挖取异物不当可引起感染。

3.预防。

外耳道异物的预防与鼻腔异物、气管异物的预防原理相似。

(二十一)急性化脓性中耳炎

1.病因。

急性化脓性中耳炎是因化脓性细菌侵入中耳发生感染。学前儿童抵抗力弱,容易患上呼吸道感染及各种疹热病(如麻疹、猩红热),又因咽鼓管较短、宽,且接近水平位,鼻咽部的细菌易循咽鼓管侵入中耳,发生感染。

2.症状。

患儿发热,体温可高达 40℃,伴有惊厥;年长儿自诉耳痛难忍,小儿哭闹,用手抓耳,不时摇头;鼓膜穿孔,脓液流出;化脓期有时伴有腹泻、呕吐、脱水。感染时如未作及时治疗,可转为慢性化脓性中耳炎,反复发作,病情发展可引起多种并发症,如脑膜炎等。

3.预防及护理。

及早治疗上呼吸道感染,避免外力引起鼓膜损伤,注意正确的擤鼻涕方法。一旦发病应立即给予抗生素作彻底治疗,防止并发其他疾病。

(二十二)屈光不正

屈光不正分为远视、近视和散光。

1.病因。

当眼不使用调节时,平行光在视网膜后面成焦点者为远视眼。学前儿童因眼球较小,多为轻度远视,随着年龄的增长,眼轴逐渐变长成为正视眼,如眼轴发育中途停止即成远视眼,远视眼在看远看近时都要使用调节。

当眼不使用调节时,平行光在视网膜前面成焦点者为近视眼。近视的原因还不十分清楚,有一定的遗传倾向;眼轴发育过度则形成单纯性近视,但因儿童时期眼球的调节能力很强,球壁的伸展性也比较大,用眼不当会使近视度数加深。

平行光线进入散光眼后,不能形成一个焦点,而成为两焦线,两焦线间的距离决定散光的度数。散光可能是先天的,也可能因角膜疾病引起。

2. 症状。

因远视眼看远看近都要进行较多的调节,尤其是持续近距离工作时调节更强,故视力疲劳是远视眼的主要自觉症状,同时易发生内斜视。

因近视眼习惯于过近距离的读写作业,眼球处于高度调节状态,晶状体凸度增大,屈折力过强,易发生外斜视。

散光眼视力模糊,易头痛或视力疲劳,患儿有时有扭转头部及将睑裂变窄(眯眼)的动作,以提高视力。

3. 矫治及预防。

屈光不正需散瞳验光,配戴合适的矫正眼镜。平时应定期检查视力,注意用眼卫生,保持正确的读写姿势,改善采光条件,防止眼睛疲劳,多做户外活动,增强体质,发现视力减退及早治疗。

(二十三) 斜视

斜视是指婴儿6～7个月以后眼的视轴明显偏斜。初生数周的婴儿可有生理性斜视,至5～6个月时,双眼注视机能应发育健全。据有关统计资料,斜视在儿童中的发生率大约为1%左右。

1. 病因及症状。

不同性质的斜视其原因也不完全一样。麻痹性斜视的特点是眼球运动障碍,主要由于一条或几条眼外肌麻痹引起。共同性斜视多发生在儿童双眼视觉反射开始形成和发育过程中,由于大脑高级中枢反射异常,使双眼视觉反射活动的正常建立和发展受到影响而产生的一种眼位分离状态,这种斜视一开始就有复视现象,发热疾病及精神创伤常为斜视发生的诱因。长期斜视易导致弱视。

2. 矫治。

配戴合适矫正镜片或手术治疗。斜视越早治疗,效果越好。治疗儿童斜视不仅为了外观,更主要的是为了恢复眼的正常功能。

(二十四)弱视

弱视是指眼球没有器质性病变,视力低下经矫正后达不到正常值。弱视仅发生在视觉尚未发育成熟的学前期,8岁以上儿童视觉发育已近成熟,能抵制诱发弱视的因素,一般不会发生弱视。弱视是常见的危害性较大的儿童眼病。

1. 病因及症状。

斜视性弱视。由于斜视引起复视和视觉紊乱,使患儿感到极度不适,为解决这种不适,大脑皮层视中枢就抑制由斜视眼传入的视觉冲动,久而久之便形成弱视。这种弱视是继发的、功能性的,因而是可逆的,预后较好。

屈光参差性弱视。由于两眼的屈光参差较大,同一物体在两眼黄斑处所形成的物像的清晰度不等,即使屈光不正得到矫正,屈光参差所造成的物像大小仍然不等,视中枢不易或不能将双眼大小或清晰度差别太大的物像融合为单一物像,只能抑制屈光不正较大的眼的物像,久而久之便发生弱视。这种弱视也是功能性的、可逆的。

形觉剥夺性弱视。由于角膜浑浊、先天性白内障、上睑下垂等遮挡瞳孔使光线不能充分进入眼内,剥夺了黄斑接受正常光刺激的机会,产生功能性障碍而发生弱视。由于治疗眼病遮盖儿童的 只眼,也能引起形觉剥夺性弱视。

先天性弱视。发病机制尚不十分清楚。预后不佳。

弱视患儿视力低下,缺乏良好的双眼单视,没有完善的立体视觉,无法完成许多精细工作(如穿珠、剪纸等),今后也难以胜任需要正常立体视觉的工作(如外科医生、精密仪器制造者、运动员等)。

2. 矫治及预防。

凡弱视者均应散瞳验光,配戴合适的矫正眼镜,或遵医嘱采取其他矫治措施。年龄越小,治愈率越高,年龄大于 8 岁,治疗效果明显下降,而到了青春期,治疗基本无望。对弱视应引起广泛的重视,学前儿童应在 4 岁前检查视力和眼位,以便及早发现弱视,及时治疗。

(二十五) 龋齿

龋齿是牙齿硬组织逐渐被破坏的一种疾病,也是儿童最常见的疾病之一,龋齿患儿不仅有疼痛感,而且食欲、咀嚼功能均受到影响,从而影响生长发育。世界卫生组织将龋齿列为世界范围内重点防治的疾病。

1. 病因。

龋齿的发生受多种因素的影响,而细菌、糖类食物和机体的抗龋力下降的联合作用是最主要的致病因素。细菌使牙齿组织中的有机物质溶解,在牙菌斑(由粘附在牙面上的细菌和糖类食物残屑形成)深处产酸,酸逐渐腐蚀牙齿,将牙齿内的磷灰石破坏,从而使牙组织脱钙、软化,造成组织缺损而形成龋洞。细菌和菌斑是产生龋齿的根源。食物残渣是产生龋齿的物质基础,食物中含有大量的糖分,这些物质既供给细菌生活和活动的能量,又通过细菌代谢作用使糖发酵产生有机酸。致龋的糖类很多,最主要的是蔗糖。机体的抗龋力降低是龋齿发生的重要条件,如果食物中含有的无机盐、维生素和微量元素(如钙、磷、维生素 D、氟等)不足,牙齿的抗龋力就低。

2. 症状。

龋齿最容易发生在磨牙和双尖牙的咬面小窝、裂沟中(称为窝沟龋),以及相邻牙齿的接触面(称为邻面龋)。根据牙齿破坏的程度,将龋齿分为浅龋、中龋和深龋。浅龋是指龋蚀破坏只在牙釉质内,出现褐色或黑褐色斑点或斑块,表面粗糙,患儿无自觉症状。中龋是指龋蚀已到牙本质,形成龋洞,患儿对冷、甜、酸食物感到酸疼,当刺激去除后,症状立即消失。

深龋是指龋蚀已达牙本质深层,接近牙髓或已影响牙髓,患儿对冷、热、酸、甜都有痛感,特别对热敏感,当刺激去除后,疼痛仍持续一定时间,如深龋未及时治疗,则牙髓继发感染或牙髓坏死,甚至引起根尖周炎症。

3. 预防。

教育儿童从小注意口腔卫生,养成早晚刷牙、吃东西后漱口、睡前不吃零食的习惯。注意正确的刷牙方法,即刷上牙内外面时从上往下刷,刷下牙内外面时从下往上刷,咬合面可以前后拉动着刷,各牙面和缝隙均应刷到,尤其要注意磨牙的咬合面的清洁。每次刷牙的时间不短于3分钟。要根据儿童的年龄选择大小适宜的牙刷,每3个月更新一次牙刷,含氟牙膏对降低龋齿的发生率有一定的效果。合理营养,增强机体的抗龋能力。定期进行口腔检查,发现龋齿,及时治疗。

(二十六) 手足癣

1. 病因。

是致病性皮肤丝状真菌在手足部位引起的皮肤病,其中足癣是真菌病中发病率最高的一种疾病,并常由足癣感染到手部而引起手癣。密切接触患者或患者使用过的用具,如公用浴盆、浴巾、拖鞋等,都会引发此病。

2. 症状。

手足癣有多种症状,或表现为皮肤过度角化发生皲裂(甚至夏季也不能恢复),或有明显的小片状脱屑,皮肤增厚,产生红斑,或起水泡,溃烂,形成黄色脓疱,患儿常常因奇痒难忍而影响睡眠,并可因抓破皮肤导致继发细菌感染。

3. 预防。

为小儿选择通气较好的鞋袜,每天洗脚,不与他人共用毛巾、拖鞋等卫生用品。公共场所(如椅凳、浴盆等)应注意定时消毒。患儿衣服、鞋袜等要煮沸消毒。

三、成人期疾病的早期预防

现代医学发现,一些严重危害成年人健康的疾病(如高血压、动脉粥样硬化、肥胖等），以及一些以前认为只有在成年期发生的疾病（如高血脂、消化性溃疡等）的预防，必须从儿童期开始。

1. 高血压的早期预防。

原发性高血压是成人常见的心血管疾病，病死率高。20世纪70年代以来，国内外进行了儿童血压流行病学的纵向研究，摸索到一定的规律，推论原发性高血压可能从儿童时期开始，同时提出应在儿童时期进行早期干预，以预防和推迟高血压的发生。

原发性高血压发生的原因并不十分清楚，但一般认为它与遗传有密切的关系，父母一方患原发性高血压，其子女患高血压的几率就大。体重是影响儿童血压的重要因素，高血压患儿大多肥胖，降低体重常常能使血压下降。摄入食盐过多也会促使高血压的发生，在某些钠摄入量很低的人群中（如爱斯基摩人），几乎无高血压病例，而日本人的钠摄入量约为美国人的 2～4 倍，高血压患者高达人群的 1/3，日本北部居民人均每天摄入钠 9 g，高血压发病率为世界之最，高达 40%。其他如交感神经兴奋性过强、精神紧张、睡眠过少等因素也会使血压升高，但其机理有待进一步探索。

高血压的早期预防措施是：通过定期健康检查，测量 3 岁以上小儿的血压，若发现血压高者要及时寻找原因，并采取相应措施；平衡膳食，儿童每天食盐的摄入量最好不超过 2～2.5 g，适当增加蔬菜、水果的摄入；积极组织儿童开展体育锻炼，避免发生肥胖。以上措施对于有高血压家族史的儿童尤为重要。

2. 动脉粥样硬化的早期预防。

以前认为动脉粥样硬化只是威胁成人尤其是老年人健康甚至生命的疾病，其主要病理改变是动脉的内层变粗、变厚、变硬。但近来发现青少年也可能出现动脉粥样硬化的病理改变，并有可能在学前期就长期存在而无症状出现。因此，应从学前期就开始预防。

发生动脉粥样硬化的原因是多方面的，高血压、高血脂、肥胖、膳食不当、情绪过分紧张、缺乏体育锻炼以及遗传等皆为诱因，主要预防措施有以下两方面：①合理营养。膳食中脂肪和糖量摄入过多、热量过高都可导致血脂过高或发生肥胖,儿童膳食中由脂肪所供给的热量不宜超过总热量的 30％,每天吃糖超过 110 g 发生心肌梗死的机会比吃糖不足 60 g 的人多 5 倍以上;而适当多吃一些含维生素 C 丰富的蔬菜和水果则有利于保护动脉壁的完整。②避免肥胖。预防高胆固醇血症及高血压,进行适当的体育锻炼。

第二节
学前儿童常见传染病及其预防

一、传染病的基本特征

传染病又称感染性疾病,是由病原微生物(细菌、病毒和真菌)和寄生虫(原虫和蠕虫)感染人体后所产生的疾病,具有传染性和流行性。由寄生虫引起的疾病又称寄生虫病。我国政府颁布了《中华人民共和国传染病防治法》(2013 年 6 月 29 日修正),将严重危害人们健康的疾病划分为甲乙丙三类,给予重点防治。其中,甲类传染病是指:鼠疫、霍乱。乙类传染病是指:传染性非典型肺炎、艾滋病、病毒性肝炎、脊髓灰质炎、人感染高致病性禽流感、麻疹、流行性出血热、狂犬病、流行性乙型脑炎、登革热、炭疽、细菌性和阿米巴性痢疾、肺结核、伤寒和副伤寒、流行性脑脊髓膜炎、百日咳、白喉、新生儿破伤风、猩红热、布鲁氏菌病、淋病、梅毒、钩端螺旋体病、血吸虫病、疟疾。丙类传染病是指:流行性感冒、流行性腮腺炎、风疹、急性出血性结膜炎、麻风病、流行性和地方性斑疹伤寒、黑热病、包虫病、丝虫病,除霍乱、细菌性和阿米巴性痢疾、伤寒和副伤寒以外的感染性腹泻病。

传染病不同于其他疾病,它有四个基本特征,也有特殊的临床表现,可与其他疾病相区别。

1. 各种传染病都有其特异的病原体。

病原体是指外界环境中的一些能侵袭人体的微生物和寄生虫,是传染病的致病因素。各种传染病都有其特异的病原体,如微生物中的病毒、细菌、衣原体、立克次体、真菌、原虫、蠕虫等,多数传染病的病原体是病毒,对于历史上的许多传染病,人们都是先认识其临床特征,然后才知道其病原体的(见表7-2)。

表 7-2　常见传染病的病原体

传 染 病	病 原 体
水痘	水痘病毒
麻疹	麻疹病毒
病毒性肝炎	肝炎病毒
风疹	风疹病毒
流行性感冒	流感病毒
流行性腮腺炎	腮腺炎病毒
脊髓灰质炎	脊髓灰质炎病毒
流行性乙型脑炎	乙脑病毒
狂犬病	狂犬病毒
儿童艾滋病	人类免疫缺陷病毒
先天性梅毒	梅毒螺旋体
结核病	结核杆菌
白喉	白喉杆菌
百日咳	百日咳杆菌
流行性脑脊髓膜炎	脑膜炎球菌
细菌性痢疾	痢疾杆菌
伤寒	伤寒杆菌
蛔虫病	似蚓蛔线虫
蛲虫病	蠕形住肠线虫
钩虫病	钩虫
血吸虫病	血吸虫

2. 传染病有传染性和流行性。

传染病的病原体可以由人或动物经过一定的途径,直接或间接地传染给他人。个体是否传染上某种疾病,与病原体的致病力以及自身的抵抗力有关。当病原体的传染力超过人群普遍的免疫力时,就可以在一定的地区、一定的时间引起广泛的流行。从流行的时间与范围来看,可以分为:

(1) 流行:指某种传染病在大面积地区广泛发生,如水痘、腮腺炎、细菌性痢疾的流行。

(2) 地方病:某种传染病局限于特定的自然地区,如苏、浙、沪、皖、湘、赣等地易发生的血吸虫病。

(3) 爆发流行:某种传染病在短时间内有大量病例出现,如 1988 年上海甲肝的爆发流行。

(4) 大流行:某种传染病超出国界或洲界时的大流行。

另外,传染病的发病在不同季节、不同人群中的分布也不一样。

3. 传染病有感染后的免疫性。

正常人体感染病原体后,无论是隐性或显性感染,都能产生针对该病原体的特异性免疫。不同的传染病产生的免疫程度是不同的,一般来说,病毒性传染病(如麻疹、甲肝等)感染后免疫力常可保持终身,但也有例外,如流感的免疫时间很短,可多次感染;细菌、原虫感染后免疫时间一般较短,只有数月或数年(如菌痢),但也有例外,如伤寒的免疫时间较长。

4. 病程的发展有一定的规律性。

传染病的发生、发展和恢复,一般有下列四个阶段:

(1) 潜伏期。从病原体侵入人体到开始出现临床症状,这段时期称为潜伏期。潜伏期通常相当于病原体在机体内定居,繁殖,转移,引起组织损伤和功能改变,出现临床症状之前的整个过程。由于病原体的种类、数量、毒性及人体免疫力的不同,潜伏期的长短不一,大多数传染病的潜伏期是几天、几十天,而另一些传染病的潜伏期为数月甚至数年。熟悉各种传染病的潜伏期,是进行流行病学调查、检疫接触者的重要依据,一般参考某种传染病的最长潜伏期,决定该传染病的检疫期限。(见表7-3)

表7-3 急性传染病的潜伏期、隔离期、观察期

病 名	潜伏期		隔 离 期	接触者观察期
	常见	最短～最长		
麻疹	10～14天	6～18天	隔离至出疹后5天,并发肺炎者延长隔离至出疹后10天	易感者医学观察21天,接受过被动免疫者应检疫28天
风疹	18天	14～21天	一般不必隔离,必要时隔离至皮疹出后5天	不检疫
水痘	14～16天	10～21天	隔离至脱痂为止,但不得少于发病后2周	医学观察21天
流行性感冒	1～2天	数小时～4天	热退后2天或症状消失为止	大流行期间,集体机构人员应检疫3天,出现症状,早期隔离
流行性腮腺炎	16～18天	8～30天	隔离至腮腺肿胀完全消失为止,至少于发病后10天	集体机构儿童应检疫3周
脊髓灰质炎	5～14天	3～35天	隔离期不少于发病后40天	密切接触者医学观察20天,观察期间可应用活疫苗快速免疫
流行性出血热	7～14天	4～60天	隔离至急性症状消失为止	不检疫
传染性单核细胞增多症	30～50天	5～30天	隔离至症状消失	一般不检疫,若集体机构发病率增高时应集体检疫2周

病 名	潜伏期		隔 离 期	接触者观察期
	常见	最短～最长		
病毒性肝炎 甲型	30 天	14～45 天	自发病之日起21 天	密切接触者检疫 45 天,接触后 1 周内用丙种球蛋白注射有效
乙型	60～90 天	60～160 天	急性期应隔离至HBsAg 阴转,恢复期不阴转者,按HBsAg 携带处理,动态隔离,定期观察有无 HBV 复制指标,直至抗 HBs产生。带 HBV者,不得献血及从事饮食行业、托幼工作	易感者密切接触后应医学观察 160 天。托幼机构发现病人后的观察期间,不办理易感者入托、转托手续
丙型 丁型	42～56 天	35～70 天	急性期隔离至病情稳定	同乙型肝炎
戊型	105 天		同乙型肝炎	同乙型肝炎
	36 天	15～75 天	同甲型肝炎	
狂犬病	1 年内(多20～90 天)	4 天～19 年	病程中隔离治疗	接触病人者不检疫,被狂犬或狼咬伤者应进行医学观察,观察期间应注射免疫血清及狂犬疫苗
登革热	6 天	5～8 天	起病后 7 天	不检疫
流行性乙型脑炎	10～14 天	4～21 天	隔离至体温正常为止	不检疫
白喉	2～4 天	1～7 天	隔离至症状消失后,咽拭培养 2 次阴性,或于症状消失后 14 天	医学观察 7 天
百日咳	7～14 天	5～21 天	发病后 40 天或痉咳后 30 天	医学观察 21 天

续　表

病　名	潜伏期		隔　离　期	接触者观察期
	常见	最短~最长		
猩红热	2~4天	1~7天	症状消失后,咽拭培养连续3次阴性,解除隔离,但自治疗起不少于7天	医学观察7~12天,密切接触的易感小儿可给予青霉素或口服复方新诺明3~4天
流行性脑脊髓膜炎	2~3天	1~7天	症状消失后3天,但不少于病后7天	医学观察7天
细菌性痢疾	1~2天	数小时~7天	隔离至病程结束停药5天,或2次粪便培养阴性	医学观察7天
阿米巴痢疾	7~14天	4天~1年	隔离至症状消失后,粪便检查3次阴性	不检疫
伤寒	10~14天	5~40天	症状消失5天后,作粪培养,间隔5天重复一次,至少2次阴性	伤寒医学观察21天副伤寒医学观察15天
霍乱	1~3天	数小时~7天	腹泻停止24小时后,隔日送大便培养,连续3次阴性。或自发病日起至少2周	接触者或疑似患者医学观察5天,并连续粪便培养3次阴性方能解除观察
空肠弯曲菌肠炎	3~5天	1~7天	症状消失,粪培养2~3次阴性	一般不检疫
小肠结肠耶氏菌感染	4~10天		症状消失,粪培养2~3次阴性	一般不检疫

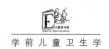
续　表

病　名	潜伏期		隔　离　期	接触者观察期
	常见	最短～最长		
细菌性食物中毒　沙门菌	4～24小时	2～3 天	病人集中隔离治疗，症状消失后，连续 2～3 次粪便培养阴性	同食者医学观察1～2天
金匐菌	1～5小时	0.5 小时～6 小时		
变形杆菌	12 小时	3～20小时		
肉毒杆菌	12～36小时	2 小时～10 天		
副溶血弧菌	6～12小时	1～99小时		
流行性斑疹伤寒	10～14 天	5～21 天	彻底灭虱后，隔离至体温正常后12 天	医学观察 15 天，彻底灭虱
回归热	7～8 天	2～14 天	隔离至体温正常后15 天	医学观察 14 天，彻底灭虱
钩端螺旋体病	10 天	2～28 天	隔离至治愈	密切接触者不检疫，但有疫水接触者观察 2 周
布鲁氏菌病	14 天	7 天～1 年以上	临床症状消失解除隔离	不检疫
鼠疫　腺鼠疫	2～5 天	1～8 天	腺鼠疫隔离至淋巴结肿完全消散后再观察 7 天	接触者检疫 9 天
肺鼠疫	1～3 天	数小时～3 天	肺鼠疫临床症状消失后，痰培养连续 6 次阴性	12 天

（2）前驱期。从出现一般传染病所共有的发热、头痛、疲乏、食欲不振等症状后到开始出现传染病所特有的明显症状，这段时期称为前驱期。由于前驱期患儿仅有一般性症状，故易被忽视和误诊。如果起病急速可不出现前驱期。

（3）症状明显期（又称急性期）。这段时期出现各种传染病的特有症状，不同的传染病在发烧的持续时间、皮疹类型及出疹时间等方面各不一样。

（4）恢复期。机体免疫力增长至一定强度，病原体消失，体内病理、生理变化终止，组织功能逐步恢复正常。但在恢复期有时因为病原体的再度繁殖，急性期症状重新出现，病情会恶化，如伤寒、甲型肝炎等。如果传染病人在恢复期结束以后，机体的某些功能仍长期未能得到恢复，则称为后遗症，后遗症的发生多见于中枢神经系统传染病，如乙型脑炎、脊髓灰质炎等。

二、传染病流行过程的三个基本环节

传染病的流行过程就是传染病在人群中发生、发展和转归的过程。传染源、传播途径和易感者构成了传染病发生和流行的三个基本环节，缺少其中任何一个环节，都不会形成传染病的流行。

1. 传染源。

是指病原体在其体内生存、繁殖并向体外排出的人和动物。传染源的类型分以下几种：

（1）病人。指感染了病原体并表现出一定症状的人。例如，麻疹、病毒性肝炎、细菌性痢疾等传染病，带有病原体的病人是惟一的传染源。病人排出病原体的整个时期称为传染期，传染期的长短决定病人隔离时间的长短。

（2）病原携带者。包括病后病原携带者（也称恢复期病原携带者）和健康病原携带者。病后病原携带者是指患传染病以后，症状虽已消失，但仍然能够排出病原体的病人。健康病原携带者是指病原体虽然已经侵入

人体,但并未表现出任何临床症状,却能排出病原体的人。这种潜伏性感染病人,往往成为流行过程的主要危险。

(3)受感染的动物。动物传染了病原体后也能成为传染源而传播疾病,如被狂犬病毒感染的狗、猫就是狂犬病的传染源。

2. 传播途径。

病原体从传染源体内排出,经过一定的方式,又侵入他人体内,所经过的途径称为传播途径。病原体主要通过以下几种途径,传播给易感儿童。

(1)空气飞沫传播。病原体由传染源的唾液、痰以及鼻咽分泌物通过空气、飞沫、尘埃等作为媒介,经过呼吸道侵入机体,感染疾病,如麻疹、流感、猩红热等。由于空气飞沫传播是呼吸道传染病的主要传播方式,日常生活中应注意环境卫生,加强室内通风换气,并宜采用湿式打扫。

(2)水、食物、苍蝇传播。病原体由口通过胃肠道侵入机体,使人受到感染。饮食传播是消化道传染病的主要传播方式,如伤寒、菌痢、甲型肝炎、蛔虫病等。有些传染病,如血吸虫病,是因接触被污染的水,病原体通过皮肤侵入人体的,故保护水源、饮用开水是减少传染病的重要措施。

(3)以手、玩具、用具为媒介的传播。这类传播又称为日常生活接触传播,病原携带者的衣服、被褥、餐具、玩具、分泌物及排泄物等都会造成污染,既可传播呼吸道传染病,如白喉等;也可传播消化道传染病,如痢疾等。托幼机构的工作人员,尤其是炊事员、保育员应有良好的个人卫生习惯,园内若为幼儿提供统一的被褥,则应做上不同的记号,避免混合使用。

(4)医源性传播。医务人员在检查、治疗疾病时,以及实验操作过程中,通过血液、注射等造成疾病感染,如输入了带有乙型肝炎病毒的血液而感染上乙型肝炎,又如与某种病原携带者共用了注射器而感染上疾病等。

(5)虫媒传播。因吸血节肢动物如蚊子、跳蚤、虱子及白蛉等叮咬人体而传播疾病,如流行性乙型脑炎、疟疾、黑热病等。

(6)土壤传播。人体接触带有病原体的土壤而感染疾病,如破伤风、钩虫病等。土壤传播与儿童接触土壤的机会及卫生习惯有关。

(7)母婴传播。病原体从母亲传给亲生子女,其主要类型有:

① 出生前传播。病原体通过胎盘传播给胎儿,如风疹病毒、乙型肝炎病毒感染;或病原体从阴道通过子宫的细微破口进入羊水,再感染胎儿,如疱疹病毒感染。

② 出生时经产道传播。如巨细胞病毒、乙型肝炎病毒感染,这种传播方式较为多见。

③ 母乳传播。如巨细胞病毒、乙型肝炎病毒等都可通过母乳传播。

④ 出生后母婴密切接触传播。母亲或在妊娠和分娩时虽已带有病原体但未传染给孩子,或在生育后感染上病原体,由于后来与子女的密切接触,而将病原体传播给子女。

(8) 自身传播。有时带有病原体的儿童可发生反复的自身感染,如患有蛲虫病的孩子睡眠时雌虫到体外肛门周围大量产卵,患儿用手抓痒而沾染虫卵,又通过口腔吞入,反复感染,使疾病延续不愈。

3. 易感者(易感人群)。

指体内缺乏对某种传染病的免疫力,或免疫力较弱,病原体侵入后可能发病的个体或人群。人群的易感性的高低,主要取决于人群免疫水平的高低。人群免疫来自于自然感染后免疫和预防接种后免疫。易感人群的多少,对传染病的发生和流行有很大影响。

三、传染病的预防

传染病具有流行性,往往能在短时间内使众多人群感染发病,危害极大,故必须加强预防。预防传染病的关键在于针对其发生和流行的三个基本环节,采取综合性措施。

1. 发现和管理传染源。

总体来说,对传染源要早发现、早报告、早隔离、早诊断及早治疗,具体措施如下:

托幼机构要大力宣传预防传染病的知识,建立健全各项健康检查制度,及早发现传染病患者或病原体携带者。未通过健康检查的教职工不得参加工作。学前儿童入托、入园前的健康检查中要特别注意了解儿童有无传染病史或有无近期的传染病接触史,若发现儿童有乙肝表面抗原阳性兼有e抗原阳性或者谷丙转氨酶增高,则不予入托、入园,经治疗后每月做肝功能检查一次,连续三次正常方可入托、入园。平时应坚持做好晨间检查工作,发现儿童有异常或可疑情况必须作进一步观察,晨检不应流于形式。

托幼机构应设隔离室,早期隔离患儿、可疑患儿或传染病接触者,并及时送医院,及早诊断,及早治疗。

托幼机构管理人员应该遵照《中华人民共和国传染病防治法》及其实施细则的规定,对鼠疫、霍乱这两种甲类传染病,城镇应在发现后6小时内向当地卫生防疫部门上报,农村不超过12小时;对病毒性肝炎等22种乙类传染病,城镇应在发现后12小时内上报,农村不超过24小时;对肺结核等5种丙类传染病,应在发现后24小时内上报。

2.切断传播途径。

根据传染病的传播途径,采取相应的防范措施,以切断传播途径。托幼机构应加强卫生知识的宣传,高度重视环境卫生,彻底消灭蚊子、苍蝇、老鼠、蟑螂,室内经常打扫,减少尘埃,使病原体失去适宜的生存与繁殖场所。教职工应严格执行卫生制度,养成良好的个人卫生习惯,并注意培养学前儿童良好的生活卫生习惯,防止病从口入,儿童所用物品应经常进行消毒,消毒方法一般有物理消毒法(包括洗涤、通风换气、煮沸、日晒等)和化学消毒法(即使用化学消毒剂),各种物品及脏物的消毒方法详见表7-4。

表7-4 病人分泌物、排泄物及病区各种污染品消毒法

消毒对象	消毒方法		灭菌方法	备注
	预防性消毒及一般传染病疫源地消毒	病毒性肝炎消毒		
病人吐泻物、分泌物(如粪、尿、呕吐物、痰液等)	1. 每100 ml粪尿混合物,加漂白粉5 g,充分搅匀,消毒1小时 2. 10%漂白粉澄清液或20%石灰乳	1. 每100 ml粪、尿混合物,加漂白粉20 g,搅匀,消毒2小时 2. 尿:每100 ml尿液加漂白粉3 g,		

消毒对象	消毒方法		灭菌方法	备　注
	预防性消毒及一般传染病疫源地消毒	病毒性肝炎消毒		
	与吐泻物等量搅匀，加盖消毒 1 小时 3. 每 100 ml 尿液加漂白粉 1 g，搅匀，消毒 1 小时	搅匀，消毒 2 小时		
生活污水（浴水、洗涤污水）	1. 10 000 ml 污水加漂白粉 2 g（有效氯含量50 ppm），消毒 1 小时 2. 0.005％液氯消毒 1 小时 3. 10 000 ml 污水加次氯酸钠5 ml，消毒 1 小时	1. 10 000 ml 污水，加漂白粉 4 g（有效氯含量为100 ppm），消毒 1.5 小时 2. 0.01％液氯消毒 1.5 小时 3. 10 000 ml 污水加次氯酸钠 10 ml，消毒 1.5 小时		1. 化粪池沉底粪便，在出粪时仍用 20％漂白粉，搅匀，消毒 2 小时后排放 2. 污水加氯量应根据消毒污水中的余氯量增减 3. 余氯量:预防性消毒及一般传染病污水，总余氯量4～5 mg/L，肝炎污水 10 mg/L
盛装吐泻物的容器、痰盂痰杯、便盆、氧气湿化瓶、吸引瓶、胸腔引流瓶、胃肠减压瓶等	1. 煮沸 10 分钟 2. 1％漂白粉澄清液浸泡 30 分钟 3. 0.5％过氧乙酸浸泡 30 分钟 4. 0.5％消毒灵浸泡 30 分钟 5. 1％次氯酸钠浸泡 30 分钟 6. 84 消毒液1：200 浸泡 30 分钟	1. 煮沸 20 分钟 2. 3％漂白粉澄清液浸泡 1 小时 3. 0.5％过氧乙酸浸泡 1 小时 4. 1％ 消毒灵浸泡 1 小时 5. 2％次氯酸钠浸泡 1 小时 6. 84 消毒液1：200 浸泡 1 小时		1. 消毒液按使用情况每周调换1～2 次 2. 对木质或抽水马桶，用消毒液反复洗擦

消毒对象	消毒方法		灭菌方法	备　注
	预防性消毒及一般传染病疫源地消毒	病毒性肝炎消毒		
食具、奶具、熟食用具、药杯、压舌板和剩余食物	1. 煮沸 10 分钟 2. 0.5％过氧乙酸浸泡 30 分钟 3. 2％碘伏浸泡 30 分钟 4. 0.5％次氯酸钠浸泡 30 分钟 5. 0.5％84 消毒液浸泡 30 分钟	1. 煮沸 20 分钟 2. 0.5％过氧乙酸浸泡 1 小时 3. 3％碘伏浸泡 1 小时 4. 1％次氯酸钠浸泡 1 小时 5. 0.5％84 消毒液浸泡 1 小时		1. 煮沸消毒时可放 2％苏打或肥皂液,以增强效果 2. 消毒时间从水沸腾时算起,消毒物全部浸泡 3. 碘伏应注意观察消毒液颜色,如颜色明显变浅应及时调换
衣服、被褥、玩具、尿布等	1. 煮沸 10 分钟 2. 0.5％过氧乙酸浸泡 30 分钟 3. 福尔马林熏蒸消毒 6 小时以上 4. 环氧乙烷消毒 6 小时以上 5. 尿布用开水泡或用高压蒸汽消毒 15 分钟 6. 0.5％84 消毒液浸泡 30 分钟	1. 煮沸 20 分钟 2. 0.5％过氧乙酸浸泡 1 小时 3. 福尔马林薰蒸消毒 12 小时 4. 环氧乙烷消毒 12 小时 5. 高压蒸汽消毒 30 分钟 6. 0.5％84 消毒液浸泡 30 分钟		对棉被、床垫、枕芯等物,也可用左述消毒液喷雾消毒后,放日光下曝晒。福尔马林消毒时,物品要悬挂,不可扎紧
书报、信件、钱币、化验单、饭票等	1. 福尔马林消毒 6 小时 2. 环氧乙烷消毒 6 小时 3. 微波照射 4 分钟	1. 福尔马林消毒 12 小时 2. 环氧乙烷消毒 12 小时 3. 微波照射 7 分钟		1. 物品应分开堆放,不要扎紧 2. 微波功率应大于 500 W,消毒物品必须用湿布包包裹

消毒对象	消毒方法		灭菌方法	备　注
	预防性消毒及一般传染病疫源地消毒	病毒性肝炎消毒		
皮肤（手或其他污染部位）	1. 1％碘伏洗刷 2 分钟 2. 0.2％84 消毒液浸泡双手 3～5 分钟 3. 0.2％洗必泰浸泡双手 5～10 分钟 4. 0.5％过氧乙酸浸泡双手 5～10 分钟	1. 3％碘伏洗刷 2 分钟 2. 0.5％84 消毒液浸泡双手 3～5 分钟 3. 0.5％洗必泰浸泡双手 5～10 分钟 4. 1％过氧乙酸浸泡双手 5～10 分钟		消毒后，最好在流动水下冲洗干净
体温表	1. 0.5％84 消毒液浸泡 30 分钟 2. 3％碘伏浸泡 30 分钟 3. 1％消毒灵浸泡 30 分钟 4. 先用 1％过氧乙酸浸泡 5 分钟，作第一道处理，然后再放入另一 1％过氧乙酸中浸泡 30 分钟，作第二道处理	1. 0.5％84 消毒液浸泡 30 分钟 2. 3％碘伏浸泡 30 分钟 3. 1％消毒灵浸泡 30 分钟 4. 先用 1％过氧乙酸浸泡 5 分钟，作第一道处理，然后再放入另一 1％过氧乙酸中浸泡 30 分钟，作第二道处理		1. 消毒前应先用棉球将其揩净 2. 肛表与口表应放入不同容器内消毒，并须全部浸入消毒液内 3. 消毒后体温表应用冷水或酒精擦洗揩干后使用
试管、玻璃片，注射或抽血用橡皮条、针灸针等	1. 煮沸 10 分钟 2. 2％戊二醛浸泡消毒 20 分钟 3. 2％碘伏消毒 30 分钟	1. 煮沸 20 分钟 2. 2％戊二醛浸泡消毒 1 小时 3. 3％碘伏消毒 1 小时	1. 高压蒸汽 15 磅（121℃）20 分钟 2. 高压蒸汽 20 磅（126℃）20～30 分钟	1. 尽量提倡使用一次性用品 2. 高压蒸汽灭菌温度、时间可根据消毒对象选择

3. 保护易感者。

学前儿童属于易感人群,除了培养其良好的生活卫生习惯、增强其体质外,保护学前儿童免受传染病危害的主要措施是进行有计划、有系统的预防接种。预防接种又称人工自动免疫,是指运用人工的方法使人获得特异性免疫的能力,也就是将各种病原体的毒性降低,制成疫苗,通过适当的途径接种到人体内,从而达到预防传染病的目的。人工自动免疫后,人体免疫力可在1~4周内出现,并且可持续较长时间。人工自动免疫制剂有以下几种:

(1) 菌苗。指用细菌菌体制成的减毒菌苗,又分活菌苗和死菌苗两种。活菌苗无毒或毒力很小,进入人体后能继续繁殖,对身体产生刺激的时间较长,如卡介苗、鼠疫活菌苗等,其优点是接种量小,接种次数少,免疫时间长,效果好,但活菌苗有效期短,需要冷藏,不便于运输和保存。死菌苗进入人体后不能生长繁殖,对机体刺激时间较短,如百日咳菌苗、霍乱菌苗等,死菌苗对人体也是一种异物刺激,但免疫效果差,需要多次注射才能使机体获得较高的免疫力。

(2) 疫苗。用病毒或立克次体接种于动物、鸡胚或组织培养并处理后制成。有灭活疫苗,如狂犬病疫苗;还有减毒活疫苗,如麻疹疫苗、脊髓灰质炎疫苗等,活疫苗的特点与活菌苗相似。

(3) 类毒素。用细菌所产生的外毒素加以脱毒而成,类毒素对人体无毒,注射后可刺激身体产生抵抗毒素的免疫力,如白喉、破伤风类毒素等。

预防接种应严格按照儿童计划免疫规定的剂量、次数、间隔时间进行(见表7-5),达到及时、全程、足量的要求,并妥善保存预防接种卡,防止漏种、重种、误种;儿童有发热及心、肝、肾慢性病,急性传染病等情况时,暂缓接种;儿童接种后24小时内会有不同程度的局部反应或全身反应,如注射部位红肿、全身发热、头痛、呕吐等,一般1~2天反应消失(见表7-6);接受预防接种的儿童应适当增加休息,注意不要受凉。

在传染病流行期间,还可通过注射丙种球蛋白、胎盘球蛋白等,对儿童采用人工被动免疫,以增强儿童机体的抵抗力。

表 7 - 5 儿童计划免疫程序

	卡介苗	小儿麻痹糖丸	百白破混合制剂	麻疹活疫苗	乙型脑炎疫苗
出生	初种				
2 个月		初服			
3 个月		第一次复服	第一针		
4 个月		第二次复服	第二针		
5 个月			第三针		
8 个月				初种	
1 岁					二针(间隔 7～10 天)
1 岁半		复服	加强一针	复种	
2 岁					加强一针
3 岁					加强一针
4 岁		复服			
6～7 岁	复种		白破加强	复种复种	加强一针
13 岁					

表 7 - 6 预防接种后反应

反应发生时间			临床表现	处 理
一般正常反应	局部反应	接种后24小时左右	局部红、肿、痛,直径 2.5～5.0 cm,强反应有时可引起局部淋巴结肿痛	局部淋巴结红、肿,可热敷
	全身反应		发热 37.5℃～38.5℃,还可头痛、恶心、呕吐、腹痛及腹泻	排除感染后,可对症处理
异常反应	晕厥	注射后突然发生	轻者心慌、虚脱、恶心或手足发麻,一般短期即好转,如不好转可进行处理	皮下注射1/1 000肾上腺素 0.3～0.5 ml
	过敏性皮炎	数小时至数天	以荨麻疹最常见,可布于全身	抗过敏
	过敏性休克	注射后立即发生	面色苍白、头昏、冷汗、恶心、胸闷、呼吸窘迫、血压下降乃至休克	立即注射肾上腺素,静脉给升压药、氢化可的松(方法同抢救青霉素过敏性休克)

续　表

反应发生时间		临床表现	处　理
异常反应	血清病　注射后8～12天	发热,荨麻疹、眼睑等黏膜水肿和哮喘;或表现白细胞减少,关节疼痛,淋巴结肿大	抗过敏
	变态反应性脑脊髓膜炎　注射后1～4周	头昏,头痛,发烧,关节痛,继之肢体麻木、瘫痪,少数人可呼吸麻痹,于数日内死亡	早期使用氢化可的松或地塞米松

四、学前儿童常见传染病及其预防

（一）麻疹

1.病因。

麻疹是一种由麻疹病毒引起的急性出疹性传染病,具有高度的传染性。潜伏期末2～3天直至出疹后5天的患者是惟一的传染源。带病毒的飞沫通过喷嚏、咳嗽、说话等直接传入呼吸道为主要的传播途径,被污染的物品也会造成间接传播。人类对麻疹普遍易感,麻疹患者以学前儿童居多。

2.症状。

（1）潜伏期。自6～18天不等,平均为10～11天,接受过被动免疫的病人可延至21～28天。

（2）前驱期。自发热开始至出疹,一般为3～4天。发热同时出现上呼吸道炎症,并于起病后的第2～3天,出现麻疹黏膜斑,即在两侧颊黏膜上,相当于下颌磨牙的外侧,可见直径为0.5～1 mm大小的白色斑点,最初只有几个,随之迅速增多,可遍布两颊,到出疹的第一天,斑点大多弥漫整个颊黏膜,融合成较大白斑,出疹2～3天内麻疹黏膜斑逐渐消失。

（3）出疹期。出疹期2～5天不等,病情较轻者历时较短。一般在发热3～4天后出现皮疹,皮疹先见于耳后发际,逐渐波及额部、面部,然后自上而下,急速蔓延全身,最后到四肢。开始时为玫瑰式斑丘疹,大小不等,直径大多为2～4 mm,皮疹稀疏,疹间皮肤正常,随后逐渐融合,颜色加深,全身症状加重,体温可高达40℃,咽部红肿疼痛,患儿嗜睡烦躁,颈部淋巴结和脾脏均有轻度肿大。

（4）恢复期。如果无并发症，在出疹出透以后（出疹一般为3～5天），从面部起依出疹顺序皮疹逐渐消退，患儿热度下降，上呼吸道症状也很快消退，精神好转，原出疹处略见麦麸状细微脱屑，并有棕色斑痕，经过1～2周完全消失。

3. 预防。

（1）积极进行麻疹预防知识的宣传，普遍接种麻疹疫苗，对尚未接种却已接触传染源的学前儿童，应在5天内进行人工被动免疫，但被动免疫的有效性只能维持3～8周。

（2）麻疹流行期间，学前儿童不宜到人群密集的场所去。患儿需隔离，并避免集中到医院就诊，争取做到"麻疹不出门"。患儿停留过的房间用紫外线照射消毒或通风半小时，其衣物应在阳光下曝晒或用肥皂水清洗。

（二）风疹

1. 病因。

风疹是儿童时期常见的一种由风疹病毒引起的急性出疹性传染病。病原体由口、鼻及眼部的分泌物直接传给他人，或通过呼吸道飞沫传染，风疹病毒易被干燥或高热灭活，故密切接触才能感染。母亲妊娠期风疹，病毒可经胎盘传给胎儿。

2. 症状。

（1）潜伏期。从10～21天不等，一般为16～18天。

（2）前驱期。此期很短，症状大多不严重，易被忽略。一般为咳嗽、喷嚏、流涕、咽痛、头痛、结膜炎、食欲不佳、发热（体温常在38℃～39℃之间）等，这些症状出现半天至1天后，即开始发疹，可在软颚及咽部附近见到玫瑰色或出血性红点，大小如针头或稍大。

（3）发疹期。通常于发热后第1～2天即出现特殊的斑丘疹，先见于面部，然后迅速遍及颈部、躯干和四肢，极少融合成片。出疹第一天末，全身遍布猩红色斑丘疹，第二天面部皮疹消退，很少脱皮。出疹一天后，全身症状很快消失。部分患儿可不出现皮疹；部分患儿表现为枕后、耳后和两侧颈部的淋巴结肿大。

3. 预防。

（1）一般预防方法与麻疹相似。皮疹出现后 5 天即无传染性。

（2）孕妇在妊娠期，尤其是妊娠早期，不论以往是否患过风疹或是否接种过风疹疫苗，都应尽量避免与风疹病人接触，防止引发胎儿畸形；如果新生儿出现畸形，其母宜在 3 年后生下一胎。

（3）目前国外使用的风疹减毒活疫苗，有单独风疹疫苗及联合疫苗（风疹疫苗、麻疹疫苗及流行性腮腺炎疫苗），这些疫苗必须保存在 4℃ 的冰箱中，我国风疹自动免疫尚未列入计划免疫的日程。

（三）幼儿急疹

1. 病因。

幼儿急疹是一种婴幼儿时期的急性出疹性传染病，病因尚不明确，目前大多认为是由病毒引起。

2. 症状。

（1）潜伏期。一般为 7～17 天，平均为 10 天。

（2）发热期。起病急骤，无前驱症状，体温突然升高，一般为 39℃～41℃，持续 3～5 天后自然下降，高热初期可伴惊厥。大多数患儿一般情况良好，仅有咽部轻度充血和头颈部浅表淋巴结轻度肿大，表现为高热与轻微的症状不相称。

（3）出疹期。皮疹多出现于体温下降之后，少数于热度将退时发生。皮疹为玫瑰红色斑疹或斑丘疹，多呈分散性，最初出现于颈部及躯干，很快波及全身，腰部、臀部较多，1～3 天内全部退尽，不留色斑，也无脱屑。

3. 预防。

无特殊方法。注意与病人接触过的儿童在 10 天内的一般情况，如发生高热，即需暂时隔离。加强患儿的营养和水分供应。

（四）水痘

1. 病因。

水痘是一种传染性很强的出疹性传染病，病原体是水痘-带状病毒，主要通过空气飞沫经呼吸道传播,也可通过接触病人疱疹内的疱浆而感染,传染性极强,一次患病可获终身免疫。

2. 症状。

(1)潜伏期。11~24 天不等,一般为 13~17 天。

(2)前驱期。偶有前驱症状,如轻微发热及食欲不振,大多先见皮疹,或同时发热及感觉不适。发热大多在 39℃ 以下,经 1~5 天消退。

(3)出疹期。最初出疹时为成批的细小的红色斑疹或斑丘疹,6~8小时以后很快变成浅表的水痘疹,疱壁薄易破裂。皮疹成批地依次出现于躯干、头皮、面部及四肢,数日后疱疹逐渐变干。在同一患儿身上,可出现斑疹、丘疹、水泡疹和结痂等各期皮疹。口鼻等处的黏膜也可见到皮疹,黏膜皮疹通常破裂而不结痂。

3. 预防。

(1)隔离病人直至全部皮疹结痂,对接触病人的易感儿童应注意观察。室内通风换气,用紫外线对空气进行消毒。

(2)国外已有水痘减毒活疫苗,对保护易感者有较好的作用。

(五)流行性感冒

1. 病因。

由流行性感冒病毒引起的常见急性呼吸道传染病(简称流感),传播力强,多在冬末春初流行,在小儿中的发病率及病死率高。患者呼吸道分泌物排出病毒,经飞沫由人到人直接传播,飞沫污染手、玩具、茶杯、衣物后也能发生间接传播,由于流感病毒在空气中存活时间不超过 30 分钟,故以空气飞沫直接传播为主。人类对流感病毒普遍易感,感染后即获对同型病毒的免疫力,但维持时间短,仅 8~12 个月,不超过 2 年。各型及亚型之间无交叉免疫,且甲型流感病毒变异多,故可引起反复发病。

2. 症状。

潜伏期大约为数小时至 1~2 天。小儿患流感时其临床症状常因年龄不同而表现出不同特点。

新生儿流感表现为突然高热或体温不升,拒乳、不安,而后鼻塞、流涕。婴幼儿流感与其他呼吸道病毒感染相似,不易区分,常有高热,炎症涉及上呼吸道、喉部、气管、支气管、毛细支气管及肺部,病情较严重。

3. 预防。

(1) 对流感患儿要尽早隔离,治疗一周或至热退后两天。患儿应多喝水,饮食注意有营养、易消化。

(2) 对密切接触者要加强观察,并采取相应措施,中草药板蓝根、金银花等有一定的预防作用。

(3) 室内应通风,有阳光照射。避免学前儿童出入人群密集的公共场所,外出归来、饭前便后均应用肥皂洗手。

(4) 托幼机构应定期消毒儿童玩具及其他用品,儿童被褥等不能交叉使用。

(六) 流行性腮腺炎

1. 病因。

由流行性腮腺炎病毒所致的急性呼吸道传染病。含有病毒的唾液或其他分泌物,通过空气飞沫,经过咽喉部侵入易感者。本病冬春季节为流行高峰,多见于 2 岁以上儿童,易在托幼机构流行。感染后可获终身免疫。

2. 症状。

以腮腺的非化脓性肿胀和疼痛为特征,潜伏期为 14～21 天。先有发热、头痛、肌肉酸痛等症状,24 小时内,患儿诉说"耳痛",疼痛位于耳垂,咀嚼时加剧,次日出现腮腺逐渐肿大,一般先见于一侧,1～2 天后对侧肿胀,肿胀的特点是以耳垂为中心,向周围蔓延,边界不清楚,表面灼热,位于上颌第 2 白齿相对的颊黏膜上的腮腺管口红肿、突起。腮腺肿胀 1～3 天内达到高峰,持续 4～5 天,以后逐渐消退,整个过程为 6～10 天,最长达 2 周。

3. 预防。

(1) 患儿需隔离至腮肿完全消退,并注意口腔清洁。对接触者应逐日进行检查，如有可疑症状，应隔离观察。

（2）腮腺炎减毒活疫苗及腮腺炎-麻疹-风疹三联疫苗已用于预防，效果较为理想。

（七）流行性乙型脑炎

1. 病因。

由乙脑病毒引起的急性中枢神经系统传染病，简称乙脑。本病经蚊虫叮咬传播，流行于夏秋季节，儿童多见。

2. 症状。

起病急，高热，体温可达 39℃～40℃，患儿出现头痛、嗜睡、呕吐、精神萎靡、食欲不振、昏迷、惊厥。多数能在两周以后顺利恢复，但严重病例因脑部病变较重，恢复较慢，发病半年后，会留下痴呆、失语、瘫痪等后遗症。

3. 预防。

（1）消灭蚊虫是预防乙脑的关键，在冬春季节早期消灭蚊幼虫，能起到事半功倍的效果。

（2）预防接种乙脑灭活疫苗效果较好。

（3）加强对家畜、家禽的卫生管理，并对猪、马进行人工免疫。

（八）脊髓灰质炎

1. 病因。

由脊髓灰质炎病毒引起的急性神经系统传染病。病毒随咽分泌物和粪便排出病人体外，污染用具、玩具、食物或水源，易感者接触或食用后，经口感染。脊髓灰质炎病毒的活力很强，在水或牛奶中可生存百余日，在粪便中可维持更久。4 个月至 5 岁的儿童发病率最高。夏秋是最常见的发病季节。

2. 症状。

潜伏期一般在 5～14 天之间，可短至 3 天，亦可长达 35 天。患儿出现发热、乏力、头痛、咽痛、咳嗽、流涕，或有腹痛、恶心、腹泻、多汗、全身或四肢肌肉疼痛，感觉过敏，颈背强直，弯曲时疼痛。如果神经组织损害严重,可留下马蹄内翻足、脊柱弯曲等后遗症。

3. 预防。

(1) 对诊断明确的患儿,应自发病之日起隔离 40 天;对密切接触者,应进行医学观察 20 天,每日试体温并注意其健康状况,有发热及消化道或呼吸道症状时,应卧床休息,隔离观察到症状完全消失后 7 天为止。

(2) 加强对患者的分泌物及粪便的消毒,污染的地面宜用肥皂水或碱水洗刷。患儿其他物品也都应煮沸消毒或曝晒消毒。

(3) 不吃秽水污染过和蝇虫接触过的食物,避免在污水中游泳,加强饮食、水源和环境卫生。

(4) 按时服用脊髓灰质炎减毒活疫苗,服时禁用热水化解糖丸,以防病毒遇热失去活性。

(九)病毒性肝炎

1. 病因。

由 5 种嗜肝的病毒(包括甲型肝炎病毒、乙型肝炎病毒、丙型肝炎病毒、丁型肝炎病毒和戊型肝炎病毒)导致的、以肝脏受损为主的疾病。我国儿童病毒性肝炎发病率较高,其中以甲型肝炎和乙型肝炎更为多见。

甲型肝炎的传播途径主要为粪-口传播。若病毒污染了水源、食物(如毛蚶等水生贝类有浓缩并贮存甲型肝炎病毒的能力)可引起爆发流行;日常生活接触,是散发性发病的主要方式。

乙型肝炎的传播途径主要为母婴传播和水平传播,病人的血液、唾液、鼻涕、乳汁中带有病毒。

2. 症状。

病毒性肝炎的主要症状表现为患儿疲乏,恶心,呕吐,肝脏肿大,血清转氨酶值增高,有的还有黄疸。感染了甲型肝炎病毒后,大约经 1 个月的潜伏期发病;有急性黄疸型及急性无黄疸型等多种类型。感染了乙型肝炎病毒后,大约经 2~6 个月的潜伏期发病,多为无黄疸型肝炎,病程容易迁延。

3. 预防。

（1）隔离患儿至起病后 3 周，接触者应观察 45 天。

（2）托幼机构应搞好饮食卫生，提倡分食制。对急性期患儿应给予低脂肪、但含适量蛋白质、热量和维生素的饮食，并适当限制其活动量。

（3）严格消毒制度，患儿食具至少煮沸消毒 10 分钟以上，提倡使用一次性注射用品，严格筛查供血源和血制品。

（4）加强粪便管理，培养儿童饭前便后洗手的卫生习惯。

（5）积极创造条件，为学前儿童普遍接种肝炎疫苗，提高儿童被动免疫能力。

（十）狂犬病

1. 病因。

由狂犬病毒引起的中枢神经系统急性传染病，又称恐水病。传染对象主要是豺狼、狐狸等食肉野兽，人和家畜（主要是犬）也能感染，人主要是被狂犬咬伤后经其唾液感染，如不及时处理，病毒侵犯神经组织，经过长短不等的前驱期而发病，病死率极高。由于儿童的自卫能力差，被狂犬咬伤的机会较多，故发病率亦高。

2. 症状。

前驱期长短很不一致，可短至 8 日，长至 3 年以上，一般为 4~8 周。患者出现低热、头痛、烦躁、恶心，随之对声、光、风等刺激敏感，咽喉肌由轻微的痉挛发展到无法饮水和进食，全身疼痛性抽搐，肌张力高，颈部强直，有时可出现躁狂和昏睡交替，发作时暴躁异常，部分患者随着兴奋性增强，可出现精神失常，在发作中死于呼吸衰竭或循环衰竭。

3. 预防。

（1）由于本病病死率极高，又无特效药物治疗，故预防极为重要。被犬、猫等咬、抓伤或舔后，伤口的立即处理极为重要，可用 20% 的肥皂水或 0.1% 的新洁尔灭彻底冲洗半小时，再用烧酒或 70% 酒精、碘酊擦拭几次，以排除局部的病毒；并应及早注射狂犬病疫苗。及时、全程、足量注射狂犬病疫苗可大大减少发病机会。

(2)加强对家畜饲养的管理,杀灭野犬、狂犬并焚毁或深埋。

(十一)儿童艾滋病

1. 病因。

由人类免疫缺陷病毒(HIV)引起,又称获得性免疫缺陷综合征。儿童艾滋病主要由带 HIV 的母亲传播,小儿感染可发生在出生前(宫内传播)、出生时(产道传播)及出生后(母乳传播),还可通过输入被污染的血液或血制品传播。

2. 症状。

持续发热,消瘦,腹泻,肝脾肿大,多部位的浅表淋巴结肿大;中枢神经系统受损,如大脑萎缩、发育障碍、脑炎、瘫痪等;发生反复的严重的细菌感染。

3. 预防。

主要防止育龄妇女感染 HIV 和筛查献血者,对抗 HIV 阳性和高危孕妇,应禁止生育或严密随访其所生子女。

(十二)细菌性痢疾

1. 病因。

由痢疾杆菌引起的肠道传染病(简称菌痢),学前儿童较常见。痢疾杆菌从病人或带菌者的粪便中排出,通过手、食物、饮水、苍蝇等途径,经口传播。着凉、疲劳、饥饿以及其他急性疾病都可成为诱发痢疾的因素。

2. 症状。

潜伏期从数小时至 8 天不等,大多数病例为 2～3 天。以发热、腹痛、腹泻、里急后重及黏冻脓血便为特征。患儿一天内可腹泻 10～30 次,甚至更多。严重者出现惊厥或休克,可导致死亡。若病程超过 2 个月,则称为慢性细菌性痢疾。

3. 预防。

(1)培养学前儿童饭前便后洗手、不饮生水、不吃不洁食物、不随地大小便的卫生习惯,生吃瓜果必须洗净削皮。

(2)搞好环境卫生,做好水源与饮食的卫生管理工作,消灭苍蝇及其孳生地。

（3）早期发现、诊断、隔离及治疗病人和带菌者是控制痢疾流行的关键。

（4）佝偻病、营养不良等是使急性痢疾转为慢性的诱因，应加强防治。

（5）做好消毒工作，食具要煮沸 15 分钟以上，患儿的粪便要用 1% 漂白粉澄清液浸泡或沸水浸泡消毒后才能入粪池或一般下水道，患儿的尿布、衬裤等也要用开水浸泡后再洗。

（十三）白喉

1. 病因。

由白喉杆菌引起的急性呼吸道传染病。病人和带菌者的呼吸道分泌物主要经飞沫传播，也可经污染的物品、玩具及尘埃等间接传播，食物和牛奶的污染可引起本病的流行。秋冬季节天气寒冷，儿童大部分时间在室内活动，相互接触密切，易使本病发生和流行。

2. 症状。

咽喉部形成不易剥脱的灰白色的假膜，并引起全身性的中毒症状，严重者可并发心肌炎和周围神经麻痹。

3. 预防。

（1）隔离患儿，至少隔离至症状消失后 14 天。患儿的物品、排泄物等均应消毒。室内应通风，采取湿式打扫和紫外线照射。

（2）按我国的免疫程序，有计划地接种多抗原混合制剂 DPT（含白喉类毒素、百日咳菌苗及破伤风类毒素）。

（十四）百日咳

1. 病因。

由百日咳杆菌引起的急性呼吸道传染病，传染性很强。大量百日咳杆菌在患儿咳嗽时随飞沫传播，因其在外界环境中生存能力较弱，故很少通过衣物、玩具、书籍等媒介物传播。

2. 症状。

潜伏期一般为 7～14 天，最长为 21 天。咳嗽逐渐加重，呈典型的阵发性痉挛性咳嗽,在阵咳末出现深长的鸡啼样吸气性吼声,病程可长达2～3个月。婴儿和重症者并发肺炎和脑病。

3.预防。

(1)隔离患儿,病人从潜伏期至发病后6周均有传染性。对密切接触的易感者检疫21天。

(2)按计划接种多抗原混合制剂DPT。

(十五)猩红热

1.病因。

由具有红疹毒素的A族乙型溶血性链球菌引起的急性呼吸道传染病。带菌飞沫经呼吸道传播给易感者。病菌也可通过污染玩具、物品和食物等经口传播,或通过皮肤伤口及产道入侵。本病多见于温带地区的冬春季节,与天气寒冷时的生活方式有关。

2.症状。

潜伏期一般为2～4天,最短1天,最长7天。起病急,患儿寒战,发热,体温一般为38℃～39℃,重者可达40℃以上,全身不适,咽及扁桃体显著充血,也可见脓性渗出物,舌乳头红肿,有“杨梅舌”之称。猩红色、针头大小的皮疹于发病后24小时左右迅速出现,最初见于腋下、腹股沟及颈部,很快遍及全身。病程一周末开始脱屑,先见于面部,而后躯干、肢体及手足掌,不留色素沉着。

3.预防。

目前本病尚无自动免疫制剂,预防的关键在于控制病原体的传播。

(1)隔离患儿,至咽拭培养链球菌阴性时解除隔离。

(2)对患儿的分泌物及其用品进行消毒处理。

(3)对密切接触的易感儿,可服复方新诺明或注射青霉素预防。

(十六)流行性脑脊髓膜炎

1.病因。

由脑膜炎双球菌引起的化脓性脑膜炎(简称流脑),为冬春季常见的急性传染病。病原菌存在于患者及带菌者的鼻咽分泌物中,当咳嗽、打喷嚏或说话时借空气飞沫传播，人口稠密、居室拥挤、阳光缺乏、空气不畅、密切接触等均为本病发生和流行的有利条件。

2. 症状。

潜伏期一般为 2～3 天，最短为 1 天，最长为 7 天。一般表现为上呼吸道感染，可伴有发热、鼻炎、咽炎或扁桃体炎。少数患儿因致病菌侵入血循环可发生败血症。多数患儿发病后 24 小时左右即出现脑膜刺激征象，表现为高热、头痛、呕吐频繁、颈项强直。

3. 预防。

（1）隔离患儿，至症状消失后 3 天，但不能少于病后 7 天。对密切接触者及可疑患者应及时采取措施。

（2）注意室内卫生和个人卫生，在流脑流行期间，不带儿童到拥挤的公共场所去。

（3）国内制成的 A 群荚膜多糖菌苗免疫效果较好。

（十七）细菌性食物中毒

1. 病因。

由于食入被细菌或细菌毒素所污染的食物而引起的急性中毒性疾病。近年来，由于食品来源较为复杂以及人们饮食方式的多样化，使本病的发生率有所提高。

2. 症状。

胃肠型食物中毒多发生于夏秋季，潜伏期短、集体发病、起病突然、恶心、呕吐、腹痛、腹泻等为其主要特征，严重者可伴有高热、失水、酸中毒甚至休克。而神经性食物中毒以周围运动神经麻痹为主要症状，病情极重者可于 2～3 天内因呼吸中枢麻痹而死亡。

3. 预防。

（1）托幼机构应加强食品卫生管理，确保采购新鲜的食品，防止食品变质。生熟食物必须分刀、分砧板，避免交叉感染。食物（尤其是动物肉类）应烧熟烧透，现烧现吃。

（2）学前儿童应慎食、少食罐头制品。

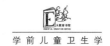

（十八）蛔虫病

1. 病因。

由似蚓蛔线虫寄生于人体小肠内而引起的肠道寄生虫病（见图 7-7），在学前儿童中较为常见。儿童常常因为在地面上玩耍、吮吸手指、喝生水或食入不洁蔬菜及水果等而受感染。此病往往影响小儿的食欲及肠道功能，妨碍儿童的生长发育，由于这类寄生虫有钻孔习性，故可引发多种并发症。

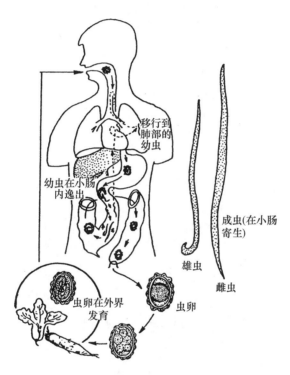

图 7-7 蛔虫生活史

2. 症状。

成虫寄生在小肠内，或无任何症状，或有轻微的反复腹痛。虫体代谢产物或崩解物被吸收，可引起低热、精神萎靡、夜惊、磨牙等。大量蛔虫寄生常常造成小儿营养不良、贫血、发育迟缓。

3．预防。

（1）对蛔虫感染者积极驱虫。

（2）讲究个人卫生、饮食卫生和环境卫生。

（十九）蛲虫病

1．病因。

由蠕形住肠线虫（简称蛲虫）寄生于肠道内的儿童常见寄生虫病（见图 7-8）。主要通过感染虫的手指经口传播，也可通过被褥、内裤、便盆及玩具传播，或因含有虫卵的尘埃被人体吸入，经鼻咽部进入消化道而传播。

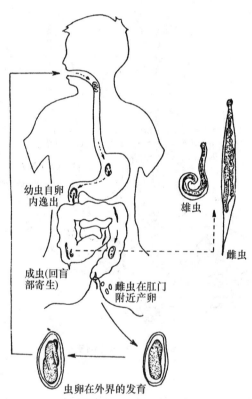

幼虫自卵内逸出

雄虫

雌虫

成虫（回盲部寄生）

雌虫在肛门附近产卵

虫卵在外界的发育

图 7-8　蛲虫生活史

2．症状。

患儿肛门周围和会阴部瘙痒，睡眠不安，大多数患儿无明显症状。

3. 预防。

（1）避免自身重复感染。小儿应穿满裆裤睡觉，常剪指甲，大便后清洗肛门。患儿的内衣、内裤及被褥应煮沸消毒，粪便需经无害化处理。

（2）托幼机构应进行集体防治。

（二十）钩虫病

1. 病因。

由钩虫寄生在人体小肠而引起的一种肠道寄生虫病（见图7-9）。钩虫感染者及钩虫病患者的粪便中不断有虫卵排出，污染土壤，当小儿赤足或臀部接触含有钩蚴的泥土或因尿布、衣物落在地面上时均可经皮肤受到感染。

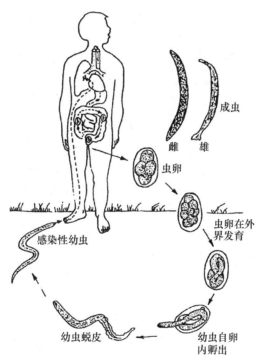

图7-9　钩虫生活史

2. 症状。

局部皮肤有痒疹或小疱疹，因抓痒引起继发感染。感染后一周出现咳嗽、发热、哮喘等呼吸道症状。重度感染3～5个月后，出现失血性贫血。某些患儿有"异食癖"。

3. 预防。

（1）对流行地区进行定期普查，发现患儿及时治疗。

（2）加强粪便管理，切断传播途径。

（3）培养儿童良好的生活卫生习惯。

第八章

学前儿童的护理与急救

第一节
常用护理技术

学前儿童的保健护理对于降低各种危害儿童健康的常见病、多发病的发病率和患病率,保证儿童的病后康复,减低死亡率,都有着极为重要的意义,而常用护理技术的掌握,是搞好护理工作的必要条件。

一、测量体温

人体在新陈代谢过程中不断产热,并运送到体表,通过辐射、传导、对流以及蒸发等方式向外界环境散热,在正常情况下,产热和散热是平衡的,人体温度保持在37℃左右。

测量体温要使用体温表。体温表由玻璃制成,内有水银柱,接触人体后,水银遇热上升,水银线所至刻度便能反映人体体温。体温表有腋表、口表和肛表三种,由于人体各部分温度并不一样,身体表面散热较多较快,温度要比深部组织低,且易随环境温度的变化而变化,因此分别用腋表、口表和肛表所测到的体温会略有差异,一般依次递增 0.5℃。

体温测量方法有腋下测温法、口腔测温法及直肠测温法,下面分别加以介绍。

1. 腋下测温法。

腋下测温安全卫生,可运用于任何年龄的婴幼儿,包括新生儿。测前检查腋表是否完整,腋表上的水银线是否已甩至 35℃ 以下;然后解开小儿上衣,轻轻擦干腋窝,使腋表夹在腋下,小儿屈臂夹紧并放于胸前,注意水银端不能伸出腋窝外;5 分钟后取表,读数记录。正常腋下体温为 36℃～37℃。腋下测温法是测试学前儿童体温的较适宜的方法,如果让小儿卧床,蜷起大腿在腹股沟处测量更为方便。

2. 口腔测温法。

测前先检查口表水银线是否已甩至 35℃ 以下;然后将口表放于舌下,闭口,用门牙轻轻将口表固定在舌下,测温时间为 3 分钟左右。为防止小儿咬碎口表,口腔测温法一般不宜用于学前儿童。

3. 直肠测温法。

直肠测温法常用于新生儿、婴幼儿。测前检查肛表水银线是否甩至 35℃ 以下,并检查肛表有无破损;用液体石蜡或橄榄油涂肛表头部使之润滑;病儿取侧卧位或仰卧位;操作者一手握其双踝并提起双腿,另一手将肛表慢慢插入肛门,深度约 2.5～3 cm,测温时应避免小儿活动;3 分钟后取出肛表,读数记录。直肠测温法要求操作者手法轻柔,防止损伤肛门或直肠。肛门体温的正常范围大概为 36.8℃～37.8℃。在运动或大哭之后,肛门体温可以升至 38.2℃,正常婴儿可仅仅由于穿衣过多、室温过高、天气过热等原因,导致体温高达 39℃。

体温测试前,小儿应有充分的休息,至少半小时内未做剧烈的活动,不进食,不饮冷热水,不做面部冷热敷,无哭闹现象,否则必须再等 20 分钟后进行。冬天户外寒气可使高热小儿体温暂时下降许多,宜进入室内 10 分钟后再测试。

二、测脉搏

一般情况下,脉搏的次数、强弱与心搏次数和心肌收缩力一致,故计数脉搏即代表心率。检查或比较脉搏的强弱、快慢,最好趁儿童熟睡时,因醒后脉搏常比熟睡时每分钟快 10～40 次,儿童哭闹或刚活动后测试,会影响脉搏测试结果。测试时,可用食指和中指指尖轻轻按于桡动脉或颞浅动脉、股动脉处,注意频率、规律及强弱;看好秒表,测 1 分钟并记录。正常小儿每分钟脉搏次数为:新生儿 120～140 次,1～5 岁 90～120 次,6～9 岁 80～100 次。如婴儿体弱,脉搏无法测得,则以听诊测出心率。

三、测呼吸

小儿以腹式呼吸为主,测试时可将手放在小儿胸、腹部,或直接观察呼吸时胸腹起伏次数(一呼一吸计为一次呼吸),历时 1 分钟,记录结果。正常小儿每分钟呼吸次数为:新生儿 45 次左右,1～5岁 25～30 次,6～9岁 20～25 次。测呼吸也应在小儿安静状态下进行,哭闹、运动等均会使呼吸频率增快且难以测量。

四、测血压

测量血压可以了解心血管系统的状况。测时应首先检查袖带宽窄是否适当,若用成人器具,气袋过宽,会使血压数值偏低;而气袋过窄,则会使血压数值偏高;袖带宽度因小儿年龄差异而有所不同,一般新生儿为 2.5 cm,3 岁前为 5 cm,4～10 岁为 7～9 cm,袖带内气囊应能围绕上臂或超过上臂周径一半以上。然后检查气囊接头,无漏气后,将袖带平整地缠于小儿上臂,其下缘距离肘窝约 2 cm,坐位或卧位测量时,均需使被测手臂、血压计零点和心脏处于同一水平位置。听诊器放于小儿肘窝肱动脉明显处,关闭气门,打气至脉搏声消失后,再加压 10～20 mmHg,缓慢放开气门,观察水银柱下降情况。当听到肱动脉搏动出现的第一个清晰声音时,所示刻度为收缩压,搏动声消失时的刻度为舒张压。小儿正常收缩压分别为:新生儿约为 65～70 mmHg,1～4 岁为 80 mmHg,5～12 岁为 90～105 mmHg;舒张压为收缩压的 2/3;下肢血压比上肢约高 20 mmHg;左右肢血压正常相差 10 mmHg。

五、尿布更换法

解开小儿尿布带,用干净的上端擦净会阴部及臀部,用手提小儿双足,使臀部抬起,取下污尿布,将清洁尿布垫于腰下,放下小儿双足,尿布的底边两角折到腹部,双腿中的一端上拉,系好尿布带,拉平衣服。如有大便,要先用温水洗净并擦干,然后换上干净尿布。

六、婴儿沐浴法

沐浴应在婴儿喂奶前进行,以防呕吐或溢乳。准备好干净的衣服和尿布,以及毛巾、浴毯;调节浴室温度在 25℃左右;浴盆底铺垫毛巾以防小儿滑倒;预先放好半盆温水,水温维持在 38～40℃,可用成人手臂内侧测试水温,以感到热而不烫为宜。成人以左手握住小儿左肩及腋窝部,右手托住双腿,将小儿轻轻放到盆内。洗脸、洗头后,用小毛巾抹婴儿皂,按上下顺序擦洗、冲净全身。注意不要使肥皂水接触眼睛;鼻孔处可用毛巾的小角清洗,不用棉签,以防损伤鼻黏膜;洗头时应以左手托住小儿头部,以拇指和中指将双侧耳郭折向前方,堵住外耳道口,防止水流入耳内,左臂应夹住小儿身体。

七、滴眼药水(药膏)

用药之前要仔细认清药品的名称和用药方法,不可乱用其他药品,以免造成不良后果。(见表 8－1、8－2)操作者必须洗净双手。

表 8-1 消炎眼药水

药物名称	规 格	用 途	用 法	注 意 点
青霉素眼药水	2000 单位/ml	急性结膜炎、角膜炎、角膜溃疡	每 1～2 小时滴眼一次	1. 对青霉素过敏者忌用 2. 易失效,需冷藏
链霉素眼药水	0.5%	同上	同上	易失效,需冷藏
氯霉素眼药水	0.25%	沙眼、角膜炎、结膜炎	每日滴眼4次	
新霉素眼药水	0.5%	结膜炎、角膜炎	同上	
金霉素眼药水	0.5%	沙眼、急性结膜炎、角膜炎(病毒性)	每 1～2 小时滴眼一次	遇热失效极快,需在阴冷处保存
磺胺醋酰钠眼药水	15%～30%	沙眼、结膜炎、角膜溃疡	每日滴眼3～4次	要避光,放在阴暗处
黄芩素眼药水	1%	结膜炎、角膜炎	每日滴眼3～4次	

表 8-2 消炎眼药膏

药物名称	规 格	用 途	用 法
磺胺噻唑眼膏	5% 每支2g	睑缘炎、慢性结膜炎、角膜炎	涂眼 每日3～4次
金霉素眼膏	0.5% 每支2g	睑缘炎、沙眼、角膜炎、角膜溃疡	同上
四环素可的松眼膏	每支2g	慢性结膜炎、深层角膜炎、虹膜睫状体炎	同上

为小儿滴眼药水前,要先洗净小儿双眼;然后使其头部稍向后仰,并偏向患侧,嘱小儿眼睛向上看;用食指、拇指轻轻分开上下眼睑,将药水滴

入下穹隆部结膜囊内,滴后用手指压迫泪囊部数分钟,以免药水流入鼻腔,在滴阿托品眼药水时尤需注意。

常用的眼药膏有的装在软管内,有的装在小盒中。装在软管内的药膏可在分开小儿上下眼睑后,直接挤进结膜囊内,但要注意软管管口不可接触眼部;装在盒子中的药膏,应用干净的圆头玻璃棒(必须无任何破损)挑取适量放入结膜囊内,嘱小儿闭上眼睛,将棒平行抽出;闭眼片刻,轻轻按摩眼球,使药膏均匀分布。

八、滴鼻药水

针对小儿各种鼻炎、鼻窦炎以及因上呼吸道感染而引起的鼻堵塞、鼻分泌物增多等症状,应及时使用各种滴鼻剂,以达到杀菌、消炎、通气、收缩黏膜血管的作用。滴鼻药水时,让小儿取仰卧位并用枕头垫于肩下,或取坐位背靠椅背,均使头后仰,鼻孔向上,避免药液通过鼻咽部流入口腔或仅滴到鼻孔外口;每侧 2～3 滴或数滴,滴后轻轻按压鼻翼,并保持原姿势 3～5 分钟,使药液顺利进入鼻道。对新生儿、婴幼儿要严格掌握适应症。

九、滴耳药水

对于小儿各种急慢性化脓性中耳炎、鼓膜炎以及已经发生感染的耵聍栓塞,必须按医嘱及时使用滴耳液。滴时要求小儿侧卧,患耳向上,擦净外耳道脓液,一手牵拉耳郭,一手滴药;一般滴 2～3 滴或 3～4 滴,滴后轻轻按揉耳屏,并保持原姿势 5～10 分钟,使药液进入耳道深处。对小儿要严格掌握适应症。

十、尿标本留取法

尿标本的化验结果能为诊断提供依据,但若留取尿液的方法不当,则会影响化验,妨碍正确诊断。托幼机构的工作人员及家长都应了解留取尿标本的有关知识和操作方法。

1. 尿常规留取法。

先检查留尿瓶瓶口有无破损,瓶口是否足够大,然后让小儿直接排尿于瓶中。

2. 24 小时尿液留取法。

让小儿排空膀胱内的尿液后开始计算留取时间,并将以后 24 小时以内的数次排尿集中在罐内,全部送去化验。如遇气候炎热,应在尿液中加放防腐剂。

3. 尿培养标本留取法。

清洗、消毒小儿会阴及尿道口后,用无菌标本瓶接尿。如留中段尿,则应将前段尿及末段尿弃之,只取中间的尿液;盖好瓶口,防止污染。

十一、简易通便法

当小儿出现便秘时,可以用开塞露或肥皂头为其通便,具体做法是:将开塞露管口前端封口处平行剪开,挤出液体,先润滑管口,然后插入肛门,再挤压后端,使药液进入肛门,起到润滑作用。如用肥皂通便,则将其削成圆锥形,并用温水浸湿,增强其润滑度,而后轻轻塞入肛门。

第二节
常用急救技术

学前儿童正处于生长发育阶段,各个器官和组织娇嫩,平衡性、协调性较差,反应不够灵敏,缺乏自我保护能力,但他们的天性活泼好动,对各种事物都充满了极大的兴趣,喜欢触摸、品尝、尝试,故极易发生各种伤害性事故。为此,托幼机构在建立健全各项规章制度、加强教师的工作责任心的同时,还应使保教人员掌握常用急救技术,以便对意外伤害进行快速而正确的处理,避免因惊慌失措或坐等医生而贻误病情,酿成大错。急救的原则是抢救生命、减少痛苦、防止并发症。以下将针对各种儿童常见意外或突发事故,介绍相应的急救技术。

一、心跳呼吸骤停的急救

心跳呼吸骤停是指突然发生呼吸、循环功能的停止,面临死亡的危险。如能立即进行积极抢救,仍有挽回生命的希望。

各种原因引起的窒息,触电、溺水等意外事故,药物中毒及过敏等,都会引起心跳呼吸骤停,从而导致机体缺氧和二氧化碳潴留,心肌收缩力减弱,血压下降,心律失常,脑组织受损直至死亡。通过人工呼吸和胸外心脏按压,使中断的心肺功能恢复称为心肺复苏。

1. 人工呼吸。

在无抢救用具的情况下,为达到肺复苏的目的,应迅速清除患儿口中的脏物或呕吐物,随即采用口对口人工呼吸,具体做法是:让患儿仰卧,并抬高下颌角,避免舌根后倒,口对口吹气,每分钟吹气 14～20 次;对较大儿童还可采用举臂压胸式人工呼吸,即救护者双膝跪在患儿头部两侧,握住其手腕,借伸举患儿双臂使其胸廓得以扩展,形成吸气;屈臂压胸使胸廓缩小形成呼气,建立被动性呼吸。

2. 胸外按压。

通过给停止搏动的心脏施加压力,使心脏排出血液,保证全身的血氧供应,达到心脏复苏的目的。具体做法是:对婴儿可用右手两指按压胸骨 1/3 处,或用双手围绕患儿胸廓用拇指按压,(见图8-1、8-2)使胸廓下陷 1～2 cm;对学前儿童可用一手掌根部压住胸骨下段,肘关节伸直,有规律地向脊柱方向压迫,使胸骨下陷 2～3 cm。(见图 8-3)婴儿每分钟按压 100 次,学前儿童每分钟按压 80～100 次。在一般情况下,人工呼吸和胸外按压需要同时进行,一位救护者做人工呼吸,另一位救护者做胸外按压,人工呼吸与胸外按压的频率之比为 1:5。

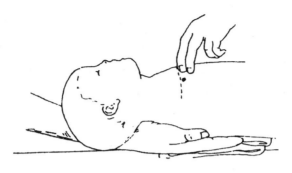

图 8-1 双指法胸外心脏按压

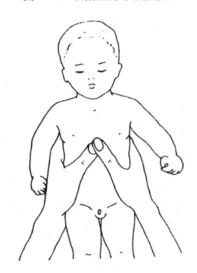

图 8-2 双掌环抱法胸外心脏按压

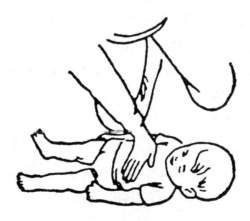

图 8-3 手掌胸外心脏按压

二、急性中毒的急救

对于急性中毒患儿,要特别注意其神志、呼吸和循环状态,以判别中毒的轻重,对重症患儿要边检查边抢救,对轻症患儿要随时注意病情的突然变化。

1. 吸入中毒的急救。

(1) 煤气中毒的急救。

煤气是日常生活中常用的可燃性气体,它含有一氧化碳、氢气、乙烯、丁烯及硫化氢等气体,其中以一氧化碳含量最高,故煤气中毒又可称为一氧化碳中毒。在封闭的房屋内使用没有烟囱的煤炉,或烟囱闭塞不通,或大风吹进烟囱使煤气逆流入室,或居室无良好的通气设备等均可能引起煤气中毒。由于一氧化碳与血红蛋白的亲和力比氧与血红蛋白的亲合力高 200~300 倍,所以当一氧化碳进入血液以后,极易与血红蛋白结合生成碳氧血红蛋白,阻碍肺内的氧与血红蛋白的结合,因而不能向机体组织供氧,从而导致机体缺氧窒息。

中毒者可有头痛、头晕、耳鸣、眼花、四肢无力、全身不适,甚至恶心、呕吐、呼吸困难,严重者发生昏睡、意识丧失,直至心跳停止。由于碳氧血红蛋白呈红色,故患者无青紫,皮肤及嘴唇呈樱桃红色。轻者在数日内可以复原,重者可留下神经系统后遗症。

急救时,要将病儿移至空气畅通场所,打开所有门窗和排气扇,供氧充分是病儿尽快恢复的关键,因吸入氧浓度越高,血内一氧化碳分离越多,排出越快。同时,要注意病儿的保暖,以促进血液循环。如呼吸、心跳停止,则要进行心肺复苏术。

(2) 其他吸入性中毒的处理。

当由于吸入过量的其他有毒气体(如煤油或汽油蒸汽)后,也应立即将患儿移至远离有毒气体的场所,使其呼吸新鲜空气,清除呼吸道分泌物,解开衣领,防止因舌根后倒和喉部水肿引起窒息。

2. 接触中毒的处理。

立即脱去患儿受污染的衣物,用清水冲洗被污染的皮肤,应特别注意毛发及指甲部位。对于强酸、强碱等腐蚀性毒物切忌用中和剂,以免因化学反应而加重对皮肤的损伤;对不溶于水的毒物则可用适当的溶剂清洗,也可用适当的拮抗剂(见表8-3)或解毒剂冲洗;毒物溅入眼内,应立即用生理盐水冲洗5分钟以上,如暂时无生理盐水,可取清水或河水、井水等冲洗,然后再送医院作进一步的处理。

表8-3 毒物局部拮抗剂及其作用

毒 物	局部拮抗剂	作用性质
腐蚀性酸	弱碱(如4%氧化镁,氢氧化镁,石灰水上清液),牛奶,豆浆,蛋清	中和作用
腐蚀性碱	弱酸(如稀醋,1%醋酸),果汁,橘子水,牛奶,豆浆,蛋清	中和作用
生物碱类	1:5,000高锰酸钾洗胃 2%碳酸氢钠洗胃 1%～4%鞣酸或浓茶 碘酊15滴加水500 ml	氧化作用 沉淀作用
砷	硫代硫酸钠5～10 g 豆浆,牛奶,蛋清 新配的铁镁合剂(硫酸低铁饱和液100 ml,碳酸镁88 g,活性炭40 g,加水800 ml) 新配的氢氧化铁(氯化铁30 ml,碳酸氢钠30 g,水120 ml)	形成硫化物 沉淀作用 形成无毒的亚砷酸铁
汞	牛奶,豆浆,蛋清 2%碳酸氢钠洗胃 5%甲醛次硫酸钠洗胃 硫代硫酸钠5～10 g	沉淀作用
铅	硫酸钠或硫酸镁	沉淀为硫酸铅
无机磷	0.2%硫酸铜洗胃 1:5 000高锰酸钾洗胃 0.3%双氧水洗胃	沉淀为磷化铜 氧化作用 氧化作用
钡盐	2%～5%硫酸钠或硫酸镁	沉淀为硫酸钡
含氰化物	硫代硫酸钠5～10 g	形成无毒硫氰化物

续　表

毒　物	局部拮抗剂	作用性质
铁	碳酸氢钠 去铁敏 5～10 g	生成碳酸亚铁 生成络合物
氟化物或草酸盐	牛奶，石灰水上清液，1%乳酸钙或葡萄糖酸钙或氯化钙等	生成氟化钙或草酸钙
福尔马林	0.1%氨水，1%碳酸铵或醋酸铵	生成无毒物
石炭酸	植物油	延缓吸收
碘	1%～10%面糊或米汤	使无活性
高锰酸钾	维生素 C	还原作用
不明性质毒物及其他	活性炭(5～50 g)制成糊状物	吸收多数毒物

3. 口服中毒的处理。

对于儿童进食了有毒食物或食物的有毒部分，或进食了较多易产生毒性的食物，以及因化学物品、家庭常备药物、杀虫药等保管不当而引起的口服中毒，其处理原则是通过催吐、洗胃、导泻或洗肠来清除毒物。

(1)催吐。这是排除胃内毒物的最简便又最好的方法。可用压舌板或筷子、匙柄、硬羽毛等刺激咽弓或咽后壁使患儿呕吐。对于服入强腐蚀剂或深度昏迷的患儿则不宜进行催吐。

(2)洗胃。洗胃最适用于流质食物或水溶性毒物的中毒，一般应在服入毒物后 4 小时以内进行。首先将胃管经口或鼻孔插入后，抽空胃内容物，然后用温开水或其他洗胃液洗胃，一直到洗出的胃液清澈为止。

(3)导泻。为使毒物进入肠道后能尽快排出，应及时服用对胃肠道黏膜没有刺激又可减少毒物吸收的泻剂。如患儿中毒已经引起严重腹泻，则不必再用泻剂。

(4)洗肠。若中毒时间超过 4 小时或服泻药后 2～3 小时仍未排便者，则需洗肠。洗肠液可选用 1%的温盐水或 1%肥皂水或清水。

下面将以列表形式对常见中毒的临床表现及急救处理作一介绍。

（见表 8－4、8－5、8－6、8－7）

表 8－4　几种常见的食物性中毒的临床表现和急救处理

毒物名称	临床表现	急救处理
（一）食物 （食物中毒）	集体或家庭中短期内食同一种食物后发病。症状有恶心、呕吐、腹痛、腹泻、复视、瞳孔散大、休克、昏迷，或抽搐、呼吸及吞咽困难等。大便为洗肉水样或脓血便	1. 催吐，洗胃，导泻 2. 补液纠正水、电解质紊乱及酸碱失衡 3. 细菌性食物中毒时给抗生素控制感染 4. 对症处理
（二）含亚硝酸盐类的食物 （肠原性青紫）	有摄入腐败变质或放置过久、腌的时间太短或太长的蔬菜。食后 1～3 小时发病。黏膜、指甲青紫但与呼吸困难不成比例。恶心、呕吐、腹痛、烦躁不安或嗜睡、头晕、心率快、血压下降、呼吸循环衰竭	1. 催吐，洗胃，导泻 2. 吸氧 3. 维生素 C1 g 加入高渗葡萄糖中，静脉滴注或口服美蓝每次 3～5 mg/kg，一日 3～4 次 4. 严重者 1% 美蓝 0.1～0.2 ml/kg，加入葡萄糖内缓慢静注，必要时 2 小时后再重复一次
（三）动物类 1. 河豚 （含河豚毒素及河豚酸）	恶心、呕吐、口渴、腹痛、腹泻等。口唇、舌尖、指端麻木。四肢无力、瘫痪，呼吸困难。瞳孔散大，血压下降。呼吸中枢麻痹及房室传导阻滞	1. 用硫酸铜或阿扑吗啡催吐。洗胃，补液以排除毒素 2. 积极治疗呼吸衰竭 3. 对症处理，肌肉麻痹可用士的宁
2. 蟾蜍 （含蟾蜍毒素）	恶心、呕吐、腹痛、腹泻、头晕、头痛、口唇四肢发麻。胸闷，呼吸浅、慢。四肢冷，脉细，窦性心动过缓或心律不齐。心源性脑缺氧	1. 排除毒物 2. 类似洋地黄中毒时按洋地黄中毒处理
3. 鱼胆	腹痛、呕吐、腹泻。有肝脏损害的症状。严重者可出现急性肾功能衰竭的症状	1. 排除毒物 2. 及时处理急性肾功能衰竭

续　表

毒物名称	临床表现	急救处理
（四）植物类 1. 毒蕈	根据毒蕈中有毒成分不同而症状不一：①副交感神经兴奋症状或与阿托品中毒症状相似。②溶血。③精神症状。④胃肠道症状。⑤肝、心、肾受损害	1. 排除毒物 2. 有毒蕈碱样症状给阿托品 3. 对症处理，抢救呼吸及循环衰竭，保护肝脏
2. 生豆浆 （含胰蛋白酶抑制物）	恶心、呕吐、腹痛、腹胀、腹泻、头晕、头痛	对症处理，必要时静脉补液
3. 蓖麻子 （含蓖麻碱、蓖麻毒素）	恶心、呕吐、腹痛、腹泻、头痛、嗜睡、惊厥、昏迷。溶血及凝血症状。肝、肾功能损害	1. 排除毒物 2. 对症处理
4. 桐油子、桐油 （含桐酸）	恶心、呕吐、腹泻、口渴、烦躁、头痛及肝肾损害症状。严重者昏迷、抽搐	1. 排除毒物 2. 对症处理
5. 白果 （含有机毒素）	以胃肠道及中枢神经系统症状为主，如恶心、呕吐、腹泻、神志不清、抽搐、瞳孔散大、呼吸及循环衰竭	1. 排除毒物 2. 控制抽搐，抢救呼吸及循环衰竭
6. 杏仁、桃仁、枇杷仁、木薯、梅仁 （均含氰化物）	轻者：恶心、呕吐、腹痛、腹泻、头晕 重者：呼吸心跳加快、紫绀、抽搐、深度昏迷、血压下降，以致呼吸及循环衰竭	1. 0.05％高锰酸钾或5％硫化硫酸钠或3％过氧化氢洗胃、洗肠 2. 轻症：20％硫代硫酸钠（每次0.25 g/kg）缓慢静注 3. 重症：先吸入亚硝酸戊酯，每支吸入30秒，每隔2分钟一次，注意血压下降。然后给1％亚硝酸钠（每次6 mg/kg）缓慢静注，接着再注射上述硫代硫酸钠。若症状无改善，再注射上述半量硫代硫酸钠；亦可用美蓝（每次10 mg/kg）与硫代硫酸钠交替 4. 对症处理

续　表

毒物名称	临床表现	急救处理
7. 地瓜米(又名豆薯子,含鱼藤酮、豆薯酮、豆薯素等)	头昏、恶心、呕吐、全身肌胀力减低。呼吸困难、四肢冷、血压下降、昏迷、瞳孔散大等	1. 排除毒物 2. 抢救休克 3. 新斯的明每次 0.03～0.04 mg/kg,肌肉或皮下注射
8. 发芽马铃薯(含龙葵素)	消化系统症状有口腔烧灼感、痒感、恶心、呕吐、腹痛、腹泻 神经系统症状有头痛、眩晕、耳鸣、瞳孔散大、惊厥、呼吸麻痹	1. 排除毒物 2. 对症处理,如出现肠原性青紫则用美蓝及维生素 C 等
9. 荔枝(摄入过量)	发热、头晕、出汗、面色苍白、乏力、心悸、昏迷、抽搐、四肢冰冷、脉细、血压低、心律不齐	1. 急速静脉注射 25%～50%葡萄糖 50 ml,并用 10%葡萄糖维持 2. 给大量维生素 B 类药物 3. 对症处理
10. 菠萝(对菠萝蛋白酶过敏)	仅于特异体质者患病,出现急性胃肠炎的症状及过敏性休克的症状	1. 排除毒物 2. 给抗过敏药物如扑尔敏、地塞米松等 3. 对症处理

表 8-5　几种常见药物中毒的临床表现和急救处理

药物名称	临床表现	急救处理
1. 氨茶碱	早期症状为烦躁不安、厌食、恶心、呕吐,并逐渐加剧。无意识动作、昏迷、抽搐、呼吸及循环衰竭。婴儿中毒症状发展快	1. 催吐,导泻,利尿 2. 对症处理,如镇静、止痉、纠正脱水、休克、脑水肿等 3. 慎与麻黄碱、肾上腺素、咖啡因、尼可刹米及吗啡、杜冷丁等合用以防增强毒性
2. 抗组织胺类(包括苯海拉明、异丙嗪、扑尔敏、安其敏、晕海宁)	早期出现中枢神经系统兴奋症状如烦躁不安、欣快、失眠、恶心、呕吐;以后出现抑制症状如迟钝、无力、血压下降及类似阿托品中毒症状	1. 催吐,洗胃 2. 防止体位性休克 3. 对症处理,如过度兴奋及抑制、高热、呼吸及循环衰竭

续　表

药物名称	临床表现	急救处理
3. 阿托品类（包括曼陀罗、蕨茄、莨菪）	皮肤潮红、发热（曼陀罗中毒无此现象）、口渴、咽喉干燥、瞳孔散大、心率快、幻觉、谵妄、抽搐。（用中毒者的尿一滴，滴入猫眼中，可使瞳孔散大）	1. 催吐及洗胃（用2%重碳酸钠或1%～4%鞣酸溶液洗胃） 2. 毛果芸香碱0.3～0.8 ml（3～8 mg）每隔15～30分钟皮下注射一次或新斯的明每次0.04 mg/kg 每3～4小时一次，二药交替直至症状控制 3. 对症处理　（但禁用吗啡和巴比妥类以免加剧呼吸中枢的抑制作用）
4. 巴比妥类（包括苯巴比妥、戊巴比妥及硫喷妥钠等）	轻度中毒：嗜睡、神志模糊、瞳孔缩小。重度中毒：狂躁、谵妄、四肢强直，以及四肢肌肉弛缓、反射消失、瞳孔扩大，血压下降、呼吸及循环衰竭	1. 催吐，洗胃，导泻（忌用硫酸镁） 2. 利尿，输液促使排泄 3. 透析疗法 4. 对症处理（脑水肿），保护肾功能
5. 鼻眼净（系拟肾上腺素药）	头痛、兴奋、呕吐、血压升高、心率过缓。婴儿表现精神萎靡、不吃乳、腹胀。严重者有中枢神经抑制现象	1. 催吐，洗胃 2. 对症处理
6. 氯丙嗪（包括乙酰普马嗪、奋乃静、三氟拉嗪等）	表情淡漠、嗜睡、震颤、肢体强直、角弓反张、体位性低血压、瞳孔缩小、抽搐、昏迷、各种反射消失	1. 平卧，防止体位性低血压 2. 催吐，洗胃，利尿 3. 对症处理，维持血压正常，保暖，止痉 4. 保护心、肾、肝功能
7. 避孕药〔包括复方炔诺酮片（避孕片1号）及复方甲地孕酮片（避孕片2号）〕	恶心、呕吐、头晕、嗜睡。严重者皮肤潮红、谵妄、青紫，重要脏器水肿，中毒性心肌炎	1. 催吐，洗胃（高锰酸钾） 2. 大剂量氢化可的松（或地塞米松）及甘露醇减轻各脏器水肿 3. 有喉水肿时气管切开 4. 对症处理
8. 苯妥因钠	恶心、呕吐、眩晕、眼球震颤、共济失调、流涎、呕吐、精神错乱、幻觉、体温过高、血压下降、呼吸衰竭	1. 催吐，洗胃，导泻 2. 有严重呼吸抑制可用丙烯吗啡2～5 mg静注 3. 保护肝、肾功能 4. 必要时透析疗法

药物名称	临床表现	急救处理
9. 异菸肼	高热、面部潮红、眼球震颤、四肢麻木、刺痛、恶心、呕吐、出血、肢体抖动、惊厥、呼吸抑制	1. 催吐，洗胃，导泻 2. 维生素 B_6 200～600 mg/日加入葡萄糖内静滴 3. 对症处理
10. 枸橼酸哌哔嗪	恶心、呕吐、眩晕、眼球震颤、共济失调、定向障碍、惊厥、昏迷、休克	1. 催吐，洗胃 2. 对症处理
11. 高锰酸钾	摄入后口腔黏膜及牙龈呈棕黑色，黏膜水肿、浅表溃疡。恶心、呕吐、腹痛。严重者有植物神经系统症状，如烦躁不安、失去定向、盗汗及血压下降等	1. 催吐，洗胃 2. 口服大量稀释的维生素C溶液。 3. 牙龈及口腔黏膜上的药物用维生素C溶液擦去 4. 促进锰的排出，如用依地酸钠钙等 5. 对症处理(但不能用维生素 B_1，因这会使锰在体内潴留)
12. 铁	大量铁剂或过量强化铁食品摄入史。最初为呕吐、腹泻、胃肠道出血，甚至出现青紫、代谢性酸中毒、昏迷、抽搐、休克。严重者治愈后可出现幽门狭窄	1. 催吐，洗胃(2％重碳酸钠或每升2％重碳酸钠内含 2 g 去铁胺) 2. 螯合剂去铁胺 20～40 mg/kg静脉内滴入(4 小时)或 2 mg/kg q4 h～q6 h肌注一直到血清铁降至正常 3. 如果洗胃后腹部 X 线摄片仍示残留不透光的阴影，且很大时，若病情许可作胃镜或胃切口取出残留含铁药片 4. 对症处理，纠正低血压、代谢性酸中毒、贫血。保护肝、肾功能 5. 必要时透析疗法
13. 利血平	鼻塞、嗜睡、面部潮红、心率慢、瞳孔缩小。严重者意识不清，体温过低	1. 催吐，洗胃，导泻 2. 对症处理，必要时给兴奋剂

续 表

药物名称	临床表现	急救处理
14. 水杨酸盐（包括阿司匹林、冬青油及含水杨酸的癣药水）	食欲差、恶心、呕吐、腹痛、腹泻、出血倾向、头痛、耳鸣、耳聋、狂躁、谵妄、木僵、昏迷、呼吸及循环衰竭	1. 催吐，洗胃（最好用2%重碳酸钠，如口服冬青油则洗胃到洗出液无气味为止） 2. 根据血液生化测定纠正水、电解质及酸碱失衡 3. 利尿，并使尿偏碱性 4. 对症处理，如止血、控制肺水肿。一切镇静剂有加剧水杨酸钠对中枢神经系统的毒性的作用 5. 必要时透析疗法
15. 三环类抗忧郁剂（包括丙咪嗪）	小儿比成人对此药更为敏感。剂量超过10～20 mg/kg提示中度到严重中毒。心血管症状：室上性心动过速，多发性灶性室性早搏，以致传导阻滞、心跳停止。神经系统症状：嗜睡、失去定向、共济失调、幻觉、抽搐、发热或低温、尿潴留、瞳孔扩大。剂量超过35～50 mg/kg可致死	1. 催吐，洗胃（即使服药4～12小时还要洗胃），导泻 2. 静脉内滴入重碳酸钠使血pH值在7.4～7.5 3. 控制心律紊乱用心得安、利多卡因，但不能用奎尼丁、普罗卡因酰胺 4. 血压下降时用去甲肾上腺素

表8-6 几种常见化学类中毒的临床表现和急救处理

化学物名称	临床表现	急救处理
（一）酸碱类 1. 强酸	为黏膜表面浅表的损伤，如口腔黏膜溃疡、肿胀、吞咽痛、灼痛、声门水肿、气道阻塞、窒息。可有胃穿孔的症状及体征。呕吐物为酸性	1. 忌洗胃，忌服碳酸氢钠 2. 口服4%氢氧化铝10～20 ml或牛奶150～500 ml或蛋清 3. 服石蜡油或食油保护消化道黏膜 4. 声门水肿者气管切开 5. 禁食，补液，给静脉内高能营养液 6. 对症处理，如强的松可减轻水肿

续　表

化学物名称	临床表现	急救处理
2. 强碱	黏膜深部灼伤,将来有瘢痕狭窄(如食管)。口腔黏膜溃疡、肿胀、灼痛。严重者有虚脱、纵膈炎及肺炎	1. 忌催吐及洗胃 2. 服稀释的食醋中和 3. 声门水肿者气管切开 4. 禁食,补液,给静脉内高能营养液 5. 对症处理
(二)农药 有机磷 [包括剧毒类:甲拌磷(3911)、内吸磷(1059)、对硫磷(1605)、二氯磷等;高毒类:甲基对硫磷(甲基1605)、二甲硫吸磷、敌敌畏、亚胺磷等;低毒类:敌百虫、乐果、乙硫磷、马拉松(4049、马拉硫磷等)]	有机磷农药误入或接触史 局部症状:①眼:瞳孔缩小,眼球调节障碍。②呼吸道:鼻黏膜充血、胸闷、哮鸣声。③皮肤:红斑、疱疹、糜烂 全身症状包括:①毒蕈碱样症状如心跳慢、血管扩张、血压下降、恶心、呕吐、腹痛、腹泻、出汗多、呼吸道分泌物多、尿失禁、瞳孔缩小。②烟碱样症状如肌肉抽动,晚期可肌无力或麻痹。心率快、血压升高。③中枢神经系统症状如早期有头晕、头痛,以后忧郁不安、言语不清、神志昏迷、抽搐等,最后因呼吸中枢麻痹而死亡	1. 脱离现场 2. 催吐,洗胃(一般用2%重碳酸钠或1:5 000高锰酸钾或清水。但①敌百虫中毒时应用清水洗胃。②1605、1059、3911、乐果、4049中毒时不能用高锰酸钾洗胃。洗至洗出液无有机磷农药味为止),导泻(灌入硫酸镁,不能用油类泻剂) 3. 特效解毒:①轻度中毒:阿托品每次0.02～0.03 mg/kg肌注或解磷定每次15 mg/kg加入葡萄糖静脉慢注。二者每2～4小时重复一次,直至症状消失。②中度中毒:阿托品每次0.03～0.05 mg/kg静注,每30～60分钟一次;合用解磷定或氯磷定每次15～30 mg/kg静注,每2～4小时一次用上述剂量一半,直至症状好转后逐渐减量,停药。③重度中毒:阿托品剂量每次0.05～0.1 mg/kg静注,隔10～15分钟重复半量;同时用解磷定或氯磷定每次30 mg/kg静注,半小时后可重复半量,待症状减轻后减量以至停药 4. 对症处理肺水肿、脑水肿、水及电解质紊乱

化学物名称	临床表现	急救处理
（三）家用杀虫灭鼠药 1. 安妥 　（1-萘硫脲或甲萘硫脲） 　（杀鼠药）	口渴、呕吐、口臭、胃黏膜有烧灼及胀感。肺水肿的表现。结膜充血、眼球震颤。躁动、惊厥、昏迷等	1. 催吐，导泻。禁用碱性药物洗胃 2. 半胱氨酸 100～150 mg/kg 肌注或硫代硫酸钠 5 ml 静注 3. 防治肺水肿及对症处理
2. 敌鼠钠盐 　（双笨杀鼠酮钠盐）	干扰肝脏对维生素 K 的利用。表现全身出血的症状。严重者可有脑出血、休克等	1. 催吐，导泻，洗胃 2. 维生素 K 肌注 5～10 mg/次，一日 2～3 次 3. 对症处理
3. 磷化锌	消化道症状：上腹部不适、恶心、呕吐、腹痛、腹泻。呕吐物及大便有蒜臭味。头晕、神志不清、抽搐、昏迷、血压降低、心率慢、肝肾损害等	1. 0.5％硫酸铜催吐，1：5 000 高锰酸钾洗胃 2. 用硫酸钠（不能用硫酸镁）导泻 3. 对症处理 4. 禁食含脂类食物
4. 杀蟑螂丸 　（含硼酸粉 30％）	恶心、呕吐、腹痛、腹泻、猩红热样皮疹、头痛、惊厥、昏迷、休克、肾损害及脑水肿症状等	1. 2％～5％碳酸氢钠洗胃 2. 补液纠正酸中毒 3. 对症处理
5. 驱蚊剂 　（主要成分为双戊烯及酒精等）	口腔及胃有烧灼感、呕吐、腹泻、烦躁不安、抽搐以及酒精中毒症状。涂擦皮肤过量局部红肿，有烧灼感	1. 催吐，洗胃，冲洗皮肤 2. 对症处理
（四）家用化学品，其他 1. 汽油、煤油	口渴、咽及胃部烧灼感、腹痛、呕吐、嗜睡、青紫、脉细速、呼吸困难、神志昏迷、抽搐等	1. 一般不催吐、洗胃。如短期口服大量，且时间不久，要小心洗胃。注入石蜡油（或橄榄油、植物油）或微温开水 50～100 ml 洗胃 2. 对症处理

化学物名称	临床表现	急救处理
2. 家用清洁剂及漂白剂	经口摄入者口腔黏膜及食管黏膜有刺激症状。皮肤发红。全身症状轻微且都能主动呕吐,偶有恶心、腹痛	1. 摄入者予以洗胃,局部接触者予以冲洗 2. 肥皂、阴离子或无离子洗涤剂则加强临床观察 3. 阳离子洗涤剂(如摄入量大则催吐后观察) 4. 漂白褪色剂(如次氯酸)及含氨的产品如为家用,浓度≤5%则观察,工业产品>5%则按腐蚀剂处理
3 尼龙胶水(主要成分为氯仿及苯酚)	头痛、头晕、恶心、呕吐、口腔黏膜糜烂,烦躁不安、血压下降、昏迷、抽搐、呼吸及循环衰竭 皮肤接触后局部皮肤发红甚至坏死	1. 有口腔黏膜糜烂者不宜洗胃,仅服蛋清及牛奶等 2. 无口腔黏膜糜烂者用植物油洗胃,然后再服蛋清及牛奶 3. 皮肤溃破者保护创面 4. 对症处理
4. 六六六	1. 吸入中毒:咽喉鼻黏膜充血、咳嗽及肺水肿 2. 摄入中毒:流涎、恶心、呕吐、腹痛、腹泻 3. 局部接触:皮肤急性皮炎、眼可流泪、眼痛 4. 严重症状可有头痛、头晕、抽搐等神经系统症状、颜面苍白、血压下降、心律紊乱等	1. 迅速脱离六六六环境,清洗局部 2. 口服中毒者用催吐,用碳酸氢钠洗胃,再注入硫酸镁导泻(不能用油类洗胃或油类泻剂) 3. 补液及对症处理
5. 糖精(为邻醋酰苯酰亚胺的钠盐)	恶心、呕吐、腹痛、腹泻。面部潮红、口吐泡沫。抽搐、肌肉瘫痪。幻听、谵妄、木僵	1. 排除毒物 2. 肌肉抽动时注射葡萄糖酸钙 3. 对症处理
6. 一氧化碳	轻度:头晕、头痛、头胀、全身乏力、耳鸣、恶心、呕吐 中度:上述症状加重,并有皮肤黏膜呈樱桃红色、震颤、神志不清 重度:昏迷、惊厥、青紫、呼吸中枢衰竭	1. 病人移至新鲜空气处,并保持呼吸道通畅 2. 吸氧,必要时人工呼吸 3. 高压氧治疗 4. 预防及治疗脑水肿 5. 对症处理。忌用美蓝

表 8 - 7　几种常见动物咬伤(蜇伤)引起中毒的临床表现和急救处理

动物名称	临床表现	急救处理
1. 蛇	局部红肿、胀痛或麻木,有水疱、坏死 神经系统症状:头痛、头晕、恶心、呕吐、脑神经麻痹或肢体瘫痪。昏迷,惊厥 血液、循环系统症状:全身多处出血,少尿、无尿,或血凝后引起血管栓塞等	1. 立即结扎患肢并少动 2. 冲洗伤口 3. 扩创排毒 4. 蛇药口服、注射及外用 5. 局部封闭 6. 支持疗法及对症处理 7. 防治呼吸及循环衰竭
2. 蜂类	局部红肿烧灼刺痛,有水疱或坏死。发热、头痛、头晕、腹胀、腹泻、昏迷、肺水肿、循环衰竭、呼吸麻痹等	1. 取出毒刺或毒囊 2. 局部清洗用 3% 氨水(黄蜂用 3%硼酸水)冲洗 3. 严重者用蛇药口服或外用或注射 4. 对症处理
3. 蜘蛛及蝎子	1. 局部疼痛、肿胀、发炎,局部肌肉痉挛 2. 软弱无力、发热、头痛、恶心、呕吐、四肢肌肉痉挛、血压下降、呼吸困难、溶血症状、惊厥等	1. 伤口上方局部扎紧 2. 局部皮下注射 3% 盐酸吐根碱1 ml 3. 局部切开排毒 4. 蛇药(局部,口服或注射) 5. 对症处理

三、出血的急救

出血是创伤后的主要并发症之一,一次大量出血若达到全身血量的 1/3 时,生命就有危险,因此出血后的止血十分重要。

若皮肤没有伤口,血液由破裂的血管流到组织、脏器或体腔内则称为内出血。引起内出血的原因较为复杂,必须立即送医院诊治。血液从伤口流向体外称为外出血,常见于刀割伤、刺伤等,应作初步止血处理后再送医院,防止短时间内出血过多。下面根据外出血的种类介绍相应的止血方法。

1. **毛细血管出血。**

血液从创面四周渗出,出血量少、色红,找不到明显出血点,危险性小,只需在伤口以消毒纱布或干净手帕等扎紧即可。

2. 静脉出血。

血色暗红,血液缓慢不断地流出,其后由于局部血管收缩,流血逐渐减慢;危险性也较小。抬高出血肢体可以减少流血,然后在出血部位盖上几层纱布并扎紧。

3. 动脉出血。

血色鲜红,呈搏动性喷出,出血速度快且量多,危险性大。一般首先以指压法止血,采用这种方法时手指易疲劳,故只能作为临时止血,必须尽快换用其他方法。指压法止血在出血动脉的上端(即近心端),用拇指或其余手指压在骨面上,予以止血。在动脉的走向中,最易压住的部位称为压迫点,救护人员必须熟悉出血血管的压迫点。指压止血法常用压迫点如下:

(1)头部出血。头部前面出血要压迫颞动脉,压迫点在耳朵前面,用手指正对下颌关节骨面压迫;头部后面出血要压迫枕动脉,压迫点在耳朵后面乳突附近的搏动处。

(2)面部出血。要压迫面动脉及面部的大血管,压迫点在下颌角前面半寸的地方,用手指正对下颌骨压住,要压住两侧才能止血。

(3)颈部出血。压迫颈总动脉。在颈根部、气管一侧,用大拇指放在跳动处向后、向内压下,注意不能同时压迫两侧的颈总动脉,以免引起大脑缺氧而昏迷。

(4)腋部和上臂出血。可压迫锁骨下动脉。压迫点在锁骨上方,胸锁乳突肌外缘,用手指向后方第一肋骨压迫。

(5)前臂出血。在上臂肱二头肌内侧用手指压住肱动脉可止住前臂出血。

(6)手掌、手背的出血。一手压住腕关节内侧桡动脉,即通常摸脉搏处,另一手压在腕关节外侧尺动脉处可止住手掌、手背的出血。

(7)手指出血。手指屈入掌内,形成紧握拳头姿势能够止血。

(8)大腿出血。在大腿根部中间处,稍屈大腿使肌肉松弛,用大拇指向后压住跳动的股动脉,或用手掌垂直压在其上部可以止血。

（9）小腿出血。大拇指用力向后压迫腘动脉即可止血。

（10）足部出血。两手拇指分别按压胫前动脉和胫后动脉可止血。

四、骨折的处理

学前儿童的骨折屡见不鲜，大多由玩耍、体育活动、交通事故等原因所致。骨折可以分为开放性骨折（骨折端与外界相通）和闭合性骨折，按骨折的形态与稳定性来分又有稳定性骨折（如青枝骨折）和不稳定性骨折（如粉碎性骨折）。

骨折的症状一般是：骨折处有直接或间接的疼痛，最初局部有麻木感，随着活动的增多疼痛加剧；因骨髓骨膜及周围软组织损伤、出血而出现肿胀及皮下淤血斑；出现骨折后的功能障碍（如上肢不能抬起，下肢不能站立，手指无法握物等）；有时会出现发热，年龄越小，体温越高；开放性骨折或粉碎性骨折等严重外伤因出血过多、疼痛剧烈或部分脏器的损坏，会导致休克。

骨折的现场处理原则是先临时固定伤肢，尽可能地限制伤肢的活动，以免断骨再刺伤周围组织。如有出血，应包扎、止血后固定。根据骨折的不同部位，分别进行临时固定，方法如下：

1. 上臂骨折的固定。

当肩关节以下、肘关节以上部位骨折时，可在手臂外侧放一块木板，木板的长度要超过受伤部上下两个关节，宽度与患儿的上臂粗细大致相等，木板与手臂之间可垫上棉花或软布，然后用布带将骨折部位上下两端固定，用三角巾或毛巾将前臂吊于胸前。

2. 前臂骨折的固定。

将两块木板分别放在前臂掌侧和背侧，临时夹板的长度应超过肘关节至腕关节之间的距离，垫衬垫后用绷带或布带固定，并用三角巾或布带悬吊。（见图8-4）

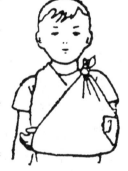

图8-4 上肢的固定

3. 大、小腿骨骨折的固定。

用一块长度相当于从脚到膝下的木板放于伤肢外侧,在关节和骨凸处用棉花或衣服等加垫,并用布带分段固定。(见图8-5)

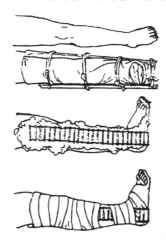

图8-5 木、钢丝夹板临时固定小腿骨折

4. 颈椎骨折的固定。

以软垫垫在颈后枕部,保持颈椎的生理屈度;头的两旁再用软垫固定,头部用绷带轻轻固定在担架上。

5. 胸、腰椎骨折的固定。

让患儿平卧在垫有软垫的板床上,不宜用过高的枕头。如腰部骨折要在腰部垫以软垫,使患儿感到舒适。

6. 锁骨骨折的固定。

锁骨骨折多发生于小儿摔跤时手掌撑地或肩关节着地。骨折后,让患儿取坐姿,用棉花垫于两侧腋窝,用两条手绢分别从两侧腋窝下向上至肩头做环形结扎,然后再用一块手绢将左右两块手绢连接扎紧打结。

对于骨折后的固定,要注意不能捆绑过紧,如有手指、脚趾苍白、发凉,要立刻放松绷带,重新固定。

五、触电的急救

儿童玩弄电器、湿手触摸开关或不慎触及断落电线等是造成触电事故的主要原因。雷雨季节,儿童遭受雷击的现象也时有发生,其病变性质和过程与触电相同。

1. 触电后的症状。

(1) 全身反应。电流通过人体,引起肌肉强烈收缩,这时可使身体弹跳摔倒而脱离电源,也可能更紧贴电源发生严重的电休克从而导致呼吸、心跳停止。

(2) 局部灼伤。常见于电源接触部位和电流出口部位,由于皮肤肌肉等组织的电阻而引起瞬间高热或引起放电火花,可使局部组织发生严重灼伤。轻者可出现半圆形或蚕豆样黄色或褐色干燥灼斑,有时可见水泡,与正常皮肤界限清楚;重者可使皮肤炭化,骨骼断裂。

(3) 其他损伤。①因触电后血管损害导致出血;②因电流刺激脊髓发生肌麻痹;③因强烈肌肉痉挛、身体弹跳后摔伤导致骨折和器官损伤。

2. 触电后的急救。

儿童一旦触电,应使之尽快脱离电源,因电流作用于人体的时间越长,后果就越严重,故应马上采取各种措施断绝电源:关闭电源,用绝缘体如竹竿、塑料或橡胶制品等使触电儿童与电线、电器脱离。特别要注意的是绝不能在电源切断之前直接用手去推或拉触电儿童,也不能用潮湿的物品去分离电源,以免救护者自身触电。

脱离电源后,应立即检查儿童的神志、呼吸、心跳和瞳孔,必要时进行人工呼吸和胸外心脏按压,直至送进医院,由医生作进一步处理。

六、烫烧伤的处理

烫烧伤是学前儿童经常遇到的意外事故。烫烧伤对人体的损害程度主要与热源温度及与之接触时间密切相关,但由于学前儿童的皮肤特别娇嫩,尚不具备及时消除致伤因素的能力,故往往遭受到比成年人更为严重的机体损害,感染机会多,并发症也多。

1. 烫烧伤的主要原因及分类。

儿童烫烧伤往往由于接触开水、热粥、热汤、蒸汽、火焰、高温金属以及化学物品所致,新生儿及婴儿常常因热水袋破裂漏水、衣裤尿布引燃着火导致烫烧伤。根据对皮肤组织的损害程度,可将烫烧伤分为三度。

一度烫伤(烧伤):皮肤表层受到损害,局部皮肤红、肿、热、痛,感觉过敏,表面干燥无水疱,2～3 日后痊愈,无瘢痕。

二度烫伤(烧伤):伤及真皮,疼痛剧烈,有水疱,疱皮破裂后可见创面均匀发红、潮湿,水肿明显,可有轻度瘢痕。

三度烫伤(烧伤):伤及皮下组织,皮肤痛觉消失、无弹性、干燥,无水疱,小面积创伤遗留疤痕,面积稍大者则需植皮方能愈合。

2. 烫烧伤的处理。

使儿童迅速脱离烫烧伤现场,或剪开被高温液体浸透的衣物,或脱去着火的衣裤,或通过在地面打滚扑灭火焰。一度烫烧伤可立即在自来水龙头下冲洗,然后局部涂抹一些有益创面消炎止痛的外用药,如紫草油、清凉油、湿润烧伤膏等。二、三度烫烧伤可用消毒纱布或干净的毛巾覆盖伤面,注意防止水疱破裂,及时送医院处理。

七、惊厥的处理

惊厥是学前儿童的常见急症,一般表现为突然发作的全身或局部肌群呈强直性或痉挛性抽搐,发作时儿童大多丧失意识。

1. 发生惊厥的主要原因。

(1)高热。因高热引发的惊厥称为热性惊厥。初次发生多见于 6 个月～3 岁的小儿,一般急骤高热 12 小时内即可发生。

(2)中枢神经系统感染。细菌、病毒、寄生虫、原虫等引发的脑炎、脑膜炎及脑脓肿。

(3)全身性疾病。如维生素缺乏,水、电解质紊乱,食物中毒,以及全身重症感染等。

上述各种刺激因素作用于脑,致使神经细胞处于过度兴奋状态,神经元群发生过度的反复放电活动而产生惊厥。

2. 惊厥的典型症状。

患儿意识丧失,两眼凝视、斜视或上翻,头转向一侧或后仰,面部、四肢肌肉呈强直性或痉挛性抽搐,一般抽搐数秒钟或数分钟后自行停止。患儿可因喉肌痉挛、气道不畅而伴有呼吸暂停或面色青紫。部分患儿出现大小便失禁现象。若惊厥发作持续 30 分钟以上,或两次发作的间歇期意识不能恢复者,可因抽搐过久造成脑缺氧性损害、脑水肿及脑疝等,发生呼吸衰竭而死亡。

3. 惊厥的一般处理。

无论由什么原因引起的惊厥,都应首先控制惊厥。让患儿侧卧,防止呕吐物吸入;解松颈部衣扣、裤带,清除口鼻咽分泌物,保持呼吸道通畅,防止窒息;必要时上下齿列之间放置牙垫,防止咬破舌头,但若患儿牙关紧闭时,不可强行撬开口腔,以免造成损伤。要有人守候在患儿身旁,防止患儿摔倒、受伤。高热时要进行物理降温或药物降温,并由医生根据病因作进一步处理。

八、中暑的急救

中暑是指因长时间在烈日下活动或处于高温环境中,导致人体体温调节功能发生障碍而引发的急性疾病。

1. 中暑的类型。

(1)过热型。常见于儿童患感冒等疾病时,成人为使其发汗而要求其过多穿衣和盖被,导致儿童机体散热困难,体温可达40℃～42℃以上,同时伴有口渴、多尿、乏力,有些患儿出现烦躁、吵闹、惊厥现象。

(2)热虚脱。由于高热而大量出汗,体液中的水分及氯化钠大量流失,儿童出现头晕、头痛、肌肉痉挛、恶心、呕吐、全身乏力、面色苍白、大量出汗、意识淡漠,体温逐渐下降且低于正常,进入虚脱状态。

(3)热痉挛。由于高温下出汗过多,体内氯化钠大量丢失,引起四肢肌肉强直性痉挛。

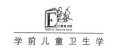

2. 中暑的应急处理。

立即将患儿移到凉爽的通风处，脱去多余的衣服，进行物理降温；同时让患儿饮用淡盐开水。根据患儿情况，考虑是否送医院作进一步处理。

九、咬伤、蜇伤的处理

1. 狂犬咬伤的处理。

儿童若被狂犬咬伤，极易因狂犬病毒引发急性传染病，如不及时治疗，患者可在几天内死亡，故必须引起高度重视。被狂犬咬伤后，应尽快处理伤口，可先用大量清水或20％的肥皂液反复冲洗伤口，并挤出污血，然后再进行消毒。如出现下列情况之一者，必须立即去医院注射狂犬疫苗：

（1）确实是被狂犬咬伤或抓伤。

（2）咬伤部位在头颈处或伤口较大较深。

（3）咬人的动物在观察期间死亡。

（4）咬人的动物已被当场捕杀或已逃跑。

2. 毒蛇咬伤的处理。

蛇分无毒蛇和有毒蛇两种，无毒蛇的头大多为椭圆形，且尾部细长；毒蛇头大多呈三角形，颈细，身粗，尾短，牙齿长。无毒蛇咬伤后留一排整齐的小而浅的牙痕，伤口及周围不肿或仅轻度红肿，不疼痛，或仅有轻微疼痛而无全身症状，只需按一般损伤处理；但若被毒蛇咬伤，除了留下一般的齿痕外，另有两个明显成对齿痕，且大而深，伤口及周围皮肤常出现青紫色，大多疼痛剧烈，有全身症状，十分危险。

毒蛇咬伤后的应急措施是：

（1）减少肢体活动，避免因血液循环而加快对毒素的吸收。

（2）早期结扎。在咬伤部位的近心端立即用柔软的绳带结扎，以防毒液随血液循环而流向全身，但每隔15～20分钟要放松1分钟，防止结扎远端肢体发生缺血性坏死。

（3）冲洗伤口。结扎后立即用冷开水、浓盐水或肥皂水等反复冲洗

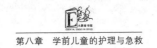

伤口,如在荒郊野外也可直接用河水、池塘水冲洗,边洗边挤压,使毒液随血流外溢。

（4）药物解毒。立即内服和外敷解毒蛇药。

经上述处理后,速送医院作进一步救治。

3. 蜂类蜇伤的处理。

蜂毒液主要含有蚁酸等酸性物质,或含有作用于神经系统的毒素,蜇入人体后会产生全身或局部的中毒症状。被蜂类蜇伤后,应立即拔除蜇入皮肤的尾刺。蜜蜂的毒液呈酸性,可在伤口涂弱碱性液体,如肥皂水、碱水或3%氨水;黄蜂(马蜂)的毒液呈碱性,可在伤口涂弱酸性液体,如食醋等。

十、溺水的急救

溺水是学前儿童常见意外事故,每年夏秋季节更为多见。儿童无监护状态下在河边游泳玩水,是造成溺水的最主要的原因,另有儿童因失足落井、栽入大水缸、雨天掉入沟坑以及冬季在薄冰上落水或坠入冰洞造成的溺水。

水灌入呼吸道引起窒息是溺水致死的主要原因。溺水后平均5～6分钟,呼吸心跳即完全停止。由于在溺水过程中一般均吸入水中杂质以及呕吐物,故溺水获救后都伴有急性肺水肿、肺炎、肺脓肿等,并且常常并发肾功能衰竭,还因窒息缺氧发生脑水肿。

儿童溺水后,应立即将其救出水面;然后尽快清除其口鼻内的泥沙、杂草、呕吐物等;解除或放松其紧裹的内衣和裤带;采用头低脚高的体位,将患儿体内的水倒出来;抓紧时间进行心肺复苏;送医院进行吸氧、输液及其他对症治疗。

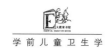

学前儿童卫生学

附录一：世界卫生组织 0～6 岁儿童身高、体重评价标准（NCHS）

0～23 个月男童年龄别身长（厘米）表（卧位）

月龄（月）	−3S.D	−2S.D 下	−1S.D 中下	中位数	+1S.D 中上	+2S.D 上	+3S.D
0	43.6	45.9	48.2	50.5	52.8	55.1	57.4
1	47.2	49.7	52.1	54.6	57.0	59.5	61.9
2	50.4	52.9	55.5	58.1	60.7	63.2	65.8
3	53.2	55.8	58.5	61.1	63.7	66.4	69.0
4	55.6	58.3	61.0	63.7	66.4	69.1	71.7
5	57.8	60.5	63.2	65.9	68.6	71.3	74.0
6	59.8	62.4	65.1	67.8	70.5	73.2	75.9
7	61.5	64.1	66.8	69.5	72.2	74.8	77.5
8	63.0	65.7	68.3	71.0	73.6	76.3	78.9
9	64.4	67.0	69.7	72.3	75.0	77.6	80.3
10	65.7	68.3	71.0	73.6	76.3	78.9	81.6
11	66.9	69.6	72.2	74.9	77.5	80.2	82.9
12	68.0	70.7	73.4	76.1	78.8	81.5	84.2
13	69.0	71.8	74.5	77.2	80.0	82.7	85.5
14	70.0	72.8	75.6	78.3	81.1	83.9	86.7
15	70.9	73.7	76.6	79.4	82.3	85.1	88.0
16	71.7	74.6	77.5	80.4	83.4	86.3	89.2
17	72.5	75.5	78.5	81.4	84.4	87.4	90.4
18	73.3	76.3	79.4	82.4	85.4	88.5	91.5
19	74.0	77.1	80.2	83.3	86.4	89.5	92.7
20	74.7	77.9	81.1	84.2	87.4	90.6	93.8
21	75.4	78.7	81.9	85.1	88.4	91.6	94.8
22	76.1	79.4	82.7	86.0	89.3	92.5	95.8
23	76.8	80.2	83.5	86.8	90.2	93.5	96.8

0～23个月男童年龄别体重(千克)表(卧位)

月龄 (月)	-3S.D	-2S.D 下	-1S.D 中下	中位数	+1S.D 中上	+2S.D 上	+3S.D
0	2.0	2.4	2.9	3.3	3.8	4.3	4.8
1	2.2	2.9	3.6	4.3	5.0	5.6	6.3
2	2.6	3.5	4.3	5.2	6.0	6.8	7.6
3	3.1	4.1	5.0	6.0	6.9	7.7	8.6
4	3.7	4.7	5.7	6.7	7.6	8.5	9.4
5	4.3	5.3	6.3	7.3	8.2	9.2	10.1
6	4.9	5.9	6.9	7.8	8.8	9.8	10.8
7	5.4	6.4	7.4	8.3	9.3	10.3	11.3
8	5.9	6.9	7.8	8.8	9.8	10.8	11.8
9	6.3	7.2	8.2	9.2	10.2	11.3	12.3
10	6.6	7.6	8.6	9.5	10.6	11.7	12.7
11	6.9	7.9	8.9	9.9	10.9	12.0	13.1
12	7.1	8.1	9.1	10.2	11.3	12.4	13.5
13	7.3	8.3	9.4	10.4	11.5	12.7	13.8
14	7.5	8.5	9.6	10.7	11.8	13.0	14.1
15	7.6	8.7	9.8	10.9	12.0	13.2	14.4
16	7.7	8.8	10.0	11.1	12.3	13.5	14.7
17	7.8	9.0	10.1	11.3	12.5	13.7	14.9
18	7.9	9.1	10.3	11.5	12.7	13.9	15.2
19	8.0	9.2	10.5	11.7	12.9	14.1	15.4
20	8.1	9.4	10.6	11.8	13.1	14.4	15.6
21	8.3	9.5	10.8	12.0	13.3	14.6	15.8
22	8.4	9.7	10.9	12.2	13.5	14.8	16.6
23	8.5	9.8	11.1	12.4	13.7	15.0	16.3

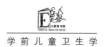

2～3岁男童年龄别身高（厘米）表（立位）

岁、月		−3S. D	−2S. D 下	−1S. D 中下	中位数	+1S. D 中上	+2S. D 上	+3S. D
2	0	76. 0	79. 2	82. 4	85. 6	88. 8	92. 0	95. 2
2	1	76. 7	79. 9	83. 2	86. 4	89. 7	92. 9	96. 2
2	2	77. 3	80. 6	83. 9	87. 2	90. 6	93. 9	97. 2
2	3	78. 0	81. 3	84. 7	88. 1	91. 4	94. 8	98. 1
2	4	73. 6	82. 0	85. 4	88. 9	92. 3	95. 7	99. 1
2	5	79. 2	82. 7	86. 2	89. 7	93. 1	96. 6	100. 1
2	6	79. 9	83. 4	86. 9	90. 4	94. 0	97. 5	101. 0
2	7	80. 5	84. 1	87. 6	91. 2	94. 8	98. 3	101. 9
2	8	81. 1	84. 7	88. 3	92. 0	95. 6	99. 2	102. 8
2	9	81. 7	85. 4	89. 0	92. 7	96. 4	100. 1	103. 7
2	10	82. 3	86. 0	89. 7	93. 5	97. 2	100. 9	104. 6
2	11	82. 9	86. 7	90. 4	94. 2	98. 0	101. 7	105. 5
3	0	83. 5	87. 3	91. 1	94. 9	98. 7	102. 5	106. 3
3	1	84. 1	87. 9	91. 8	95. 6	99. 5	103. 3	107. 2
3	2	84. 7	88. 6	92. 4	96. 3	100. 2	104. 1	108. 0
3	3	85. 2	89. 2	93. 1	97. 0	101. 0	104. 9	108. 8
3	4	85. 8	89. 8	93. 8	97. 7	101. 7	105. 7	109. 7
3	5	86. 4	90. 4	94. 4	98. 4	102. 4	106. 4	110. 5
3	6	86. 9	91. 0	95. 0	99. 1	103. 1	107. 2	111. 2
3	7	87. 5	91. 6	95. 7	99. 7	103. 8	107. 9	112. 0
3	8	88. 0	92. 1	96. 3	100. 4	104. 5	108. 7	112. 8
3	9	88. 6	92. 7	96. 9	101. 0	105. 2	109. 4	113. 5
3	10	89. 1	93. 3	97. 5	101. 7	105. 9	110. 1	114. 3
3	11	89. 6	93. 9	98. 1	102. 3	106. 6	110. 8	115. 0

2～3岁男童年龄别体重(千克)表(立位)

岁、月		−3S.D	−2S.D 下	−1S.D 中下	中位数	+1S.D 中上	+2S.D 上	+3S.D
2	0	9.0	10.1	11.2	12.3	14.0	15.7	17.4
2	1	9.0	10.2	11.4	12.5	14.2	15.9	17.6
2	2	9.1	10.3	11.5	12.7	14.4	16.1	17.8
2	3	9.1	10.4	11.7	12.9	14.6	16.3	18.0
2	4	9.2	10.5	11.8	13.1	14.8	16.6	18.3
2	5	9.3	10.6	12.0	13.3	15.1	16.8	18.5
2	6	9.4	10.7	12.1	13.5	15.3	17.0	18.7
2	7	9.4	10.9	12.3	13.7	15.5	17.2	19.0
2	8	9.5	11.0	12.4	13.9	15.7	17.4	19.2
2	9	9.6	11.1	12.6	14.1	15.9	17.6	19.4
2	10	9.7	11.2	12.7	14.3	16.0	17.8	19.6
2	11	9.7	11.3	12.9	14.4	16.2	18.0	19.8
3	0	9.8	11.4	13.0	14.6	16.4	18.3	20.1
3	1	9.9	11.5	13.2	14.8	16.6	18.5	20.3
3	2	10.0	11.7	13.3	15.0	16.8	18.7	20.5
3	3	10.1	11.8	13.5	15.2	17.0	18.9	20.7
3	4	10.2	11.9	13.6	15.3	17.2	19.1	21.0
3	5	10.3	12.0	13.8	15.5	17.4	19.3	21.2
3	6	10.4	12.1	13.9	15.7	17.6	19.5	21.4
3	7	10.5	12.3	14.1	15.8	17.8	19.7	21.7
3	8	10.6	12.4	14.2	16.0	18.0	19.9	21.9
3	9	10.7	12.5	14.4	16.2	18.2	20.1	22.1
3	10	10.8	12.6	14.5	16.4	18.4	20.4	22.4
3	11	10.9	12.8	14.6	16.5	18.6	20.6	22.6

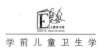
4～5岁男童年龄别身高（厘米）表（立位）

岁、月		−3S.D	−2S.D 下	−1S.D 中下	中位数	+1S.D 中上	+2S.D 上	+3S.D
4	0	90.2	94.4	98.7	102.9	107.2	111.5	115.7
4	1	90.7	95.0	99.3	103.6	107.9	112.2	116.5
4	2	91.2	95.5	99.9	104.2	108.5	112.8	117.2
4	3	91.7	96.1	100.4	104.8	109.1	113.5	117.8
4	4	92.2	96.6	101.0	105.4	109.8	114.2	118.5
4	5	92.7	97.1	101.6	106.0	110.4	114.8	119.2
4	6	93.2	97.7	102.1	106.6	111.0	115.4	119.9
4	7	93.7	98.2	102.7	107.1	111.6	116.1	120.5
4	8	94.2	98.7	103.2	107.7	112.2	116.7	121.2
4	9	94.7	99.2	103.7	108.3	112.8	117.3	121.8
4	10	95.2	99.7	104.3	108.8	113.4	117.9	122.5
4	11	95.7	100.2	104.8	109.4	114.0	118.5	123.1
5	0	96.1	100.7	105.3	109.9	114.5	119.1	123.7
5	1	96.6	101.2	105.8	110.5	115.1	119.7	124.3
5	2	97.1	101.7	106.4	111.0	115.6	120.3	124.9
5	3	97.5	102.2	106.9	111.5	116.2	120.9	125.5
5	4	98.0	102.7	107.4	112.1	116.8	121.4	126.1
5	5	98.4	103.2	107.9	112.6	117.3	122.0	126.7
5	6	98.9	103.6	108.4	113.1	117.8	122.6	127.3
5	7	99.3	104.1	108.9	113.6	118.4	123.1	127.9
5	8	99.8	104.6	109.3	114.1	118.9	123.7	128.4
5	9	100.2	105.0	109.8	114.6	119.4	124.2	129.0
5	10	100.7	105.5	110.3	115.1	119.9	124.7	129.6
5	11	101.1	105.9	110.8	115.6	120.4	125.3	130.1

4～5 岁男童年龄别体重(千克)表(立位)

岁、月		−3S.D	−2S.D 下	−1S.D 中下	中位数	+1S.D 中上	+2S.D 上	+3S.D
4	0	11.0	12.9	14.8	16.7	18.7	20.8	22.8
4	1	11.1	13.0	14.9	16.9	18.9	21.0	23.1
4	2	11.2	13.1	15.1	17.0	19.1	21.2	23.3
4	3	11.3	13.3	15.2	17.2	19.3	21.4	23.6
4	4	11.4	13.4	15.4	17.4	19.5	21.7	23.8
4	5	11.5	13.5	15.5	17.5	19.7	21.9	24.1
4	6	11.6	13.7	15.7	17.7	19.9	22.1	24.3
4	7	11.8	13.8	15.8	17.9	20.1	22.3	24.6
4	8	11.9	13.9	16.0	18.0	20.3	22.6	24.8
4	9	12.0	14.0	16.1	18.2	20.5	22.8	25.1
4	10	12.1	14.2	16.3	18.3	20.7	23.0	25.4
4	11	12.2	14.3	16.4	18.5	20.9	23.3	25.6
5	0	12.3	14.4	16.6	18.7	21.1	23.5	25.9
5	1	12.4	14.6	16.7	18.8	21.3	23.7	26.2
5	2	12.6	14.7	16.9	19.0	21.5	24.0	26.5
5	3	12.7	14.8	17.0	19.2	21.7	24.2	26.7
5	4	12.8	15.0	17.1	19.3	21.9	24.5	27.0
5	5	12.9	15.1	17.3	19.5	22.1	24.7	27.3
5	6	13.0	15.2	17.4	19.7	22.3	25.0	27.6
5	7	13.1	15.4	17.6	19.8	22.5	25.2	27.9
5	8	13.2	15.5	17.7	20.0	22.7	25.5	28.2
5	9	13.4	15.6	17.9	20.2	23.0	25.7	28.5
5	10	13.5	15.8	18.0	20.3	23.2	26.0	28.9
5	11	13.6	15.9	18.2	20.5	23.4	26.3	29.2

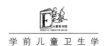
6岁男童年龄别身高（厘米）表（立位）

岁、月		−3S.D	−2S.D 下	−1S.D 中下	中位数	+1S.D 中上	+2S.D 上	+3S.D
6	0	101.5	106.4	111.2	116.1	121.0	125.8	130.7
6	1	101.9	106.8	111.7	116.6	121.5	126.3	131.2
6	2	102.4	107.3	112.2	117.1	122.0	126.9	131.8
6	3	102.8	107.7	112.6	117.5	122.5	127.4	132.8
6	4	103.2	108.1	113.1	118.0	123.0	127.9	132.8
6	5	103.6	108.6	113.5	118.5	123.4	128.4	133.4
6	6	104.0	109.0	114.0	119.0	123.9	128.9	133.9
6	7	104.4	109.4	114.4	119.4	124.4	129.4	134.4
6	8	104.8	109.8	114.9	119.9	124.9	139.9	134.9
6	9	105.2	110.3	115.3	120.3	125.4	130.4	135.4
6	10	105.6	110.7	115.7	120.8	125.8	130.9	136.0
6	11	106.0	111.1	116.2	121.2	126.3	131.4	136.5

6岁男童年龄别体重（千克）表（立位）

岁、月		−3S.D	−2S.D 下	−1S.D 中下	中位数	+1S.D 中上	+2S.D 上	+3S.D
6	0	13.7	16.0	18.4	20.7	23.6	26.6	29.5
6	1	13.8	16.2	18.5	20.9	23.8	26.8	29.8
6	2	13.9	16.3	18.7	21.0	24.1	27.1	30.2
6	3	14.0	16.4	18.8	21.2	24.3	27.4	30.5
6	4	14.1	16.5	19.0	21.4	24.5	27.7	30.9
6	5	14.2	16.7	19.1	21.6	24.8	28.0	31.2
6	6	14.3	16.8	19.3	21.7	25.0	28.3	31.6
6	7	14.4	16.9	19.4	21.9	25.3	28.6	31.9
6	8	14.6	17.1	19.6	22.1	25.5	28.9	32.3
6	9	14.7	17.2	19.7	22.3	25.8	29.2	32.7
6	10	14.8	17.3	19.9	22.5	26.0	29.5	33.1
6	11	14.9	17.5	20.1	22.7	26.3	29.9	33.5

0～23个月女童年龄别身长(厘米)表(卧位)

月龄(月)	−3S.D	−2S.D 下	−1S.D 中下	中位数	+1S.D 中上	+2S.D 上	+3S.D
0	43.4	45.5	47.7	49.9	52.0	54.2	56.4
1	46.7	49.0	51.2	53.5	55.8	58.1	60.4
2	49.6	52.0	54.4	56.8	59.2	61.6	64.0
3	52.1	54.6	57.1	59.5	62.0	64.5	67.0
4	54.3	56.9	59.4	62.0	64.5	67.1	69.6
5	56.3	58.9	61.5	64.1	66.7	69.3	71.9
6	58.0	60.6	63.3	65.9	68.6	71.2	73.9
7	59.5	62.2	64.9	67.6	70.2	72.9	75.6
8	60.9	63.7	66.4	69.1	71.8	74.5	77.2
9	62.2	65.0	67.7	70.4	73.2	75.9	78.7
10	63.5	66.2	69.0	71.8	74.5	77.3	80.1
11	64.7	67.5	70.3	73.1	75.9	78.7	81.5
12	65.8	68.6	71.5	74.3	77.1	80.0	82.8
13	66.9	69.8	72.6	75.5	78.4	81.2	84.1
14	67.9	70.8	73.7	76.7	79.6	82.5	85.4
15	68.9	71.9	74.8	77.8	80.7	83.7	86.6
16	69.9	72.9	75.9	78.9	81.8	84.8	87.8
17	70.8	73.8	76.9	79.9	82.9	86.0	89.0
18	71.7	74.8	77.9	80.9	84.0	87.1	90.1
19	72.6	75.7	78.8	81.9	85.0	88.1	91.2
20	73.4	76.6	79.7	82.9	86.0	89.2	92.3
21	74.3	77.4	80.6	83.8	87.0	90.2	93.4
22	75.1	78.3	81.5	84.7	87.9	91.1	94.4
23	75.9	79.1	82.4	85.6	88.9	92.1	95.3

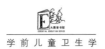

0～23个月女童年龄别体重(千克)表(卧位)

月龄 (月)	−3S. D	−2S. D 下	−1S. D 中下	中位数	+1S. D 中上	+2S. D 上	+3S. D
1	1.8	2.2	2.7	3.2	3.6	4.0	4.3
1	2.2	2.8	3.4	4.0	4.5	5.1	5.6
2	2.7	3.3	4.0	4.7	5.4	6.1	6.7
3	3.2	3.9	4.7	5.4	6.2	7.0	7.7
4	3.7	4.5	5.3	6.0	6.9	7.7	8.6
5	4.1	5.0	5.8	6.7	7.5	8.4	9.3
6	4.6	5.5	6.3	7.2	8.1	9.0	10.0
7	5.0	5.9	6.8	7.7	8.7	9.6	10.5
8	5.3	6.3	7.2	8.2	9.1	10.1	11.1
9	5.7	6.6	7.6	8.6	9.6	10.5	11.5
10	5.9	6.9	7.9	8.9	9.9	10.9	11.9
11	6.2	7.2	8.2	9.2	10.3	11.3	12.3
12	6.4	7.4	8.5	9.5	10.6	11.6	12.7
13	6.6	7.6	8.7	9.8	10.8	11.9	13.0
14	6.7	7.8	8.9	10.0	11.1	12.2	13.2
15	6.9	8.0	9.1	10.2	11.3	12.4	13.5
16	7.0	8.2	9.3	10.4	11.5	12.6	13.7
17	7.2	8.3	9.5	10.6	11.8	12.9	14.0
18	7.3	8.5	9.7	10.8	12.0	13.1	14.2
19	7.5	8.6	9.8	11.0	12.2	13.3	14.5
20	7.6	8.8	10.0	11.2	12.4	13.5	14.7
21	7.7	9.0	10.2	11.4	12.6	13.8	15.0
22	7.9	9.1	10.3	11.5	12.8	14.0	15.2
23	8.0	9.3	10.5	11.7	13.0	14.2	15.5

2～3岁女童年龄别身高(厘米)表(立位)

岁、月		−3S.D	−2S.D 下	−1S.D 中下	中位数	+1S.D 中上	+2S.D 上	+3S.D
2	0	74.9	78.1	81.3	84.5	87.7	90.9	94.1
2	1	75.6	78.8	82.1	85.4	88.6	91.9	95.1
2	2	76.3	79.6	82.9	86.2	89.5	92.8	96.2
2	3	77.0	80.3	83.7	87.0	90.4	93.8	97.1
2	4	77.6	81.0	84.5	87.9	91.3	94.7	98.1
2	5	78.3	81.8	85.2	88.7	92.1	95.6	99.0
2	6	79.0	82.5	86.0	89.5	93.0	96.5	100.0
2	7	79.6	83.2	86.7	90.2	93.8	97.3	100.9
2	8	80.3	83.8	87.4	91.0	94.6	98.2	101.7
2	9	80.9	84.5	88.1	91.7	95.4	99.0	102.6
2	10	81.5	85.2	88.8	92.5	96.1	99.8	103.4
2	11	82.1	85.8	89.5	93.2	96.9	100.0	104.3
3	0	82.8	86.5	90.2	93.9	97.6	101.4	105.1
3	1	83.4	87.1	90.9	94.6	98.4	102.1	105.9
3	2	84.0	87.7	91.5	95.3	99.1	102.9	106.6
3	3	84.5	88.4	92.2	96.0	99.8	103.6	107.4
3	4	85.1	89.0	92.8	96.6	100.5	104.3	108.2
3	5	85.7	89.6	93.4	97.3	101.2	105.0	108.9
3	6	86.3	90.2	94.0	97.9	101.8	105.7	109.6
3	7	86.8	90.7	94.7	98.6	102.5	106.4	110.3
3	8	87.4	91.3	95.3	99.2	103.1	107.1	111.0
3	9	87.9	91.9	95.8	99.8	103.8	107.8	111.7
3	10	88.4	92.4	96.4	100.4	104.4	108.4	112.4
3	11	89.0	93.0	97.0	101.0	105.1	109.1	113.1

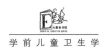

2~3岁女童年龄别体重(千克)表(立位)

岁、月		−3S.D	−2S.D 下	−1S.D 中下	中位数	+1S.D 中上	+2S.D 上	+3S.D
2	0	8.3	9.4	10.6	11.8	13.2	14.6	16.0
2	1	8.4	9.6	10.8	12.0	13.5	14.9	16.4
2	2	8.5	9.8	11.0	12.2	13.7	15.2	16.8
2	3	8.6	9.9	11.2	12.4	14.0	15.6	17.1
2	4	8.8	10.1	11.3	12.6	14.2	15.9	17.5
2	5	8.9	10.2	11.5	12.8	14.5	16.1	17.8
2	6	9.0	10.3	11.7	13.0	14.7	16.4	18.1
2	7	9.1	10.5	11.9	13.2	15.0	16.7	18.5
2	8	9.2	10.6	12.0	13.4	15.2	17.0	18.8
2	9	9.4	10.8	12.2	13.6	15.4	17.2	19.1
2	10	9.5	10.9	12.3	13.8	15.6	17.5	19.4
2	11	9.6	11.0	12.5	13.9	15.8	17.8	19.7
3	0	9.7	11.2	12.6	14.1	16.1	18.0	20.0
3	1	9.8	11.3	12.8	14.3	16.3	18.3	20.2
3	2	9.9	11.4	12.9	14.4	16.5	18.5	20.5
3	3	10.0	11.5	13.1	14.6	16.7	18.7	20.8
3	4	10.1	11.6	13.2	14.8	16.9	19.0	21.1
3	5	10.2	11.8	13.3	14.9	17.0	19.2	21.3
3	6	10.3	11.9	13.5	15.1	17.2	19.4	21.6
3	7	10.4	12.0	13.6	15.2	17.4	19.6	21.8
3	8	10.5	12.1	13.7	15.4	17.6	19.8	22.1
3	9	10.6	12.2	13.9	15.5	17.8	20.1	22.3
3	10	10.7	12.3	14.0	15.7	18.0	20.3	22.6
3	11	10.8	12.4	14.1	15.8	18.1	20.5	22.8

4～5岁女童年龄别身高(厘米)表(立位)

岁、月		−3S.D	−2S.D 下	−1S.D 中下	中位数	+1S.D 中上	+2S.D 上	+3S.D
4	0	89.5	93.5	97.6	101.6	105.7	109.7	113.8
4	1	90.0	94.1	98.1	102.2	106.3	110.4	114.4
4	2	90.5	94.6	98.7	102.8	106.9	111.0	115.4
4	3	91.0	95.1	99.3	103.4	107.5	111.6	115.8
4	4	91.5	95.6	99.8	104.0	108.1	112.3	116.4
4	5	92.0	96.1	100.3	104.5	108.7	112.9	117.1
4	6	92.4	96.7	100.9	105.1	109.3	113.5	117.7
4	7	92.9	97.1	101.4	105.6	109.9	114.1	118.4
4	8	93.4	97.6	101.9	106.2	110.5	114.8	110.0
4	9	93.8	98.1	102.4	106.7	111.1	115.4	110.7
4	10	94.3	98.6	102.9	107.3	111.6	116.0	120.3
4	11	94.7	99.1	103.5	107.8	112.2	116.6	121.0
5	0	95.1	99.5	104.0	108.4	112.8	117.2	121.6
5	1	95.5	100.0	104.5	108.9	113.4	117.8	122.3
5	2	96.0	100.5	105.0	109.5	113.9	118.4	122.9
5	3	96.4	100.9	105.4	110.0	114.5	119.1	123.6
5	4	96.8	101.4	105.9	110.5	115.1	119.7	124.2
5	5	97.2	101.8	106.4	111.0	115.7	120.3	124.9
5	6	97.6	102.2	106.9	111.6	116.2	120.9	125.5
5	7	98.0	102.7	107.4	112.1	116.8	121.5	126.2
5	8	98.4	103.1	107.9	112.6	117.3	122.1	126.8
5	9	98.8	103.5	108.3	113.1	117.9	122.7	127.5
5	10	99.1	104.0	108.8	113.6	118.4	123.3	128.1
5	11	99.5	104.4	109.3	114.1	119.0	123.9	128.7

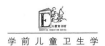

4～5岁女童年龄别体重(千克)表(立位)

岁、月		−3S. D	−2S. D 下	−1S. D 中下	中位数	+1S. D 中上	+2S. D 上	+3S. D
4	0	10.9	12.6	14.3	16.0	18.3	20.7	23.1
4	1	10.9	12.7	14.4	16.1	18.5	20.9	23.3
4	2	11.0	12.8	14.5	16.2	18.7	21.1	23.5
4	3	11.1	12.9	14.6	16.4	18.9	21.3	23.8
4	4	11.2	13.0	14.8	16.5	19.0	21.5	24.0
4	5	11.3	13.1	14.9	16.7	19.2	21.7	24.3
4	6	11.4	13.2	15.0	16.8	19.4	21.9	24.5
4	7	11.5	13.3	15.1	17.0	19.6	22.2	24.8
4	8	11.5	13.4	16.2	17.1	19.7	22.4	25.0
4	9	11.6	13.5	15.4	17.2	19.9	22.6	25.3
4	10	11.7	13.6	15.5	17.4	20.1	22.8	25.5
4	11	11.8	13.7	15.6	17.5	20.3	23.0	25.8
5	0	11.9	13.8	15.7	17.7	20.4	23.2	26.0
5	1	11.9	13.9	15.9	17.8	20.6	23.5	26.3
5	2	12.0	14.0	16.0	18.0	20.8	23.7	26.5
5	3	12.1	14.1	16.1	18.1	21.0	23.9	26.8
5	4	12.2	14.2	16.2	18.3	21.2	24.1	27.1
5	5	12.2	14.3	16.4	18.4	21.4	24.4	27.4
5	6	12.3	14.4	16.5	18.6	21.6	24.6	27.7
5	7	12.4	14.5	16.6	18.7	21.8	24.9	28.0
5	8	12.5	14.6	16.7	18.9	22.0	25.1	28.3
5	9	12.5	14.7	16.9	19.0	22.2	25.1	28.6
5	10	12.6	14.8	17.0	19.2	22.4	25.7	28.9
5	11	12.7	14.9	17.1	10.4	22.6	25.9	20.2

6 岁女童年龄别身高（厘米）表（立位）

岁、月		−3S.D	−2S.D 下	−1S.D 中下	中位数	+1S.D 中上	+2S.D 上	+3S.D
6	0	99.9	104.8	109.7	114.6	119.6	124.5	129.4
6	1	100.2	105.2	110.2	115.1	120.1	125.1	130.0
6	2	100.6	105.6	110.6	115.6	120.6	125.7	130.7
6	3	101.0	106.0	111.1	116.1	121.2	126.3	131.3
6	4	101.3	106.4	111.5	116.6	121.7	126.8	131.9
6	5	101.7	106.8	112.0	117.1	122.3	127.4	132.0
6	6	102.0	107.2	112.4	117.6	122.8	128.0	133.2
6	7	102.4	107.6	112.9	118.1	123.4	128.6	133.9
6	8	102.7	108.0	113.3	118.6	123.9	129.2	134.5
6	9	103.1	108.4	113.8	119.1	124.4	129.8	135.1
6	10	103.4	108.8	114.2	119.6	125.0	130.4	135.8
6	11	103.8	109.2	114.7	120.1	125.5	131.0	136.4

6 岁女童年龄别体重（千克）表（立位）

岁、月		−3S.D	−2S.D 下	−1S.D 中下	中位数	+1S.D 中上	+2S.D 上	+3S.D
6	0	12.8	15.0	17.3	19.5	22.9	26.2	29.6
6	1	12.8	15.1	17.4	19.7	23.1	26.5	29.9
6	2	12.9	15.2	17.5	19.9	23.3	26.8	30.2
6	3	13.0	15.3	17.7	20.0	23.6	27.1	30.6
6	4	13.0	15.4	17.7	20.2	23.8	27.4	31.0
6	5	13.1	15.5	18.0	20.4	24.1	27.7	31.4
6	6	13.2	15.7	18.1	20.6	24.3	28.0	31.8
6	7	13.2	15.8	18.3	20.8	24.6	28.4	32.2
6	8	13.3	15.9	18.4	21.0	24.9	28.7	32.6
6	9	13.4	16.0	18.6	21.2	25.1	29.1	33.0
6	10	13.4	16.1	18.8	21.4	25.4	29.4	33.5
6	11	13.5	16.2	18.9	21.6	25.7	29.8	33.9

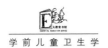

身高 70.0～81.5 厘米男童身高别体重(千克)表(立位)

身高 cm	－3S.D	－2S.D 下	－1S.D 中下	中位数	＋1S.D 中上	＋2S.D 上	＋3S.D
70.0	5.8	6.8	7.8	8.8	10.1	11.4	12.7
70.5	5.9	6.9	7.9	8.9	10.2	11.5	12.8
71.0	6.0	7.0	8.0	9.0	10.3	11.6	12.9
71.5	6.1	7.1	8.1	9.1	10.4	11.8	13.1
72.0	6.3	7.2	8.2	9.2	10.6	11.9	13.2
72.5	6.4	7.4	8.3	9.3	10.7	12.0	13.4
73.0	6.5	7.5	8.5	9.5	10.8	12.1	13.5
73.5	6.6	7.6	8.6	9.6	10.9	12.3	13.6
74.0	6.7	7.7	8.7	9.7	11.0	12.4	13.8
74.5	6.8	7.8	8.8	9.8	11.2	12.5	13.9
75.0	6.9	7.9	8.9	9.9	11.3	12.7	14.0
75.5	7.0	8.0	9.0	10.0	11.4	12.8	14.2
76.0	7.1	8.1	9.1	10.1	11.5	12.9	14.3
76.5	7.2	8.2	9.2	10.2	11.6	13.0	14.4
77.0	7.3	8.3	9.3	10.4	11.8	13.2	14.5
77.5	7.4	8.4	9.4	10.5	11.9	13.3	14.7
78.0	7.5	8.5	9.6	10.6	12.0	13.4	14.8
78.5	7.6	8.6	9.7	10.7	12.1	13.5	14.9
79.0	7.7	8.7	9.8	10.8	12.2	13.6	15.1
79.5	7.8	8.8	9.9	10.9	12.3	13.8	15.2
80.0	7.9	8.9	10.0	11.0	12.4	13.9	15.3
80.5	8.0	9.0	10.1	11.1	12.6	14.0	15.4
81.0	8.1	9.1	10.2	11.2	12.7	14.1	15.5
81.5	8.1	9.2	10.3	11.3	12.8	14.2	15.7

身高 70.0～81.5 厘米女童身高别体重(千克)表(立位)

身高 cm	−3S. D	−2S. D 下	−1S. D 中下	中位数	+1S. D 中上	+2S. D 上	+3S. D
70.0	5.6	6.6	7.6	8.6	9.9	11.1	12.4
70.5	5.7	6.7	7.7	8.8	10.0	11.2	12.5
71.0	5.8	6.8	7.9	8.9	10.1	11.4	12.6
71.5	5.9	6.9	8.0	9.0	10.2	11.5	12.7
72.0	6.0	7.1	8.1	9.1	10.3	11.6	12.8
72.5	6.1	7.2	8.2	9.2	10.5	11.7	13.0
73.0	6.2	7.3	8.3	9.3	10.6	11.8	13.1
73.5	6.4	7.4	8.4	9.4	10.7	11.9	13.2
74.0	6.5	7.5	8.5	9.5	10.8	12.1	13.3
74.5	6.6	7.6	8.6	9.6	10.9	12.2	13.4
75.0	6.7	7.7	8.7	9.7	11.0	12.3	13.6
75.5	6.8	7.8	8.8	9.9	11.1	12.4	13.7
76.0	6.9	7.9	8.9	10.0	11.2	12.5	13.8
76.5	7.0	8.0	9.0	10.1	11.3	12.6	13.9
77.0	7.1	8.1	9.1	10.2	11.5	12.7	14.0
77.5	7.2	8.2	9.2	10.3	11.6	12.8	14.1
78.0	7.3	8.3	9.3	10.4	11.7	13.0	14.3
78.5	7.4	8.4	9.4	10.5	11.8	13.1	14.4
79.0	7.5	8.5	9.5	10.6	11.9	13.2	14.5
79.5	7.6	8.6	9.7	10.7	12.0	13.3	14.6
80.0	7.7	8.7	9.8	10.8	12.1	13.4	14.7
80.5	7.8	8.8	9.9	10.9	12.2	13.5	14.8
81.0	7.9	8.9	10.0	11.0	12.3	13.6	15.0
81.5	8.0	9.0	10.1	11.1	12.4	13.8	15.1

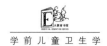

身高82.0～93.5厘米男童身高别体重(千克)表(立位)

身高 cm	−3S.D	−2S.D 下	−1S.D 中下	中位数	+1S.D 中上	+2S.D 上	+3S.D
82.0	8.3	9.3	10.4	11.5	12.9	14.3	15.8
82.5	8.4	9.4	10.5	11.6	13.0	14.5	15.9
83.0	8.5	9.5	10.6	11.7	13.1	14.6	16.0
83.5	8.6	9.6	10.7	11.8	13.2	14.7	16.1
84.0	8.7	9.7	10.8	11.9	13.3	14.8	16.2
84.5	8.8	9.8	10.9	12.0	13.5	14.9	16.4
85.0	8.9	9.9	11.0	12.1	13.6	15.0	16.5
85.5	8.9	10.0	11.1	12.2	13.7	15.1	16.6
86.0	9.0	10.1	11.2	12.3	13.8	15.3	16.7
86.5	9.1	10.2	11.3	12.5	13.9	15.4	16.8
87.0	9.2	10.3	11.5	12.6	14.0	15.5	16.9
87.5	9.3	10.4	11.6	12.7	14.1	15.6	17.1
88.0	9.4	10.5	11.7	12.8	14.3	15.7	17.2
88.5	9.5	10.6	11.8	12.9	14.4	15.8	17.3
89.0	9.6	10.7	11.9	13.0	14.5	16.0	17.4
89.5	9.7	10.8	12.0	13.1	14.6	16.1	17.5
90.0	9.8	10.9	12.1	13.3	14.7	16.2	17.6
90.5	9.9	11.0	12.2	13.4	14.8	16.3	17.8
91.0	9.9	11.1	12.3	13.5	15.0	16.4	17.9
91.5	10.0	11.2	12.4	13.6	15.1	16.5	18.0
92.0	10.1	11.3	12.5	13.7	15.2	16.7	18.1
92.5	10.2	11.4	12.6	13.9	15.3	16.8	18.3
93.0	10.3	11.5	12.8	14.0	15.4	16.9	18.4
93.5	10.4	11.6	12.9	14.1	15.6	17.0	18.5

身高82.0～93.5厘米女童身高别体重(千克)表(立位)

身高 cm	−3S. D	−2S. D 下	−1S. D 中下	中位数	+1S. D 中上	+2S. D 上	+3S. D
82.0	8.1	9.1	10.2	11.2	12.5	13.9	15.2
82.5	8.2	9.2	10.3	11.3	12.6	14.0	15.3
83.0	8.3	9.3	10.4	11.4	12.8	14.1	15.4
83.5	8.3	9.4	10.5	11.5	12.9	14.2	15.6
84.0	8.4	9.5	10.6	11.6	13.0	14.3	15.7
84.5	8.5	9.6	10.7	11.7	13.1	14.4	15.8
85.0	8.6	9.7	10.8	11.8	13.2	14.6	15.9
85.5	8.7	9.8	10.9	11.9	13.3	14.7	16.1
86.0	8.8	9.9	11.0	12.0	13.4	14.8	16.2
86.5	8.9	10.0	11.1	12.2	13.5	14.9	16.3
87.0	9.0	10.1	11.2	12.3	13.7	15.1	16.4
87.5	9.1	10.2	11.3	12.4	13.8	15.2	16.6
88.0	9.2	10.3	11.4	12.5	13.9	15.3	16.7
88.5	9.3	10.4	11.5	12.6	14.0	15.4	16.8
89.0	9.3	10.5	11.6	12.7	14.1	15.6	17.0
89.5	9.4	10.6	11.7	12.8	14.2	15.7	17.1
90.0	9.5	10.7	11.8	12.9	14.4	15.8	17.3
90.5	9.6	10.7	11.9	13.0	14.5	15.9	17.4
91.0	9.7	10.8	12.0	13.2	14.6	16.1	17.5
91.5	9.8	10.9	12.1	13.3	14.7	16.2	17.7
92.0	9.9	11.0	12.2	13.4	14.9	16.3	17.8
92.5	9.9	11.1	12.3	13.5	15.0	16.5	18.0
93.0	10.0	11.2	12.4	13.6	15.1	16.6	18.1
93.5	10.1	11.3	12.5	13.7	15.2	16.7	18.3

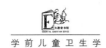

身高 94.0～105.5 厘米男童身高别体重(千克)表(立位)

身高 cm	−3S.D	−2S.D 下	−1S.D 中下	中位数	+1S.D 中上	+2S.D 上	+3S.D
94.0	10.5	11.7	13.0	14.2	15.7	17.2	18.6
94.5	10.6	11.8	13.1	14.3	15.8	17.3	18.8
95.0	10.7	11.9	13.2	14.5	15.9	17.4	18.9
95.5	10.8	12.0	13.3	14.6	16.1	17.5	19.0
96.0	10.9	12.1	13.4	14.7	16.2	17.7	19.2
96.5	11.0	12.2	13.5	14.8	16.3	17.8	19.3
97.0	11.0	12.4	13.7	15.0	16.5	17.9	19.4
97.5	11.1	12.5	13.8	15.1	16.6	18.1	19.6
98.0	11.2	12.6	13.9	15.2	16.7	18.2	19.7
98.5	11.3	12.7	14.0	15.4	16.9	18.4	19.9
99.0	11.4	12.8	14.1	15.5	17.0	18.5	20.0
99.5	11.5	12.9	14.3	15.6	17.1	18.6	20.2
100.0	11.6	13.0	14.4	15.7	17.3	18.8	20.3
100.5	11.7	13.1	14.5	15.9	17.4	18.9	20.5
101.0	11.8	13.2	14.6	16.0	17.5	19.1	20.6
101.5	11.9	13.3	14.7	16.2	17.7	19.2	20.8
102.0	12.0	13.4	14.9	16.3	17.8	19.4	20.9
102.5	12.1	13.6	15.0	16.4	18.0	19.5	21.1
103.0	12.2	13.7	15.1	16.6	18.1	19.7	21.3
103.5	12.3	13.8	15.3	16.7	18.3	19.9	21.4
104.0	12.4	13.9	15.4	16.9	18.4	20.0	21.6
104.5	12.6	14.0	15.5	17.0	18.6	20.2	21.8
105.0	12.7	14.2	15.6	17.1	18.8	20.4	22.0
105.5	12.8	14.3	15.8	17.3	18.9	20.5	22.2

身高 94.0～105.5 厘米女童身高别体重(千克)表(立位)

身高 cm	−3S.D	−2S.D 下	−1S.D 中下	中位数	+1S.D 中上	+2S.D 上	+3S.D
94.0	10.2	11.4	12.6	13.9	15.4	16.9	18.4
94.5	10.3	11.5	12.8	14.0	15.5	17.0	18.6
95.0	10.4	11.6	12.9	14.1	15.6	17.2	18.7
95.5	10.5	11.7	13.0	14.2	15.8	17.3	18.9
96.0	10.6	11.8	13.1	14.3	15.9	17.5	19.0
96.5	10.7	11.9	13.2	14.5	16.0	17.6	19.2
97.0	10.7	12.0	13.3	14.6	16.2	17.8	19.3
97.5	10.8	12.1	13.4	14.7	16.3	17.9	19.5
98.0	10.9	12.2	13.5	14.9	16.5	18.1	19.7
98.5	11.0	12.3	13.7	15.0	16.6	18.2	19.8
99.0	11.1	12.4	13.8	15.1	16.7	18.4	20.0
99.5	11.2	12.5	13.9	15.2	16.9	18.5	20.1
100.0	11.3	12.7	14.0	15.4	17.0	18.7	20.3
100.5	11.4	12.8	14.1	15.5	17.2	18.8	20.5
101.0	11.5	12.9	14.3	15.6	17.3	19.0	20.7
101.5	11.6	13.0	14.4	15.8	17.5	19.1	20.8
102.0	11.7	13.1	14.5	15.9	17.6	19.3	21.0
102.5	11.8	13.2	14.6	16.0	17.8	19.5	21.2
103.0	11.9	13.3	14.7	16.2	17.9	19.6	21.4
103.5	12.0	13.4	14.9	16.3	18.1	19.8	21.6
104.0	12.1	13.5	15.0	16.5	18.2	20.0	21.7
104.5	12.2	13.7	15.1	16.6	18.4	20.1	21.9
105.0	12.3	13.8	15.3	16.7	18.5	20.3	22.1
105.5	12.4	13.9	15.4	16.9	18.7	20.5	22.3

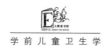

身高106.0～117.5厘米男童身高别体重(公斤)表(立位)

身高 cm	−3S.D	−2S.D 下	−1S.D 中下	中位数	+1S.D 中上	+2S.D 上	+3S.D
106.0	12.9	14.4	15.9	17.4	19.1	20.7	22.4
106.5	13.0	14.5	16.1	17.6	19.2	20.9	22.5
107.0	13.1	14.7	16.2	17.7	19.4	21.1	22.7
107.5	13.2	14.8	16.3	17.9	19.6	21.3	22.9
108.0	13.4	14.9	16.5	18.0	19.7	21.4	23.1
108.5	13.5	15.0	16.6	18.2	19.9	21.6	23.4
109.0	13.6	15.2	16.8	18.3	20.1	21.8	23.6
109.5	13.7	15.3	16.9	18.5	20.3	22.0	23.8
110.0	13.8	15.4	17.1	18.7	20.4	22.2	24.0
110.5	14.0	15.6	17.2	18.8	20.6	22.4	24.2
111.0	14.1	15.7	17.4	19.0	20.8	22.6	24.5
111.5	14.2	15.9	17.5	19.1	21.0	22.8	24.7
112.0	14.4	16.0	17.7	19.3	21.2	23.1	24.9
112.5	14.5	16.1	17.8	19.5	21.4	23.3	25.2
113.0	14.6	16.3	18.0	19.6	21.6	23.5	25.4
113.5	14.8	16.4	18.1	19.8	21.8	23.7	25.7
114.0	14.9	16.6	18.3	20.0	22.0	24.0	25.9
114.5	15.0	16.7	18.5	20.2	22.2	24.2	26.2
115.0	15.2	16.9	18.6	20.3	22.4	24.4	26.5
115.5	15.3	17.1	18.8	20.5	22.6	24.7	26.8
116.0	15.5	17.2	18.9	20.7	22.8	24.9	27.0
116.5	15.6	17.4	19.1	20.9	23.0	25.2	27.3
117.0	15.8	17.5	19.3	21.1	23.2	25.4	27.6
117.5	15.9	17.7	19.5	21.2	23.5	25.7	27.9

身高 106.0～117.5 厘米女童身高别体重（千克）表（立位）

身高 cm	−3S.D	−2S.D 下	−1S.D 中下	中位数	+1S.D 中上	+2S.D 上	+3S.D
106.0	12.5	14.0	15.5	17.0	18.9	20.7	22.5
106.5	12.6	14.1	15.7	17.2	19.0	20.9	22.7
107.0	12.7	14.3	15.8	17.3	19.2	21.0	22.9
107.5	12.8	14.4	15.9	17.5	19.3	21.2	23.1
108.0	13.0	14.5	16.1	17.6	19.5	21.4	23.3
108.5	13.1	14.6	16.2	17.8	19.7	21.6	23.5
109.0	13.2	14.8	16.4	17.9	19.8	21.8	23.7
109.5	13.3	14.9	16.5	18.1	20.0	22.0	23.9
110.0	13.4	15.0	16.6	18.2	20.2	22.2	24.1
110.5	13.6	15.2	16.8	18.4	20.4	22.4	24.3
111.0	13.7	15.3	16.9	18.6	20.6	22.6	24.6
111.5	13.8	15.5	17.1	18.7	20.7	22.8	24.8
112.0	14.0	15.6	17.2	18.9	20.9	23.0	25.0
112.5	14.1	15.7	17.4	19.0	21.1	23.2	25.2
113.0	14.2	15.9	17.5	19.2	21.3	23.4	25.5
113.5	14.4	16.0	17.7	19.4	21.5	23.6	25.7
114.0	14.5	16.2	17.9	19.5	21.7	23.8	26.0
114.5	14.6	16.3	18.0	19.7	21.9	24.1	26.2
115.0	14.8	16.5	18.2	19.9	22.1	24.3	26.5
115.5	14.9	16.6	18.4	20.1	22.3	24.5	26.8
116.0	15.0	16.8	18.5	20.3	22.5	24.8	27.0
116.5	15.2	16.9	18.7	20.4	22.7	25.0	27.3
117.0	15.3	17.1	18.9	20.6	23.0	25.3	27.6
117.5	15.5	17.3	19.0	20.8	23.2	25.6	27.9

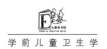

身高 118.0～129.5 厘米男童身高别体重（千克）表（立位）

身高 cm	−3S.D	−2S.D 下	−1S.D 中下	中位数	+1S.D 中上	+2S.D 上	+3S.D
118.0	16.1	17.9	19.6	21.4	23.7	26.0	28.2
118.5	16.2	18.0	19.8	21.6	23.9	26.2	28.5
119.0	16.4	18.2	20.0	21.8	24.2	26.5	28.8
119.5	16.6	18.4	20.2	22.0	24.4	26.8	29.2
120.0	16.7	18.5	20.4	22.2	24.6	27.1	29.5
120.5	16.9	18.7	20.6	22.4	24.9	27.4	29.8
121.0	17.0	18.9	20.7	22.6	25.1	27.6	30.2
121.5	17.2	19.1	20.9	22.8	25.4	27.9	30.5
122.0	17.4	19.2	21.1	23.0	25.6	28.3	30.9
122.5	17.5	19.4	21.3	23.2	25.9	28.6	31.2
123.0	17.7	19.6	21.5	23.4	26.2	28.9	31.6
123.5	17.9	19.8	21.7	23.6	26.4	29.2	32.0
124.0	18.0	20.0	21.9	23.9	26.7	29.5	32.4
124.5	18.2	20.2	22.1	24.1	27.0	29.9	32.7
125.0	18.4	20.4	22.3	24.3	27.2	30.2	33.1
125.5	18.6	20.5	22.5	24.5	27.5	30.5	33.5
126.0	18.7	20.7	22.8	24.8	27.8	30.9	33.9
126.5	18.9	20.9	23.0	25.0	28.1	31.2	34.4
127.0	19.1	21.1	23.2	25.2	28.4	31.6	34.8
127.5	19.2	21.3	23.4	25.5	28.7	32.0	35.2
128.0	19.4	21.5	23.5	25.7	29.0	32.3	35.6
128.5	19.6	21.7	23.8	26.0	29.3	32.7	36.1
129.0	19.8	21.9	24.1	26.2	29.7	33.1	36.5
129.5	19.9	22.1	24.3	26.5	30.0	33.5	37.0

身高 118.0～129.5 厘米女童身高别体重(千克)表(立位)

身高 cm	-3S.D	-2S.D 下	-1S.D 中下	中位数	+1S.D 中上	+2S.D 上	+3S.D
118.0	15.6	17.4	19.2	21.0	23.4	25.8	28.2
118.5	15.8	17.6	19.4	21.2	23.7	26.1	28.5
119.0	15.9	17.7	19.6	21.4	23.9	26.4	28.9
119.5	16.1	17.9	19.8	21.6	24.1	26.7	29.2
120.0	16.2	18.1	20.0	21.8	24.4	27.0	29.6
120.5	16.4	18.3	20.1	22.0	24.7	27.3	29.9
121.0	16.5	18.4	20.3	22.2	24.9	27.6	30.3
121.5	16.7	18.6	20.5	22.5	25.2	27.9	30.7
122.0	16.8	18.8	20.7	22.7	25.5	28.3	30.1
122.5	17.0	19.0	20.9	22.9	25.8	28.6	31.5
123.0	17.1	19.1	21.1	23.1	26.1	29.0	31.9
123.5	17.3	19.3	21.3	23.4	26.4	29.3	32.3
124.0	17.4	19.5	21.6	23.6	26.7	29.7	32.8
124.5	17.6	19.7	21.8	23.9	27.0	30.1	33.2
125.0	17.8	19.9	22.0	24.1	27.3	30.5	33.7
125.5	17.9	20.1	22.2	24.3	27.6	30.9	34.2
126.0	18.1	20.2	22.4	24.6	28.0	31.3	34.7
126.5	18.2	20.4	22.7	24.9	28.3	31.7	35.2
127.0	18.4	20.6	22.9	25.1	28.6	32.2	35.7
127.5	18.6	20.3	23.1	25.4	29.0	32.6	36.2
128.0	18.7	21.0	23.3	25.7	29.4	33.1	36.8
128.5	18.9	21.2	23.6	25.9	29.7	33.6	37.4
129.0	19.0	21.4	23.8	26.2	30.1	34.0	37.9
129.5	19.2	21.6	24.1	26.5	30.5	34.5	38.6

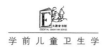

身高 130.0～135.5 厘米男童身高别体重（千克）表（立位）

身高 cm	−3S. D	−2S. D 下	−1S. D 中下	中位数	+1S. D 中上	+2S. D 上	+3S. D
130. 0	20. 1	22. 3	24. 5	26. 8	30. 3	33. 9	37. 5
130. 5	20. 3	22. 5	24. 8	27. 0	30. 7	34. 3	37. 9
131. 0	20. 4	22. 7	25. 0	27. 3	31. 0	34. 7	38. 4
131. 5	20. 6	22. 9	25. 2	27. 6	31. 3	35. 1	38. 9
132. 0	20. 8	23. 1	25. 5	27. 8	31. 7	35. 5	39. 4
132. 5	21. 0	23. 3	25. 7	28. 1	32. 1	36. 0	39. 9
133. 0	21. 1	23. 6	26. 0	28. 4	32. 4	36. 4	40. 4
133. 5	21. 3	23. 8	26. 2	28. 7	32. 8	36. 9	40. 9
134. 0	21. 5	24. 0	26. 5	29. 0	33. 2	37. 3	41. 5
134. 5	21. 6	24. 2	26. 7	29. 3	33. 5	37. 8	42. 0
135. 0	21. 8	24. 4	27. 0	29. 6	33. 9	38. 2	42. 5
135. 5	22. 0	24. 6	27. 3	29. 9	34. 3	38. 7	43. 1

身高 130.0～135.5 厘米女童身高别体重（千克）表（立位）

身高 cm	−3S. D	−2S. D 下	−1S. D 中下	中位数	+1S. D 中上	+2S. D 上	+3S. D
130. 0	19. 4	21. 8	24. 3	26. 8	30. 9	35. 1	39. 2
130. 5	19. 5	22. 1	24. 6	27. 1	31. 3	35. 6	39. 8
131. 0	19. 7	22. 3	24. 8	27. 4	31. 8	36. 1	40. 5
131. 5	19. 9	22. 5	25. 1	27. 7	32. 2	36. 7	41. 1
132. 0	20. 0	22. 7	25. 4	28. 0	32. 5	37. 2	41. 8
132. 5	20. 2	22. 9	25. 6	28. 4	33. 1	37. 8	42. 6
133. 0	20. 4	23. 1	25. 9	28. 7	33. 6	38. 4	43. 3
133. 5	20. 5	23. 4	26. 2	29. 0	34. 0	39. 0	44. 0
134. 0	20. 7	23. 6	26. 5	29. 4	34. 5	39. 7	44. 8
134. 5	20. 8	23. 8	26. 8	29. 7	35. 0	40. 3	45. 6
135. 0	21. 0	24. 0	27. 0	30. 1	35. 5	41. 0	46. 4
135. 5	21. 2	24. 3	27. 3	30. 4	36. 0	41. 6	47. 2

附录二：

常用食品及水果营养成分表（以食部 100 g 计算）

项目	食部(%)	水分(g)	蛋白质(g)	脂肪(g)	碳水化合物(g)	热量(kcal)	钙(mg)	磷(mg)	铁(mg)	胡萝卜素(mg)	硫胺素(mg)	核黄素(mg)	尼克酸(mg)	抗坏血酸(mg)
米	100	13.0	8.2	1.8	75.5	351	10	221	2.4	0	0.22	0.06	1.8	0
面粉（富强粉）	100	13.0	9.4	1.4	75.0	350	25	162	2.6	0	0.24	0.07	2.0	0
面粉（标准粉）	100	12.0	9.9	1.8	74.5	354	38	268	4.2	0	0.46	0.06	2.5	0
面条	100	33.0	7.4	1.4	56.4	268	60	203	4.0	0	0.35	0.04	1.9	0
青稞	100	9.6	12.0	2.7	72.1	361	56	344	7.0	0	0.47	0.12	3.6	0
燕麦片	100	7.9	14.0	7.0	68.0	391	69	392	3.8	0	0.60	0.14	1.0	0
小米	100	11.1	9.7	3.5	72.8	362	29	240	4.7	0.19	0.57	0.12	1.6	0
玉蜀黍	100	15.8	10.5	0.9	70.7	333								0
高粱米	100	11.4	8.4	27	75.6	360	7	188	4.1		0.26	0.09	1.5	0
芝麻	100	2.5	21.9	61.7	4.3	660	564	368	50.0	0.40	0.79	0.25	2.1	0
黄豆	100	10.2	36.3	18.4	25.3	412	367	571	11.0		0.43	0.16	2.1	0
红豆	100	9.0	21.7	0.8	60.7	337	76	386	4.5	0.22	0.53	0.12	1.8	0
绿豆	100	9.5	23.8	0.5	58.8	335	80	360	6.8		0.33	0.11	2.4	0
豇豆	100	13.0	22.0	2.0	55.5	328	100	456	7.6	0.05	0.12	0.04	2.4	0
豆浆	100		5.2	2.5	3.7	58	57	88	1.7	0		0.04		0
蚕豆	100	13.0	28.2	0.8	48.6	314	71	340	7.0	0.04	0.39	0.27	2.6	0
豌豆	100	10.0	24.6	1.0	57.0	335	84	400	5.7		1.02	0.12	2.7	0
豆腐	100	90.0	4.7	1.3	2.8	60	240	64	1.4	0	0.06	0.03	0.1	0

续 表

食物项目	食部(%)	水分(g)	蛋白质(g)	脂肪(g)	碳水化合物(g)	热量kcal	钙(mg)	磷(mg)	铁(mg)	胡萝卜素(mg)	硫胺素(mg)	核黄素(mg)	尼克酸(mg)	抗坏血酸(mg)
黄豆芽	100	77.0	11.5	2.0	7.1	92	68	102	1.8	0.03	0.17	0.11	0.8	4
绿豆芽	100	91.9	3.2	0.1	3.7	29	23	51	0.9	0.04	0.07	0.06	0.7	6
毛豆	42	69.8	13.6	5.7	7.1	134	100	219	6.4	0.28	0.33	0.16	1.7	25
四季豆	95	92.0	1.7	0.5	3.8	27	61	43	2.6	0.26	0.12	0.10	0.5	6
甘薯	87	67.1	1.8	0.2	29.5	127	18	20	0.4	1.31	0.10	0.04	0.5	30
马铃薯	88	79.9	2.3	0.1	16.6	77	11	64	1.2	0.01	0.08	0.03	0.4	16
山药	95	82.6	1.5	0.0	14.4	64	14	42	0.3	0.02	0.06	0.02	0.3	4
芋头	85	78.8	2.2	0.1	17.5	80	19	51	0.6	0.02	0.04	0.03	0.07	4
胡萝卜	79	89.3	0.6	0.3	8.3	38	19	29	0.7	1.35	0.02	0.04	0.4	12
白萝卜	78	91.7	0.6	0	5.7	25	49	34	0.5	0.02	0.02	0.04	0.5	30
春笋	30	92.0	2.1	0.1	4.4	27	11	57	0.5					
冬笋	39	88.1	4.1	0.1	5.7	40	22	56	0.1	0.08	0.08	0.08	0.6	1
藕粉	100	10.2	0.8	0.5	87.5	358	4	8	0.8					
大白菜	89	96.0	0.9	0.1	1.7	11	45	29	0.6		0.01	0.04	0.5	46
油菜	100	95.2	1.2	0.2	1.6	13	181	40	7.0					
苋菜	46	92.2	1.8	0.3	3.3	23	200	46	4.8	1.87	0.04	0.13	0.3	38
菠菜	89	91.8	2.4	0.5	3.1	27	72	53	1.8	3.87	0.04	0.13	0.6	39
茭白	45	92.1	1.5	0.1	4.6	25	4	43	0.3	微量	0.04	0.05	0.6	3
菜花	53	92.6	2.4	0.4	3.0	25	18	53	0.7	0.08	0.06	0.08	0.8	88

续　表

食物项目	食部(%)	水分(g)	蛋白质(g)	脂肪(g)	碳水化合物(g)	热量 kcal	钙(mg)	磷(mg)	铁(mg)	胡萝卜素(mg)	硫胺素(mg)	核黄素(mg)	尼克酸(mg)	抗坏血酸(mg)
南瓜	81	97.8	0.3	0	1.3	6	11	9	0.1	2.40	0.05	0.06	0.1	4
冬瓜	76	96.5	0.4	0	2.4	11	19	12	0.3	0.01	0.01	0.02	0.3	16
黄瓜	86	96.3	0.9	0.2	1.6	12	15	33	0.4	0.13	0.04	0.04	0.3	9
茄子	96	93.2	2.3	0.1	3.1	23	22	31	0.4	0.04	0.03	0.04	0.5	3
番茄	97	95.9	0.8	0.3	2.2	15	8	24	0.8	0.37	0.03	0.02	0.6	8
黄岩蜜橘	80	88.3	0.7	0.1	10.0	44	41	14	0.8	0.08	0.01	0.01	0.1	微量
苹果	81	84.6	0.4	0.5	13.0	58	11	9	0.3	0.01	0.02	0.01	0.2	3
京白梨	76	83.6												
香蕉	56	77.1	1.2	0.6	19.5	88	9	31	0.6	0.25	0.02	0.05	0.7	6
花生仁	90	8.0	26.2	39.2	22.1	546	67	378	1.9	0.04	1.07	0.11	0.5	0
猪肉	100	29.3	9.5	59.8	0.9	580	6	101	1.4		0.53	0.12	4.2	
猪血	100	79.1	18.9	0.4	0.6	82								
牛肉	100	68.6	20.1	10.2	0	172	7	170	0.9	0	0.07	0.15	6.0	
羊肉	100	58.7	11.1	28.8	0.8	307				0	0.07	0.13	4.9	
人乳	100	87.6	1.5	3.7	6.9	67	34	15	0.1	250	0.01	0.04	0.1	0
牛乳	100	87.0	3.3	4.0	5.0	69	120	93	0.2	140	0.04	0.13	0.2	6
羊乳	100	86.9	3.8	4.1	4.3	69	140	106	0.1	80	0.05	0.13	0.3	1
马乳	100	90.6	2.1	1.1	5.8	42								
乳酪	100	31.6	28.8	35.9	0.3	440	590	393	0.6	1 280	0.08	0.50	0.2	

续 表

食物项目	食部(%)	水分(g)	蛋白质(g)	脂肪(g)	碳水化合物(g)	热量(kcal)	钙(mg)	磷(mg)	铁(mg)	胡萝卜素(mg)	硫胺素(mg)	核黄素(mg)	尼克酸(mg)	抗坏血酸(mg)
黄油	100	14.0	0.5	82.5	0	745	15	15	0.2	2 700	0	0.01	0.1	0
代乳糕"5410"	100	5.0	18.8	13.6	58.1	430	661	419	5.6	0.35	0.09	0.66	1.4	0
淡味糕	100		8.9	1.6	73.9	346	602	483	2.5		0.34	0.79	2.1	0
糕干粉	100	7.6	5.6	5.1	79.0	386	508	540	1.7	0.12	0.15	0.06	1.2	0
淮山米粉	100		6.3	1.0	81.1	358	17	132	0.4	微量	0.16	0.05	1.3	0
鸡	34	74.2	21.5	2.5	0.7	111	11	190	1.5		0.03	0.09	8.0	
鸭	24	74.6	16.5	7.5	0.5	136					0.07	0.15	4.7	
鸡蛋	85	71.0	14.7	11.6	1.6	170	55	210	2.7	1 440	0.16	0.31	0.1	0
鸡蛋黄	100	53.5	13.6	30.0	1.3	330	134	532	7.0	3 500	0.27	0.35	微量	
鸭蛋	87	70.0	8.7	9.8	10.3	164	71	210	3.2	1 380	0.15	0.37	0.1	
小黄鱼	63	79.2	16.7	3.6		99	43	127	1.2		0.01	0.14	0.7	
带鱼	72	74.1	18.1	7.4		139	24	160	1.1		0.01	0.09	1.9	
鲤鱼	62	77.4	17.3	5.1	0	115	25	175	1.6		微量	0.10	3.1	
鲫鱼	40	85.0	13.0	1.1	0.1	62	54	203	2.5		0.06	0.07	2.4	
墨鱼(乌贼)	73	84.0	13.0	0.7	1.4	64	14	150	0.6	85	0.01	0.06	1.0	
巧克力	100	5.5	5.5	27.4	65.9	532	95	192	3.4		0.03	0.13	0.5	0
猪油	100	1.0	0	99.0	0	891	0	0	0	0	0	0.01	0.1	0
植物油	100	0	0	100.0	0	900	0	0	0	0.03	0	0.04	0	0

1.《诸福棠实用儿科学》上、下册,吴瑞萍等主编,人民卫生出版社,1995年第6版。

2.《人体解剖彩色图谱》,郭光文等主编,人民卫生出版社,1996年3月版。

3.《小儿传染病学》,董永绥主编,人民卫生出版社,1995年4月版。

4.《儿童少年卫生学》,叶广俊主编,人民卫生出版社,1995年9月版。

5.《幼儿健康概念认知研究》,顾荣芳等著,高等教育出版社,2009年11月第1版。

6.《幼儿饮食行为与健康教育研究》,顾荣芳等著,人民教育出版社,2015年3月。

7.《健康生活——健康教学的内涵》,郑雪霏编著,心理出版社,1997年10月第1版。

8.《健康心理学》,沙勒裴诺(Edward P. Sarafino)著,萧仁钊、林耀盛、郑逸如译,桂冠图书公司,1997年6月第1版。

9.《儿童心理卫生》,平井信义著,五南图书出版公司,1998年9月第1版。

10.《基因伦理学》,[德]库尔特·拜尔茨著,马怀琪译,华夏出版社,2001年1月第1版。

11.《生命的价值——生物多样性与人类社会》,[美]S. R.凯勒特著,王华、王向华译,

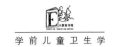
知识出版社,2001年9月第1版。

12. 《儿童的心智》,詹妮特·怀尔德·奥斯汀顿著,孙中兴译,辽海出版社,2000年1月第1版。

13. 《脑与行为——21世纪的科学前沿》,董奇等著,北京师范大学出版社,2000年1月第1版。

14. 《观察:走近儿童的世界》,[英]里德尔—利奇著,潘月娟、王艳云译,北京师范大学出版社,2008年1月第1版。

15. 《观察儿童——实践操作指南》,Carole Sharman,WendyCross&DianaVennis著,单敏王晓平译,华东师范大学出版社,2011年1月第3版。

16. Mary D. Sheridan. *From Birth to Five Years*：*Children's Developmental Progress*（*Third edition*）[M]，Ajay Sharma and Helen Cockerill Press, 2008.

17. Ann S. Epstein, Phd. *Physical Development and Health*［M］，（The HighScopePreschool Curriculum），HighScope Press, 2012.

18. Connie Jo Smith, Charlotte M. Hendricks, and Becky S. Bennett：*Growing, Growing Strong*：*A Whole Curriculum for Young Children*. Redleaf Press St. Paul，Minnesota. 1997.